U0196920

药物研究中的分子识别

Molecular Recognition in Medicinal Research

（第 2 版）

主　编　杨　铭

副主编　周田彦　肖苏龙　于晓琳　于德红

编　者　（按姓名汉语拼音排序）

郝美荣　何梅孜　林　伟　王　文

肖苏龙　徐志栋　杨　铭　杨晓达

于德红　于晓琳　袁德凯　周田彦

朱树梅

北京大学医学出版社

YAOWU YANJIU ZHONG DE FENZI SHIBIE

图书在版编目（CIP）数据

药物研究中的分子识别 / 杨铭主编 . —2 版 .
—北京：北京大学医学出版社，2015. 8

　ISBN 978-7-5659-1113-2

　Ⅰ . ①药… 　Ⅱ . ①杨… 　Ⅲ . ①药理学 - 分子
Ⅳ . ① R966

　中国版本图书馆 CIP 数据核字（2015）第 095784 号

药物研究中的分子识别（第 2 版）

主　　编：杨　铭
出版发行：北京大学医学出版社
地　　址：（100191）北京市海淀区学院路 38 号　北京大学医学部院内
电　　话：发行部 010-82802230；图书邮购 010-82802495
网　　址：http://www.pumpress.com.cn
E - m a i l：booksale@bjmu.edu.cn
印　　刷：北京瑞达方舟印务有限公司
经　　销：新华书店
责任编辑：陈　然　　责任校对：金彤文　　责任印制：李　啸
开　　本：850mm×1168mm　1/16　　印张：12.25　　字数：375 千字
版　　次：1999 年 3 月第 1 版　2015 年 8 月第 2 版　2015 年 8 月第 1 次印刷
书　　号：ISBN 978-7-5659-1113-2
定　　价：50.00 元

版权所有，违者必究
（凡属质量问题请与本社发行部联系退换）

本书由
北京大学医学科学出版基金
资助出版

第 2 版前言

　　分子识别是在分子水平上分子间有目的的选择性作用，是药物与生物靶分子相互作用的分子基础，也是分子组装、自组装选择性作用研究的核心内容。化学与生物学的结合，构筑了越来越多的研究分子识别的领域和课题，在药物与生物靶分子、蛋白质与核酸、核酸与核酸、蛋白质与蛋白质的相互作用中寻找结构选择性规律的研究发展迅速，特别是小分子与生物大分子相互作用的分子识别研究作为化学生物学的核心，不仅将成为化学科学发展的新的增长点，也将是深入研究生命体系中化学问题的新的前沿。本书将介绍分子识别的基本概念、基本理论和研究方法，并且对基于药物与内源性主要生物靶分子相互识别的药物设计进行详细讨论。《药物研究中的分子识别》承蒙广大读者的厚爱，得以再版。作为《药物研究中的分子识别》的新版，不仅更充分体现了生命科学领域各学科间深层次的交叉，而且将力求反映出化学与生物学、数学、物理学等各一级学科间的相互渗透，特别着重于国内外生命体系中分子识别的研究现状和最新发展趋势及其与现代药物研究的关系。

　　《药物研究中的分子识别》2 版，从内容上除了对原有的八章进行补充，修订及重编外，又增加了四章，全书共十二章。具体改动说明如下。

　　关于核酸的新分子结构除增加了"第六章　G- 四链体核酸的结构及功能的分子机制"外，由于 RNA 在基因表达调控中的作用和机制是近年来生命科学领域研究的热点，RNA选择性剪接、RNA 水平的编辑、snRNA 在细胞核内参与转录调控等方面格外引人关注。siRNA 和 miRNA 又是最近新发现的两类小分子 RNA，所以本书还增加了一章"第七章小分子干扰 RNA 生物效应中的分子识别"。

　　将原有的"第三章　反义核酸的分子识别与药物设计"扩展为两章"第四章　RNA 的分子识别与反义技术"和第五章"三链核酸的分子结构及其反基因策略中的分子识别"，力求增加最新进展的介绍以使内容更丰富，更系统化，更具有前沿性。

　　由于核酸与蛋白质的相互作用是生命科学领域更基础的课题，与分子识别密切相关，所以，在介绍 DNA、RNA 等遗传信息分子的结构和功能研究中的分子识别的基础上，新版又增加了一章"第十一章　核酸与蛋白质的相互作用中的分子识别"。

　　把 1 版的"第四章　以 DNA 为靶的小分子药物研究中的分子识别"的主要内容添加到 2 版的"第三章　DNA 作为药物靶标的分子识别基础"中，以使该部分内容更充实。

　　把"分子识别的研究方法"单独编排在第十二章，同时增加了小分子与生物大分子相互作用的特异性研究及核酸与蛋白质的相互作用的研究技术简介。希望能够对读者关于分子识别的方法学研究方面有所启发。同时增加《药物研究中的分子识别》的实用性，使该书不仅具学术价值，更具实际意义。

　　2 版的《药物研究中的分子识别》，是在 1 版的基础上增加了近十多年来分子识别领域重要的研究成果和最新进展。希望它无论对生物学、化学工作者，还是药学工作者都将是一本富有启发性的参考书。但由于时间有限，水平有限，本书的编撰难免有错误和不足，恳请指正。

还特别需要说明的是，本书是在北京大学医学出版社出版基金资助下出版的。在此，仅致以深深的谢意！同时感谢责编的努力。还要感谢我的同仁和学生们，感谢他们在分子识别研究课题中所做的大量工作。最后特别诚挚感谢天然药物及仿生药物国家重点实验室的王夔院士和张礼和院士以及美国 GSU 的 David Boykin 教授和 David Wilson 教授在我课题组分子识别研究方向上所给予的指导、支持和帮助！

杨 铭

2015 年春

在各种化学物质的应用中，关键性能之一是作用的选择性。从分析鉴定、化学诊断、农药和医药的作用，到体内为数众多又互相牵连但又各行其事的生化过程，以及精确的生物合成，无不需要选择性和可靠性。

在化学和生物化学发展历史中，对选择性的认识和利用，一直是一个主题。最早研究反应选择性的是分析化学家。Feigl 的经典著作 *Specific, Selective and Sensitive Reactions* 最先总结了避免干扰、提高分析检出选择性的方法。但最早发现结构选择性的是生物化学家。他们为解释酶对底物的选择性，设想了一些模型，其中一些概念与方法成为现在这方面研究的基础。这两方面的研究实际上开拓了两个领域，一是识别某一分子或离子，另一是识别一个分子（主要是大分子）的局部结构。这两方面都因生物学与化学的融合在本世纪中叶以后有了新的发展。不过开始化学家与生物学家在思路上和方法上有很大不同。在北欧传统继承下来的化学家中，澳大利亚的 Perrin 开创了用计算机模拟体液中多金属多配体体系中的物种平衡，企图解释在如此复杂的体液中为什么能各就各位，各行其事。其后瑞士的 Sigel 用 Perrin 的思路和方法试图解决核酸对氨基酸（蛋白质）的识别。他以三元体系（一金属两配体体系）中混合配体络合物的稳定化为主线分析核酸如何选择氨基酸。他是以化学家观点对生物体系内选择性进行研究。他用的仍然是络合物溶液化学的方法，他所做的推论仅仅是按混配络合物中两种不同配体相互作用强度进行的。因此距离生物大分子参与的结构选择性尚远。较早把化学与生物学融合从结构选择性讨论分子识别的是化学家出身的 Perrin 的同事 Albert。他所写的 *Selective Toxicity* 是一本开创性的专著。 由于 Albert 既有像 Perrin 那样的宏观化学基础，又是对有机化学有研究的专家，他在研究药物和毒物作用的选择性方面有独到之处。尽管化学家在探索反应选择性上多有建树，但始终缺少从微观结构解释分子识别的思路。这一点是重要的，尤其是在生命过程中。那里不只是在为数众多的分子中要识别和选择所需的分子，还要在一个分子或一个分子组装体中识别和选择所需的位点。事实上，生物学家早已在酶 - 底物、激素 - 受体、抗原 - 抗体相互作用中想到了这种局部结构识别。但是，真正认识和观察这种识别是在 20 世纪 60 年代以后 X 射线晶体分析用于生物大分子之后。以此为契机，化学与生物学会合，构筑了一系列研究分子识别的领域和课题。这些研究在药物与靶分子的相互作用、蛋白质与核酸的相互作用、蛋白质与蛋白质的相互作用中寻找结构选择性规律，在 20 世纪 60 年代以后进展迅速。20 世纪 80 年代以后，又有两个重要推动力使分子结构识别研究进一步提高。一是计算机图形显示技术，一是超分子化学。目前我们依赖这些概念和方法就有可能更有效地设计有高度结构选择性的药物、催化剂、探针等等。它将成为今后化学和生物学的主要内容。

　　杨铭教授所编写的这本书包括分子识别的概念和研究方法，并且对基于药物与靶分子相互识别的药物设计做了详细的讨论。它对生物学、化学和药物化学工作者都是一本富有启发性的参考书。

王　夔

一九九八年八月二十四日

目　录

第一章　分子识别的理化基础

一、前言

分子识别是在分子水平上分子间有目的的选择性作用，是药物与生物靶分子相互作用的分子基础。药物研究中的分子识别是指药物分子对生物大分子靶之间的选择性作用规律。分子间专一性的相互作用源于分子间的识别，与分子结构密切相关。实际上，它不仅包括分子与分子间的识别，亦包括分子中某一部分结构对另一部分结构的识别，也就是说，分子识别已不是认识某种分子，而是认识分子中的某一部分结构。特别是在一个有序的高级结构的体系中，自己能够识别应该结合的方式而产生分子的自组装体则更是赋予了分子识别以更深的意义。100 年前 E. Fisher 用"锁匙"学说来描述分子识别，还只是针对刚性分子，之后 Koshland 提出的诱导契合学说则是开始趋向柔性分子的识别，这就是说不仅有一级结构的识别，而且有二级结构、三级结构的识别，而这种识别在化学及生命过程中是非常重要的，也是药物分子（常统称为配基或底物）与蛋白质、核酸、生物受体等生物靶分子（常统称为受体）相互识别的关键所在[1-3]。在本章中，我们将从决定这种识别的分子间相互作用力、能量及影响识别的小分子的结构因素诸方面对分子识别的理化基础进行阐述。

二、分子间的作用能与作用力

大量研究结果表明，要直接测定两个微观对象（原子、分子）之间的相互作用力是不可能的，但许多情况下可以测出相互作用能量。按照物理学的观点，力是能量的导数，所以了解分子之间相互作用的能量就知道了相互作用力，可以根据能量来衡量力的大小[4-5]。

分子间作用能所依赖的独立变量的数目随分子大小的增大而增多。如两个原子的相互作用能（E）只是相互间距离（R）的函数，E 与 R 的关系如图 1-1 所示。

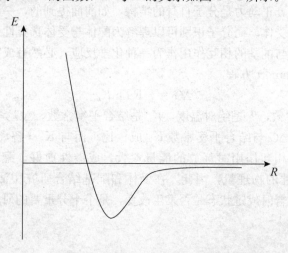

图 1-1　双原子间作用能 E 和原子间距 R 的函数关系

　　当两个氩原子相距很远时，可以认为两者间没有作用力，规定此时体系势能为零；当距离到一定程度时，表现为引力势能；两个原子进一步靠近时，则斥力势能占优势。能量最低的距离叫平衡间距（Re），两个氩原子的平衡间距为 3.76×10^{-10} m。

　　对于一个原子和一个双原子分子作用，则作用能有 3 个变量 R、θ 及 r，θ 是原子与双原子分子中心的连线与双原子分子中两个原子连线的夹角，r 是双原子分子的两个原子核间的距离。对于两个双原子分子，则需 6 个独立变量（R，θ_1，θ_2，φ，r_1，r_2），其中 φ 是两个分子间中心轴与各自双原子核间连线所形成的平面之间的夹角（二面角）。对于含有 N_1 和 N_2 个原子的两个分子之间的作用能，其独立变量数为 3（$N_1 + N_2$）- 6，其中每个分子含有 $3N_1 - 6$ 和 $3N_2 - 6$ 个振动坐标（vibrational coordinate）用来描述分子的几何构型，还剩 6 个变量（R，θ_1，χ_1，θ_2，χ_2，φ，）决定分子的位置和方面。χ_1，χ_2 分别代表分子 1 和分子 2 在 θ_1 和 θ_2 时的取向（图 1-2）。如 $(H_2O)_2$ 分子有 12 个变量，其中 6 个与两个水分子的振动坐标有关，这 6 个决定水分子的位置与方向。

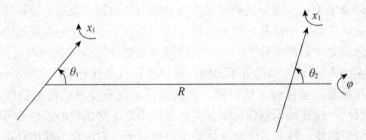

图 1-2　描述两个相互作用的非线性分子的位置和方向的 6 个变量 R，θ_1，χ_1，θ_2，χ_2，φ

　　通常可以用 Born-Oppenheimer 近似来确定分子间作用势能 E（R，θ，r）。但在处理实际问题时，为方便起见，通常把分子间相互作用力分为两类，即强相互作用（主要指共价键）和弱相互作用（又称分子间力，包括范德华力、氢键等）。前者通常维持分子的基本结构，它是使分子中或分子间的原子之间结合的主要相互作用，这些作用决定着生物大分子的一级结构。也有部分药物是通过强相互作用起作用的，其结合能远远超过分子的平均热动能 kT，（k 是 Boltzmann 常数，T 是绝对温度）。在正常体温时，分子的平均热动能相当于 2.5kJ/mol（0.6kcal/mol）。弱相互作用在数值上虽比强相互作用小得多，但它在维持生物大分子的二级、三级、四级结构中以及在维持其功能活性中起着相当重要的作用，也是药物与受体识别的重要识别方式。分子识别的真正动力是分子自身的结构，如前面提到的，一般较小的分子我们称为配体，较大的分子称为受体。而分子识别可以理解为配体与受体选择性地结合，并可能具有专一性功能的过程。受体与配基的相互作用作为一种化学反应，必然有成键过程，因此，一定有能量的释放，根据 Hammett 方程

$$\Delta G = -RT\ln K_a \qquad \text{式 1-1}$$

　　此处的 R 是气体常数，T 是绝对温度，K_a 是结合平衡常数，ΔG 是成键时释放的自由能，在一定的温度条件下，ΔG 与结合平衡常数 K_a 成正比。而与 K_d（解离常数）成反比，K_d 愈小，说明受体与配基的相互作用时释放的能量愈大，成键性愈好，配基与受体的亲和性好，K_d 是评估受体结合特性的物理量，因此，在受体和配基结合研究中测定受体的 K_d 的变化，借以说明受体和配基结合时成键状态是否发生改变，是个十分重要的研究指标。药物与生物大分子相互作用类型见表 1-1。

表 1-1　药物与生物大分子作用成键类型

类型	键能（kcal/mol）	键半径（mm）	相关性质参数
共价键	40～110	—	键能
非共价键			
离子键	5	0.5～1.0	原子静电荷
加强离子键	10	0.5～1.0	原子静电荷
离子-偶极作用	1～7	0.5～1.0	原子电荷密度
偶极-偶极作用	1～7	0.2～0.4	原子电荷密度
氢键	1～7	0.2～0.4	原子电负性
电荷转移作用	1～7	0.2～0.4	电离势、电子亲合势
疏水作用	1～2（—CH_2）5（苯基）	0.2～0.4	分配系数、克分子折射
范德华力	0.5～1	0.2～0.4	极化率、等张比容

注：1kcal/mol=4.18kJ/mol

下面我们将逐一介绍这些成键类型。

（一）共价键

20 世纪初，Lewis 等提出了原子价的电子理论，首次指出原子间共用电子对可以生成共价键，满足"八隅律"。这个理论解释了大量事实，但对价键的方向和许多与"八隅律"矛盾的事例无法解释。直到 1927 年 Heitler 和 London 用量子力学处理氢分子问题之后，发展了价键（VB）理论和分子轨道（MO）理论，许多实质性问题才得以解决。现在，人们对共价键已有比较充分的了解，它是原子间较强的结合力，也是一些药物在体内起作用的机制。

一般说来，每种原子都有确定数目共价键，这是由原子的大小和原子外层的电子数决定的。生物系统中常见的 6 种元素：C、H、N、P、O、S，这些原子极易与其他原子形成共价键，很少单独存在。每一种原子都有和其他原子形成共价键的特征数目：H 是 1 个；C 是 4 个；N 是 3 个，最多形成 4 个（如 NH_4^+）；P 能形成 5 个共价键，这是由于体积大的 P 有更大的空间容纳电子。同理，O 可以形成 2 个共价键，而 S 的数目为 2 个或 6 个。

共价键的形成和断裂伴有很大的能量变化。按热力学的观点，双原子分子 A-B 的键能是指在 0.103MPa 和 298K 时反应体系，即 AB（g）→A（g）＋B（g）中焓的改变量，它可以直接从热化学测量中测到。表 1-2 列出了生物系统中一些重要的共价键的键能。

表 1-2　生物系统中重要共价键键能（kJ/mol　298K）

单键	能量	单键	能量	双（三）键	能量
O—H	465	S—H	364	C=O	708
H—H	436	C—N	293	C=N	615
P—O	352	C—S	289	C=C	620
C—H	415	N—O	201	P=O	501
C—O	343	S—S	264	C≡C	812
C—C	331				

共价键的形成还有精确的成键方向，我们用键角来表示键与键之间的夹角，这个角度决定于中心原子外层电子轨道的相互排斥作用。例如，CH_4 中中心原子 C 和 4 个 H 形成正四面体，任意两个 C-H 键之间夹角为 109.5°，这里每 1 个键都是单键，C 和 H 共享一对电子。当 1 个 C 和 3 个其他原子相连时，则有 1 个原子和 C 分享两对电子形成双键，此时 C 和其他 3 个原子

存在于一个平面上，原子在双链轴上不能自由转动，这种双键的刚性结构对蛋白质、核酸等生物大分子的形成具有很大意义。在生物系统中，两个原子很少分享 6 个电子，因此，很少形成三键。此外，外层电子轨道中不成键孤对电子也能影响键角的大小，比如 H_2O 中两个 H—O 键之间的夹角为 104.5°，小于正四面体时的夹角，这就是 O 的孤对电子的排斥作用所引起的。

　　通过衍射、光谱等实验，已测定大量分子立体构型的数据，获得许多分子中成键原子间的距离。由实验结果得知，在不同分子中两个原子间形成相同类型的化学键时，键长相近，这说明共价键键长有一定的守恒性。通过实验测定各种共价化合物的键长，求出它们的平均值，即得到共价键的键长。根据键长可以求出原子的共价半径，如实验测定 C—C 单键键长为154pm，取该值的一半可以当作 C 原子的共价半径，即77pm。表 1-3 中列出生物体系中常见原子的共价半径数据，利用这些数据又可近似算出键长。

表 1-3　生物体系中主要原子的共价半径（pm）

共价单键	原子	C	H	N	P	O	S
	共价半径	77	32	75	106	73	102
共价双键	原子	C	N	O	S		
	共价半径	67	62	60	94		

　　如前所述，共价键有一定的大小和方向，是有机分子之间最强的作用力。药物与受体的某（些）原子共享一对或数对电子，构成共价键合。共价键能很高，除非被体内特异的酶解可使其断裂外，很难恢复原形，成键过程是不可逆过程。不可逆共价作用的药物常形成长期的药理效应及毒理效应，这类作用方式常见抗癌药、抗寄生虫药、化疗药、抗生素、杀虫剂等。药物的主要共价结合方式有烷基化作用、酰基化作用和磷酰化作用，一些实例见表 1-4。药物的共价基团往往具有较高的化学活性而缺乏特异选择性。有些药物或毒物本身结构并不包含共价结合基团，而是在人体内转化生成共价结合基团，所生成的化合物再和生物分子以共价键相互作用。自力霉素和致癌物苯并蒽已被证实先在体内转化，再通过生成正碳离子而发生烷基化作用。

表 1-4　药物的主要共价结合方式

方式	作用基团	药物举例
烷基化	N-氯乙基	氮芥药物、环磷酰胺
	正碳离子	甲磺酸乙酯
	氮丙啶基（aziridine）	氮丙啶苯醌
	双氧乙基	T-2 毒素
酰基化	β-内酰胺基	青霉素、头孢菌素
	氨甲酰基	毒扁豆碱
	邻二甲酸酐基	斑蝥素
磷酰化	磷酰基	丙氟磷（PFP）

（二）非共价键

　　生物体系中分子识别的过程不仅包含了化学键的形成，而且具有选择性的识别。共价键存在于一个分子或多个分子的原子之间，决定分子的基本结构，是分子识别的一种方式。而非共价键（又称次级键或弱作用键）决定生物大分子和分子复合物的高级结构，在分子识别中起着更重要的作用，许多药物也是通过非共价作用而起到药效的。

非共价键在此是指分子间或基团间弱相互作用的总称。其本质离不开分子间的静电作用，虽然分子间也有磁力和重力作用，但一般予以忽略。从分子间势能出发，我们把各种非共价键分为两大类：长距离作用和短距离作用，两种类型的作用能又是由不同形式的能量所组成（表 1-5）。前者本质上为离子、偶极矩、诱导偶极矩之间的作用力，其分子间作用的势能随分子间距离以 R^{-m} 下降（m 是正整数），各种作用详见表 1-6。而短距离分子间的作用能随一个 e^{-aR} 倍于含 R 的多项式而减小，其库仑力和交换能可以用孤立分子的电子波函数的重叠来解释，而在长距离作用中通常认为电子只属于某一特定的分子，没有必要考虑这种重叠。

表 1-5　分子间相互作用能的分类

距离	能量形式	斥力（＋）或引力（一）	加和性
短	电子波函数重叠（库伦、交换）	±	无
长	静电能	±	有
	诱导能	一	无
	色散能		几乎无
	共振作用	±	无
	磁力	±	弱

表 1-6　一些分子间作用能与距离的关系

作用力类型	能量与距离的关系
荷电基团静电作用	$1/R$
离子-偶极	$1/R^2$
离子-诱导偶极	$1/R^4$
偶极-偶极	$1/R^6$
偶极-诱导偶极	$1/R^6$
诱导偶极-诱导偶极	$1/R^6$
非键排斥	$1/R^9 \sim 1/R^{12}$

以上是从分子间作用的势能来考虑的，而实际工作中，我们常用各种力来表示这些相互作用，每一种作用力都源于上述分子间作用能的一种或多种的组合，我们通常称为氢键、范德华力、疏水作用、静电作用等。这些分子间作用大多在 10kJ/mol 以下，比通常的共价键小 1~2 个数量级，作用范围为 0.2~1nm（表 1-1）。除氢键外，一般没有方向性和饱和性，虽然一个这样的作用力很弱，但很多分子间作用力的合力是很大的。同时，它们比共价键更易破坏，有一定的灵活性，这正是它们在很多生物过程中发挥分子识别作用的基础。

实验证据表明，配基与受体相互作用的最显著特点是可逆反应，因此，它们之间的作用力大多数是属于较弱的次级键，其中包括静电作用、氢键、范德华力和疏水键等，这些次级键作用力的性质分述如下：

1. 静电作用　静电作用是指荷电基团、偶极以及诱导偶极之间的各种静电吸引力。酶、核酸、生物膜、蛋白质等生物大分子的表面都有可电离的基团和偶极基团，易与含极性基团的配基生成离子键和其他静电作用。这些生物大分子的活性中心大都有极性区域。就药物而言，它和受体的最初作用通常是由于生物大分子活性中心的极性基团对它的吸引所引起，许多药理效应的关键作用步骤要求通过电荷中心的作用来实现。许多药物的基本药效基团是由一些极性基团构成，如季胺基、叔胺基、羰基、酰胺基、磺酰胺基、酯基、醚基、腈基等，但并非药物结构中所有的极性基团都必定参与离子键或极性键的形成，许多情况下是通过影响药物的吸收、转运、代谢、发布等过程或对药效基团产生诱导共轭效应而间接影响药理作用。

静电作用包括离子键、离子偶极和偶极-偶极等三个方面的相互作用。分述如下。

(1) 离子键：在生理条件下，一些氨基酸如精氨酸、赖氨酸可以形成正离子，含有这些氨基酸的蛋白质受体在体内就可形成阳离子，而核酸的核糖磷酸主链的离子化磷酸残基可以形成阴离子，这些结构为有机离子提供了键合部位，它们可以与电性相反的配基或药物分子以离子键形式相结合，这种离子键可以解离，因此离子间的吸引力是可逆结合。其作用大小可用式1-2表示：

$$E = \frac{q_1 q_2}{Dr}$$
式 1-2

式中　q_1、q_2——离子的电量

r——两个离子间的距离

D——介质的介电常数

(2) 离子-偶极相互作用：配基或药物分子和受体分子中O、S、N或C等原子的电负性均不相等，这些原子由于电负性的差值可以产生偶极现象，这种偶极部分与持久电荷可以形成静电作用。离子-偶极相互作用一般比离子键小得多，键能与距离的平方差成反比，由于偶极矩是个向量，电荷与偶极的取向会影响药物—受体的作用强度，随方向的变化而变化。其强度由式1-3表示。

$$E = \frac{Ne \cdot \mu\cos\theta}{D(r^2 - d^2)}$$
式 1-3

式中　N——阿伏加德罗常数

μ——偶极矩

θ——偶极方向与电荷至偶极中心连线的夹角

e——电荷电量

D——介电常数

r——电荷与偶极中心的距离

d——偶极矩长度

有充分证据的离子-偶极相互作用的例子不多，但普鲁卡因及其衍生物的局部麻醉作用已证明与酯羰基的偶极性质有关。

(3) 偶极-偶极相互作用：两个原子的电负性不同，产生价键电子的极化作用，成为持久的偶极。偶极-偶极相互作用的大小，取决于偶极的大小，也和它们之间的距离和相互位置有关。这种相互作用非常普遍，常发生在水溶液中。水分子是偶极分子，它可与带有羰基或杂原子的药物作用。这些药物也可与蛋白质、核酸等生物大分子中的极性基团作用。偶极-偶极作用的强度比离子-偶极作用小，但比偶极-诱导偶极作用大，而且其大小也与偶极的方向有关。两个偶极间的作用大小由式1-4表示

$$E = \frac{2\mu_a\mu_b\cos\theta_1\cos\theta_2}{d^3 \cdot D}$$
式 1-4

偶极-偶极作用对配基—受体相互作用的特异性和立体选择性非常重要。氢键可以看作是偶极-偶极相互作用的一种特殊情况。

2. 氢键

(1) 氢键的形成：氢键是由两个负电性原子对氢原子的静电引力所形成，是一种特殊的偶极-偶极键。它是质子给予体 X-H 和质子接受体 Y 之间一种特殊类型的相互作用，是一种在流动的 H 原子和电负性很强的杂原子之间作用的键，即 X-H……YR。其中 X、Y 表示 F、O、N、Cl 和 S 等电负性大而半径小的原子。在氢键中，最常见的质子给予体有 OH、NH，

而 SH 是很弱的质子给予体。质子接受体均有未成键的 p 电子或 π 电子，通常有 OH、OR、NH$_2$、N（芳香氮）、NH-R、卤素、SR、C=C、C=N 等。在生物体系中，基本溶剂水以及蛋白质、核酸等都含有大量能形成氢键的基团。药物进入生物体系以及构成特殊状态与受体分子间相互作用的过程中，氢键对分子的取向有非常重要的作用。最常见的氢键在羟基和胺基之间形成。如核酸碱基之间形成的氢键（图 1-3）。此外，生物体系中超分子的自组装也离不开氢键的参与，比如 tRNA 分子中的 A：U 以及 G：C 残基间二氢键作用以及聚合物中 G 残基环状氢键的堆积作用。

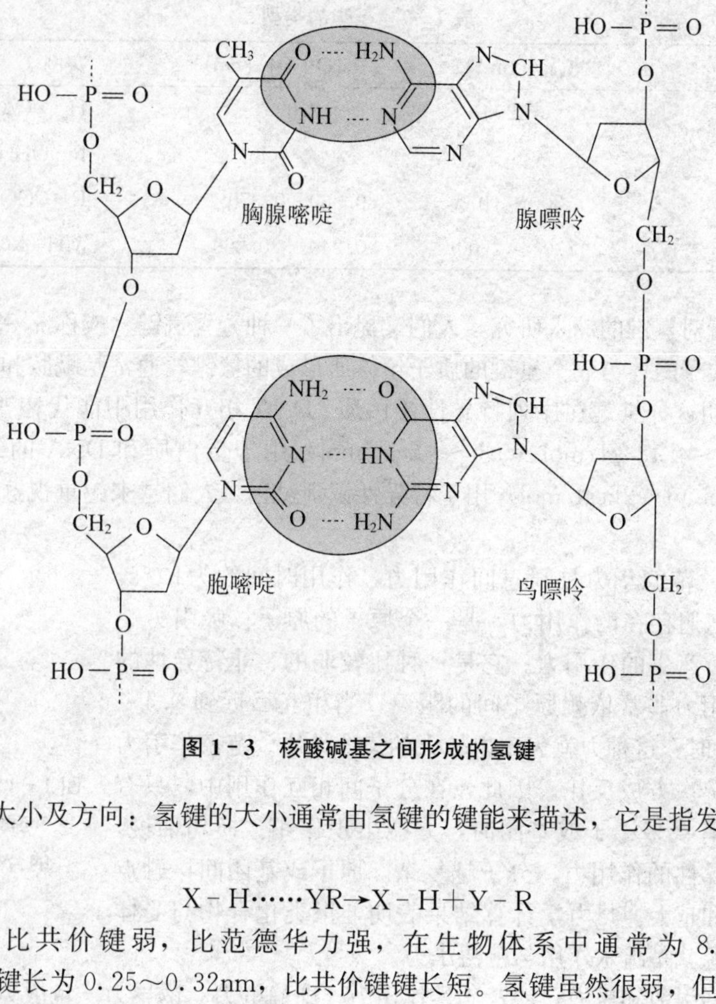

图 1-3　核酸碱基之间形成的氢键

（2）氢键的大小及方向：氢键的大小通常由氢键的键能来描述，它是指发生下列过程所需要的能量。

$$X-H\cdots\cdots YR \rightarrow X-H+Y-R$$

氢键的键能比共价键弱，比范德华力强，在生物体系中通常为 8.4～33.4kJ/mol（2～8cal/mol）。键长为 0.25～0.32nm，比共价键键长短。氢键虽然很弱，但对稳定生物大分子的高级结构起重要作用。

氢键的方向用键角来表示，是指 X-H 与 H……Y 之间的夹角，一般为 180°～125°，最强的氢键是 X、H、Y 均在一条直线上，即键角为 180°，非直线型氢键比直线型弱，一般只有 8.4kJ/mol（2kcal/mol）左右，比水分子氢键的特征值 20.9kJ/mol（5kcal/mol）弱得多，但许多这样的弱作用的合力是很大的，对稳定生物大分子的高级结构起重要作用。

总的说来，氢键的形成不像共价键那样需要严格的条件，其键长、键角、方向性等各个方面都可在相当大的范围内变化，具有一定的适应性和灵活性。氢键键能不大，但对物质性质影响却很大。一方面是由于物质内部趋于尽可能多地生成氢键而降低体系的能量，这又称为形成氢键最多原理；另一方面因为键能小，它的形成和破坏所需的活化能小，加上形成氢键的空间条件比较灵活，在物质内部分子间和分子内不断运动变化的条件下，氢键能不断地断裂和形成。保持一定数量的氢键结合，对物质的理化性质非常重要。

（3）氢键的分类：氢键在自然界的广泛存在确立了它在化学、生物学等领域的重要地位。

传统上，氢键可分为分子内和分子间氢键。但随着研究的深入，这种简单的分类方法已不能满足实际需要，因此，出现了按氢键强弱进行分类的方法。这种方法依据谱学和晶体结构数据进行分类（表1-7），它包含了更多的结构信息。在丰富的氢键类型中，含有两种特殊形式的氢键。一种是对称氢键，即氢键质子位于给体和受体原子间连线的中点，已知的实例有 KHF_2 和二甲酸氢钠等；另一种是分叉氢键（或称多中心氢键），即一个质子给体 X-H 可与两个或三个受体 Y 形成氢键。在一些生物小分子水合物晶体中，分叉氢键比普通氢键出现的机会更多一些。

表1-7　氢键的类型

分类	v_{OH}（cm^{-1}）	R（O⋯O）（nm）	实例
弱氢键	>3200	>0.270	H_2O（冰、水合物）
			R-OH（醇、酚）
中强氢键	2800～3100	0.260～0.270	R-COOH（羧酸）
强氢键	700～2700	0.240～0.260	MH（RCOO）$_2$（酸盐）

近年来，随着对氢键的深入研究，人们又提出了一种芳香氢键（或称 π-平面氢键），即芳环的电子云作为质子受体与一个氢键的质子给体所形成的氢键，通常是酰胺和芳环的氢键，见图1-4。实验证明这种氢键在序列特异性蛋白质-DNA 相互作用中能代替普通氢键的功能，其能量中有 2.09～4.18 kJ/mol（0.5～1kcal/mol）用于蛋白质和 DNA 的结合，能量中有 4.18～8.36kJ/mol（1～2kcal/mol）用于特异性识别过程。人们越来越重视这种芳香氢键对分子识别的重要性。

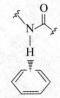

图1-4　苯环 π-电子云
与酰胺之间形成
的芳香氢键示意图

3. 范德华力　范德华力是瞬息间作用力，作用时间约为 10^{-8} s，范德华力是一种普遍存在的作用力，是一个原子的原子核吸引另一个原子外围电子所产生的作用力。它是一种比较弱的、非特异性的作用力。此种作用力非常依赖原子间的距离，当相互靠近到 0.4～0.6nm（4～6Å）时，这种力就表现出较大的集合性质。范德华引力与原子间距离的 7 次方成反比。因此，在分子间相互作用中，只有非常接近，而且有众多原子或基团时，方能出现作用。换句话说，范德华力是非特异性的作用力，分子越复杂，原子或基团间接触点越多，其引力总和越大。热力学计算结果表明，甾类化合物与受体结合能的主要来源就是疏水作用与范德华力。

范德华力包括引力和斥力，涉及 4 种作用力，即静电力、诱导力、色散力和排斥力，通称范德华力，它是人们在研究气体行为时，发现气相中分子之间存在吸引和排斥作用，用范德华方程以校正实际气体对理想气体的偏离时提出来的。通常，按照量子力学的微扰方法所得到的能量分解，可将范德华力的能量表示为：

$$E = E_{引} + E_{斥} = E_{静} + E_{诱} + E_{色} + E_{斥}$$

式中 $E_{静}$、$E_{诱}$、$E_{色}$、$E_{斥}$，分别是静电力、诱导力、色散力、斥力所表示的能量。下面对诱导力、色散力、斥力分述如下：

（1）诱导力：诱导力通常是较弱的，并且随温度升高而降低，这种作用力的大小随偶极矩指向的不同而不同，是有方向性的。永久偶极矩将诱导邻近分子，使其发生电荷位移，出现诱导偶极矩。永久偶极矩和诱导偶极矩之间存在吸收作用，此相互作用的能量称为诱导能。偶极矩为 μ_1 的分子 1 与极化率为 α_2 的分子 2 之间的平均诱导能为：

$$E_{诱} = -\frac{\alpha_2 \mu_1^2}{(4\pi\varepsilon_0)^2 R^6}$$

式 1-5

（2）色散力：色散力是指在非极性分子中瞬间偶极矩与诱导偶极矩间的相互作用力。非极性分子有瞬间偶极矩。瞬间偶极矩将在邻近分子中诱导出新的偶极矩。瞬间偶极矩与诱导偶极矩间的相互作用力就叫色散力，该相互作用的能量叫色散能。这是由 London 从该能量与光学色散相关联而提出的。London 推出两个分子之间色散能的近似表达式为：

$$E_{色}=-\frac{3}{2}\frac{I_1 I_2}{2I_1+I_2}\left(\frac{\alpha_1\alpha_2}{R^6}\right)\left(\frac{1}{4\pi\varepsilon_0}\right)^2 \qquad 式1-6$$

式中　$I_1\ I_2$——两个相互作用分子的电离能

　　　$\alpha_1\alpha_2$——两个分子的极化率

在非极性分子之间只有色散力；在极性分子和非极性分子之间有诱导力，也有色散力；在极性分子之间，静电力、诱导力和色散力都存在。这些作用力不仅存在于不同的分子间，而且还存在于同一分子内的不同原子和基团之间。实验表明一般分子之间的这三种作用力，除个别极性很强的分子外，诱导力和静电力一般较小，色散力是主要的。色散力由分子的极化率（α）决定，它反映分子中电子云是否容易变形，当分子中电子数目增加，原子变大，外层电子离核较远，α 增加，色散力增加。如卤素分子的 α 值随分子量的增加而增大，此外当分子中有 π 键，其电子云也较 σ 键容易变形，若有离域 π 键，则 α 一般都比较大，色散力增加，分子间作用力增强。

（3）排斥力：当分子间相距较远时，表现为范德华引力，当分子靠得很近时，则会出现斥力。和吸引力相比，排斥力是短程力，其作用可近似表达为：

$$E_{斥}=A/R^n \qquad 式1-7$$

式中，A 是个正值常数，n 是 $9\sim12$ 的数值，这样，分子间相互作用的范德华力的总的势能可表示为：

$$E_{总}=\frac{A}{R^n}-\frac{B}{R^6} \qquad 式1-8$$

Lennard-Jones 认为多数物质 $n=12$ 时符合较好，这样分子间作用热能可用"Lennard-Jones 6-12"关系式表达：

$$E_{总}=\frac{A}{R^{12}}-\frac{B}{R^6} \qquad 式1-9$$

常数 A 和 B 可通过实验予以测定。根据该公式作 E-R 曲线时，曲线会出现最低点，相应这点的距离为平衡距离，此时体系的能量最低，且分子间保持一定的接触距离。相邻分子相互接触的原子间的距离即为该两原子的范德华半径和，范德华半径比共价半径大，如图 1-5 所示，其变动范围也大，守恒性差。现在应用最广泛的范德华半径是由 Pauling 所给定的数值，而数据最全而又被一些人认为是最合适的范德华半径是由 Bondi 所给定的数值。相邻分子相互接触的原子间的距离即为该两原子的范德华半径和，范德华半径比共价半径大，其变动范围也大，守恒性差。

4. 疏水作用　简单地说，疏水作用是指极性基团间的静电力和氢键力使极性基团倾向于聚集在一起，因而排斥疏水基因，使疏水基团相互聚集所产生的能量效应和熵效应。针对药物与核酸而言，它们的非极性部分在体液中均为水合状态，即被水分子所包围，当药物与受体接近到某一程度时，非极性部分周围的水分子便被挤出去发生水合现象，

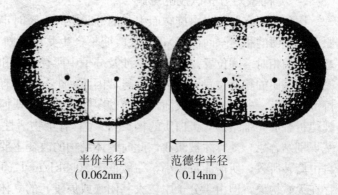

半价半径　　　　范德华半径
（0.062nm）　　（0.14nm）

图 1-5　两个氧分子的范德华半径和共价半径示意图

使置换出来的水分子成无序状态因而体系的熵增加，焓变值（$\triangle G - T\triangle S$）减少，使两个非极性区域间的接触稳定化，这种缔合就是疏水基团相互作用的结果，如图 1-6 所示。根据热力学计算，核酸与药物小分子结合能的主要来源是疏水作用与范德华力。

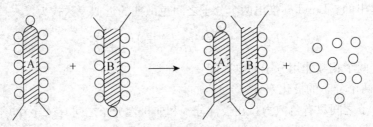

图 1-6 疏水基团相互作用示意图

受体蛋白质的表面通常具有非极性链或区域，这是由构成它们的氨基酸侧链上的烷基链或苯环在空间上相互接近时形成的。高分子的蛋白质可形成分子内疏水链、疏水腔或疏水缝隙，可以稳定肽链的折叠构象或蛋白质的高级结构。配基疏水部分与受体的疏水区域的这种相互作用，对于形成配基-受体复合物并使之稳定化，往往具有重要作用。

除了配基与受体间的疏水作用外，近年来人们把视线转移到亲水基团的相互作用。已有热力学和光谱方面的证据证明了 α-氨基酸的手征性识别中，除了有两性离子的静电作用，还有氨基酸侧链亲水基团所产生的协同作用。人们越来越认识到亲水作用和疏水作用一样，对配基与受体间相互作用力的分析也非常重要。

三、分子识别中的立体化学要求

结构决定功能，受体与配基相互作用的强弱与受体的结构，特别是与其空间结构密切相关。受体是位于细胞膜表面或细胞内的功能蛋白质。蛋白质的结构是立体的、多层次的。因此，受体和配基的相互作用有着严格的立体化学要求[4-5]。这一作用过程遵守两个关键的原则，一是互补性原则（complementarity），即配基与受体的互补包括空间结构的互补性及电性特征的互补性。空间结构的互补，既含静态也含动态和诱导契合，也可称为构象的重组织。在电性特征方面是指在氢键的形成、静电相互作用、π键的堆积及疏水作用中键合位点上电荷分布的最佳匹配。二是预组织原则（preorganization）。它是指受体与小分子作用之前，受体容纳配基的环境的组织状态。这个动态过程完成得越好，受体与配基之间所形成的配合物越稳定。从分子水平研究药物作用时，同时需要考虑药物分子的立体化学因素对分子识别的影响，即药物的构象（conformation）和药物的构型（configuration）这两个主要的空间结构因素。它们是描述分子中一些原子和基团相对位置的立体化学概念。

（一）构象对分子识别的影响

构象是围绕单键自由旋转而引起的分子空间上瞬时定向的任何一种排布（或者说是分子中原子和基团的相对空间位置），构象改变不产生共价键断裂。它指的是组成分子的各个原子和基团间的相对空间位置。构象概念涉及分子中所有原子和基团，由于分子中单键的旋转，一些原子和基团的相对位置可有多种差异，因而一个分子可有多种构象体，且构象的改变不需要共价键的变换。一个伸展的或随机排布的多肽链是没有任何生物活性的。多肽链必须按照一定的规律折叠成三维结构（蛋白质的构象），才具有生物活性，蛋白质的生物活性来自构象。和配基识别结合后，受体才被激活，此时受体结构的改变主要涉及构象的改变。此种改变是单键的自由旋转所致，所需能量较小，一般低于 20.9kJ/mol（5kcal/mol）。理论上一个分子可以同时存在无数构象，但由于分子中较大基团（或原子）的立体障碍，一些构象由于需要克服的立体能垒大而存在的可能性较小，而以分子势能最低的构象存在的可能性最大。我们称分子势能最低的构象为优势构象（preferential conformation），一般由 X-射线结晶学测定的构象为优势构象。对于蛋白质、核酸等生物大分子，常常以优势构象存在，其势能可以用经验的势能计算方法来大致算出，即一个生物大分子构象的总能量（E）是各种相互作用能之和。

$$E = E_a + E_r + E_{es} + E_{hb} + E_i + E_\tau + E_\theta \qquad \text{式 1-10}$$

其中 E_a 是范德华引力项，E_r 是排斥功，E_{es} 是静电项，E_{hb} 是氢键形成能量，E_i 是与键长变形有关的应变能量，E_τ 是键角变形相应能量，E_θ 是二面角变形的能量（扭转能量）。这里每一项都可用相应的公式算出，从而得到生物大分子存在的优势构象。计算机的应用为繁重的计算带来了方便。对于小分子底物，其某种构象的势能也可用上式求得，不过更简单一些，有些项是可以忽略的。对于底物和生物大分子相互作用，其总的势能 E 可以用下式求出：

$$E = \sum_{i \in A} \sum_{i \in B} \left\{ \frac{\dfrac{e_i e_j e^2}{R_{ij}} - \dfrac{e^2}{2}(\alpha_i e_j^2 + \alpha_j e_i^2)}{R_{ij}^4 + k_i k_j \left[\left(\dfrac{-A}{Z_{ij}^6} \right) + \left(\dfrac{1-e_i}{N_i^{Val}} \right) \left(\dfrac{1-e_j}{N_j^{Val}} \right) (\exp C - \beta Z_{ij}) \right]} \right\} \qquad \text{式 1-11}$$

式中 e_i、e_j 分别为分子 A 中第 i 原子和分子 B 中第 j 原子的静电荷，α_i、α_j 分别为 i 原子和 j 原子的极化率，R_{ij} 为 i 原子与 j 原子之间的距离，$Z_{ij} = \dfrac{R_{ij}}{R_{ij}^0}$，$R_{ij}^0 = \sqrt{R_i^W R_j^W}$，$R_i^W$ 和 R_j^W 分别为第 i 原子和第 j 原子的范德华半径，k_i、R_j 是依赖于原子类别的参数，N_i^{Val} 和 N_j^{Val} 分别是 i 和 j 原子的价电子数。对于大分子参与的结合，这种计算非常复杂。不过吴伟雄、江寿平等已应用上述公式编写了计算机程序，能够求到能量极小值的构象。已经用该程序计算了碱基的水合作用、碱基与金属离子的相互作用、密码子与反密码子的分子识别作用等。从本质上说，空间立体因素的影响归根结底是对分子间相互作用能量的影响。

正是因为相互作用能量的影响，药物和受体结合时，药物本身不一定采取其优势构象。这是由于药物分子与受体间作用力的影响，可使药物与受体相互适应达到互补，及分子识别过程的构象重组织。因此，我们把药物与受体作用时所采取的实际构象称为药效构象（pharma-cophoric conformation），药效构象未必就是优势构象。药物与受体间的作用力可以补偿由优势构象转为药效构象时分子内能的增加所需能量，即维持药效构象所需的能量。一般允许药效构象与优势构象的能量差为 20.9～29.3kJ/mol（5～7kcal/mol），大于这个差值的构象与受体不能稳定结合。某种构象的药物与受体作用时的能量可以根据 1-11 计算出来，反之也可推出药效构象。

药物的构象对药物和受体的识别起重要作用，从而直接影响药物的生理活性。构象对药效影响的方式是多种多样的，有的药物只有一种构象可和受体结合发挥药效。如多巴胺以反式构象作用于多巴胺受体；有的药物以不同的构象作用于两种受体，产生两种生理作用，例如组胺以反式构象作用于 H_1 受体，以扭曲式构象作用于 H_2 受体；有些药物的不同构象使其生理作用的强度不同，而有时不同化合物的化学结构不相似，但对某一受体，它们具有相同构象的某一结合部位，正是这一结合部位与受体识别而产生药效。

（二）构型对分子识别的影响

除构象外，构型也是影响底物受体相互作用的重要立体因素，分子的构型是它的化学键在空间排布所产生的永久几何图形，一组相同的原子可形成两个或多个不同的构型分子，这种异构体称之几何异构（geometric isomerism）或称顺-反异构（cis-trans isomerism），它属于化学中的立体异构现象之一。一般而言，这样的异构体中都含有双键（或环状结构），因此它不能自由旋转，所以要改变分子构型，涉及分子中共价键的断裂和生成。构型和构象决不是等同的概念，不应混淆。早年间，人们把有机化学中描述光学立体异构体——"构型"的概念用于说明蛋白质的立体结构是不正确的。对蛋白质立体结构的研究，主要是对其构象的研究。所以对受体的结构与功能研究，对受体与配基的相互作用研究也是围绕着受体的构象展开的。

在氨基酸分子中还存在光学异构现象，它亦是立体异构现象之一，因此，氨基酸有 L-型或 D-型之分，天然蛋白质中主要由 L-型氨基酸组成。

肽键的构型问题：蛋白质的肽键是由两个氨基酸中的氨基和羧基脱水而形成的酰胺键，其键长为 1.32Å（埃），它介于有机胺的 C-N 单键长 1.49Å 和异氰化合物 C=N 双键长 1.27Å 之间。因此酰胺键 C-N 带有部分双键的性质，因而不能任意旋转。与肽键相连接的两个 α 碳原子的取代基取向不同，会出现顺式（cis）和反式（trans）两种型构，两个 α 碳原子的取代基在同侧称为顺式肽键，在两侧的为反式肽键。

总之，构型是指分子中原子或基团位于刚性骨架（双键或环系）成不对称的手性部位，造成在空间排列不同的异构现象。因此又分为几何异构体和旋光异构体。几何异构体与光学异构体不同，它们彼此不成镜像。两种异构体与互补受体的不同契合如图 1-7 与图 1-8 所示。

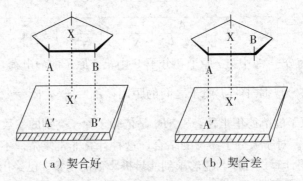

（a）契合好   （b）契合差

图 1-7   几何立体异构体与一受体表面的相互作用

A、B 和 X 代表异构体中各基团；A′、B′ 和 X′ 是它们与表面的结合点。在（a）中因为通过三点，结合较牢；在（b）中只通过两点，故较弱。

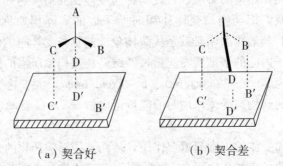

（a）契合好   （b）契合差

图 1-8   光学立体异构体（a）和（b）与受体表面的相互作用

C、D 和 B 代表光学异构体的各基团，C′、D′ 和 B′ 是依附到受体表面的三点。虽然两者都用三点附着到受体，（a）的其中一点（D）与在（b）中它的响应点不吻合。

药物与底物契合程度的好坏，直接影响药物的生物活性，并且形式多种多样，如表 1-8 所示。

表 1-8　药物构型对活性的影响

构型影响方式	几何异构	光学异构
一种异构体有效，另一种异构体无效	反式己烯雌酚有效顺式无 （反式）	S-（+）氟苯丙胺有食欲抑制活性 R-（-）无
异构体显示不同的生理作用	桂皮酰胺类化合物 反式-抗惊 顺式-致惊、中枢兴奋 	麻黄碱血管收缩伪麻黄碱支气管扩张 1R，2S（-）　　1S，2S（+）
异构体有相同生理活性，但强度不同	抗精神病药氯普噻吨（泰尔登）其反式比顺式活性强5~40倍 	马来酸氯苯那敏（+）-异构体比（-）-异构体活性强 12 倍
异构体生理活性相同，强度相同		呋氟脲嘧啶

异构体生物活性的差异归因于受体的特异性，如果受体的立体特异性不高或结合部位不包括手性碳或双键上的所有基团，则异构体的生物活性就没有差异；反之，受体的立体特异性越大，则异构体活性的差别也越大。

构型异构体的活性差别除了与受体直接作用的影响外，还需考虑药代动力学的因素。因为构型异构体在体内的吸收、分布、代谢及生物转化是有可能不同的。对于几何异构体，它们的物理性质如溶解度、分配系数等都不同，直接影响药物的吸收、分布、代谢。而旋光异构体，除旋光度不同外，其他物理性质相同，只有在与对称物质相互作用时，才表现相同的药代动力学性质，否则出现较大差别。例如在转运中与其他立体异构物质如载体蛋白的结合不相同，则到达靶器官的浓度也不同，因此药效不同。

总而言之，受体与配基具有生物效应的相互作用应该具备如下特点[6-7]：

首先，受体、配基双方接触面积要大。在受体作用位点附近应该有足够的包容小分子的空间，有机会产生较多的非共价相互作用，增加可结合位点，以提高选择性。

其次，由于配基和受体之间只有分子间或原子间的相互作用而不形成新的共价键。所以配基与受体必须在空间结构和电性特征上有很强的互补性才能产生有效的作用。

第三，必须照顾到刚性与柔性的平衡。受体分子结构的稳定性需要刚性的分子结构，但是作用过程中构象的转换、变构过程以及调控、协同作用都需要具备一定的柔性，特别是在生物体系中受体分子的柔性是非常重要的。柔性也是一个动态性质的表征，有柔性才会发生构象重组织。照顾到刚性与柔性的平衡，也是兼顾了动态及静态两方面的性质。

为了在分子水平上描绘配基与受体作用的可能的方式，描绘它们与受体间相互作用的可能途径，研究者们提出占领学说、速率学说、诱导契合学说、双态学说及大分子干扰学说。受体作用的占领学说是 Clark 和 Gaddum 提出的[8-9]，基于酶与底物作用的质量作用定律，用于配基-受体作用，提出配基的作用强度与受体被配基分子占据的数目成正比，受体分子被占据越多，配基作用的强度越大。受体被占据的数目取决于受体部位配基的浓度和单位面积（或体积）的受体数目。当全部受体被占据，出现最大效应。但此学说的不足之处在于不能解释生命过程中的某些重要现象，如拮抗剂和激动剂占据的是同一受体，却产生完全相反的生物效应等[10]。而诱导契合学说是 Koshland 基于底物-酶相互作用时酶的构象受底物的诱导发生改变而提出的[11]，其认为结晶状态酶的活性部位其形状未必与底物有互补性，但是在与底物相互作用下，具有柔性或可塑性的酶活性中心被诱导发生了构象变化，因而产生互补结合，这种构象的诱导变化是可逆的，可以复原。由此理论推广到配体和受体的相互作用，是受体分子与配体结合和解离时，构象发生可逆的变化，激动剂与受体诱导契合后，使受体构象发生变化而引起生物活性，拮抗剂虽与受体结合，但不能诱导同样的构象变化，所以生物效应不同[11-13]。

在分子水平上描绘配基与受体相互作用的可能方式和可能途径时，除考虑生物大分子结构的构型和构象问题外，还必须考虑与其相结合的配基或药物分子，在光学异构、几何异构及构象等方面的问题，否则将会无效。例如：抗高压药甲基多巴胺只有 L-型有活性，D-型多巴胺是无活性的光学异构体。己烯雌酚是 E-型有活性，Z-型己烯雌酚是无活性的几何异构体。一个组胺分子有两种构象，以偏转（gauche）构象作用于 H_1 受体，而以反式（trans）构象作用于 H_2 受体，多巴胺及儿茶酚胺也有类似情况[14-15]。

药物分子对生物大分子靶之间的选择性作用的基础是药物对生物靶之间的分子识别。这种作用不仅是对整个生物靶分子的识别[16-17]，还包括对生物靶分子某一部分特定结构的识别；不仅有一级结构的识别，还有二级、三级结构的识别；不仅包括选择过程也包括键合过程。决定分子识别过程的一个关键原则是互补性原则。这里所说的互补性包括空间结构的互补及电性特征的互补。空间结构的互补既含静态也含动态和诱导契合过程，这也被称为构象的重组织。电性特征的互补是指在氢键的形成、静电作用、π键的堆积及疏水作用中键合位点上电荷分布的最佳匹配。由于小分子与生物大分子相互作用大部分是弱作用键的相互作用。在很多情况下，只有分子间或原子间的相互作用而不形成新的共价键，所以二者必须在空间结构和电性特征上有很强的互补性才能产生有效的作用。另外，应尽可能提供较多的非共价相互作用，增加可结合位点，以提高选择性。所谓弱的相互作用是指范德华作用、静电势作用、氢键作用、疏水或亲水作用，这些次级键的作用在分子识别的过程中是非常重要的。因为从分子水平看生命现象，上述弱作用键是一种决定性的因素，形成了各种生物大分子发挥生物功能所要求的空间结构，因而决定了基因转录、表达调控的主要分子机制。同时亦要考虑到刚性与柔性的平衡。生物大分子结构的稳定性需要刚性的分子结构，但是识别过程中构象的转换、变构过程以及调控、协同作用都需要分子具备一定的柔性，特别是在生物体系中靶分子的柔性是非常重要的。柔性也是一个动态性质的表征，有柔性才会发生构象重组织。照顾到刚性与柔性的平衡，也是兼顾了动态及静态两方面的性质。

（周田彦）

参考文献

[1] Baron R，McCammon JA. Molecular recognition and ligand binding. Annual Review in Phys Chemistry，2013，64：151－175.

[2] Gellman SH. Introduction：molecular recognition. Chemical Reviews 1997，97：1231－1232.

[3] Grunenberg J. Complexity in molecular recognition，Phys Chem Chem Phys，2011，13：10136－10146.

[4] 杨铭. 药物研究中的分子识别. 1 版. 北京：北京医科大学中国协和医科大学联合出版社，1999.

[5] 徐筱杰，陈丽蓉. 化学及生物体系中的分子识别. 化学进展，1996，8（3）：189.

[6] Mobley DL，Dill KA. Binding of small-molecule ligands to proteins："What you see" is not always "what you get". Structure，2009，17：489－498.

[7] Limbird LE. The receptor concept：a continuing evolution. Mol Interv，2004，4（6）：326－336.

[8] Clark AJ. The mode of action of drugs on cells，Edward Arnol and Co. ，London，1933.

[9] Gaddum JH. The quantitative effects of antagonistic drugs. J Physiol，1937，89：7－9.

[10] Noda K，Saad Y，Kinoshita A，et al. Tetrazole and Carboxylate groups of angiotensin receptor antagonists bind to the same subsite by different mechanisms. J Bio Chem，1995，270：2284－2289.

[11] Koshland DE Jr，Némethy G，et al. Comparison of experimental binding data and theoretical models in proteins containing subunits. Biochemistry，1966，5：365－385.

[12] Schwartz TW，Holst B. Allosteric enhancers，allosteric agonists and ago-allosteric modulators：where do they bind and how do they act? Trends in Pharmacological Science，2007，28：366－373.

[13] Ehlert FJ，Griffin MT. Two-state models and the analysis of the allosteric effect of Gallamine at the M_2 muscarinic receptor. J Pharmacol Experiment Therap，2008，325：1039－1060.

[14] Hunyady L，Balla T，Catt KJ. The ligand binding site of the angiotensin AT_1 receptor. Trends in Pharmacol Sci，1996，17：135.

[15] Devi LA. Heterodimerization of G protein coupled receptor：Pharmacology，signaling and trafficking. Trends in Pharmacol Sci，2001，22：532.

[16] Kenakin T. What systems can and can't do. Br J Pharmacol，2008，153：841－843.

[17] Kenakin T. Principles：Receptor theory in pharmacology. Trends Pharmacolog Science，2004，25：186－192.

第二章　分子识别为基础的计算机辅助药物设计

美国 Celera 公司和美国国家基因组计划小组于 2001 年 2 月分别在 Science 和 Nature 上公布了人类基因组精细图谱及其初步分析结果。这些重大成果的出现，使人类在基因水平上对生命的本质又有了深刻的认识。人们开始考虑生物大分子的结构和功能之间的密切关系，基因组学和蛋白质组学应运而生。以生物大分子的结构为基础，通过结构分析，以计算机辅助进行药物设计，已经成为现代理性药物设计中不可或缺的过程。无论是蛋白质组学还是基因组学的研究，都为新药设计提供了坚实的理论基础。早期，由于人们对蛋白质结构与功能之间的关系研究较多，因此以蛋白质为靶点进行药物设计比较多见。近年来，随着基因组学研究的深入，人们对核酸的认识也渐渐深入，以核酸为靶点的药物研究也获得了飞速发展。但无论是以蛋白质为靶点还是以核酸为靶点进行药物设计，都面临着一个困难：蛋白质和核酸都是生物大分子，结构复杂，难以直观地研究药物与它们的相互作用。计算机的快速发展解决了这个矛盾。通过复杂的运算及模拟，人们可以直观地观察大分子的结构，大分子的构象变化，生物大分子与小分子之间可能的识别作用，相互作用时生物大分子与小分子构象的变化，分子识别规律的量化计算分析等[1]。这些提示又为更好地合理设计药物提供了依据，由此产生了计算机辅助药物设计的方法（CADD——computer aided drug design method)。

第一节　计算机辅助药物设计

计算机辅助药物设计方法的流程图如图 2-1 所示：

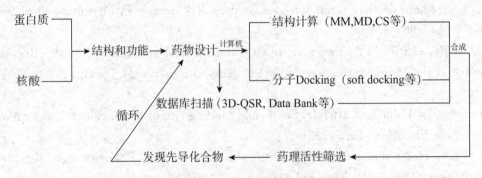

图 2-1　计算机辅助药物设计简单流程图

计算机辅助药物设计可以分为两大类：基于结构的直接药物设计和基于机制的间接药物设计。直接药物设计包括：基于靶点结构的三维结构数据库搜索和全新药物设计，后者其中包括模板定位法、原子生长法、分子碎片法和动力学算法。间接药物设计包括：①药效基团模型的建立，其中有活性类似物法（AAA）和药效基团模型法；②基于药效基团模型的三维结构搜索，如距离几何法（DG）；③三维定量结构活性关系分析方法（3D-QSAR），其中包括假想受体点阵（HASL），分子形状比较（MSA）和比较分子场分析（CoMFA）等[2-4]。

一、基于结构的直接药物设计

基于结构的药物设计（structure - based drug design，SBDD）是利用生物大分子靶如蛋白质、核酸、糖等的三维结构，特别是酶和受体活性部位的结构，设计新的药物分子的方法，又称为直接药物设计，主要包括分子对接数据库搜寻、全新药物设计等。

生物大分子靶的三维结构一般通过 X 射线衍射、多维核磁共振等方法测定得到，也可以通过分子模拟或结构预测等计算机辅助方法来得到。这些生物大分子的三维结构信息主要存储在 PDB（Brookhaven Protein Data Bank）数据库中，通过检索 PDB 数据库可以得到这些生物大分子的结构信息，并可以利用一些分子图形软件（如 Insight Ⅱ 软件包、SYBYL 软件包、RasMol、Swiss - PdbViewer 等）来查看和分析它们的结构信息。如果知道了药物与生物靶分子复合物的三维结构，那么就可以获得它们相互之间比较确切的分子识别作用模型，这更加有利于新药设计。有了生物大分子的结构信息，再运用分子力学和分子动力学的方法来计算药物与生物靶分子的结合能，从而预测新设计分子的活性；或者运用分子对接方法搜寻小分子数据库，找到高活性的小分子；或者用全新药物设计方法，直接根据生物大分子活性部位的结构来设计先导化合物，然后合成新设计的化合物，并用药理学试验进行筛选以得到高活性化合物。这就是基于生物大分子结构的直接药物设计的总策略。

（一）分子对接法

分子对接（Docking）可分为两大类，即生物大分子与生物大分子的对接和药物小分子与生物大分子的对接，两者的方法和策略有所不同。前者主要用于研究生物大分子间的相互作用与功能的关系；后者将小分子药物放置于受体的活性位点处，寻找合理的取向和构象，使得药物小分子与生物大分子的形状和相互作用达到最佳匹配。分子对接用于药物设计就是从小分子数据库中搜寻出与生物大分子有较好亲和力的小分子，从而进一步做药理学测试，筛选出结构新颖的先导化合物。

对接过程一般开始于选取蛋白质的活性位点，选取结合口袋，可以由复合物中小分子的结合部位指定，或者根据文献研究给出的信息确定。选好口袋以后，我们要选取具体作用的活性部位：如果研究的蛋白质复合物结构已知，可以选取复合物中配基所在的位置构成活性位点的负影像。在复合物结构未知的情况下，活性位点的选取依据主要来源于文献资料的分析，也有一些程序可以帮助确定结合位点，例如 AutoDock 等。确定好结合位置以后，下一步就是产生小球来充满结合部位，构成结合部位的负影像。小球的大小和多少可以根据计算精度的需要来确定，进一步影响到构象搜索的计算量。小球与配体分子的叠合情况反映了小分子与生物大分子的几何匹配性，计算结果提供的 RMSD 值可以作为判断依据，这个值越小，说明几何匹配性越好，结合的可能性也会大一些。除了几何匹配性以外，分子对接也要考察小分子与生物大分子的化学匹配性，这也是结合的重要条件。从化学角度来讲，每个分子上都会有氢键受体、氢键给体、静电中心、疏水中心等重要结合位点，分子对接程序要求小分子和生物大分子上的这些部位在化学性质上应该是互补的。

目前的柔性对接程序很多，常用的包括 Sybyl（Tripos Associates，1998）程序中的模块 Docking、加利福尼亚大学旧金山分校 Kuntz 小组开发的 Dock 程序、Scripps 研究所开发的 Autodock 程序、柔性分子对接算法 FlexX、还有考虑受体柔性的分子对接程序 FlexiDock、PSI _ DOCK 程序等。不同的程序，在考虑和处理配体与受体结合的柔性问题时往往采取不一样的策略。有的将受体和配体都当成刚性的，有的只考虑配体的柔性，而有的程序则同时考虑配体与受体的柔性。虽然它们的算法各不相同，有的采取的是力场的方法，有的采取的是经验参数的方法，但基本思想都如前所述是相同的。现举例分述如下。

Dock 程序是最早的分子对接程序，也是目前应用最为广泛的分子对接程序之一，它的第一篇论文发表在 1982 年，从 20 世纪 90 年代开始逐步受到广泛重视。目前，Dock 最新版是 DOCK6.0，既能够进行刚性对接，也能够进行柔性对接，用分子力场势能函数来评价对接结果。Dock 在进行分子对接时，通过考虑小分子与生物大分子的形状匹配和采用化整为零的策略来减少运算量和提高运算速度。在复合物结构中，结合位点只是药物小分子的一个很小的部分，所以其大部分表面不会参与相互作用。故而，我们可以进行"分簇"，即将表面分成不同的许多部分，每一部分分别进行匹配，这就加快了分子对接的速度。目前 Dock 的应用主要有以下几个方面：对小分子化合物结构库进行搜索，寻找合适的酶抑制剂或者目标受体的结合物；搜索能够和 DNA 靶或 RNA 靶结合的化合物；检验蛋白质-蛋白质和蛋白质-核酸复合物中可能的结合取向；鉴定种属特异性的抑制剂和设计组合化学库。Dock 程序因为具有运算速度快，平台移植相对简单等优点，目前被广泛用于三维数据库筛选和药物与受体的结合情况研究中，这也是为数不多的几个可被用于大规模数据库筛选的对接程序，是虚拟筛选的重要方法。

AutoDock 采用经验结合自由能作为评价函数。它考虑了小分子的柔性，在搜索小分子的取向和构象时，采用模拟退火和遗传算法来寻找最优结合取向和构象。最新开发的版本（6.0 版）正在测试中，它增加了对侧链柔性的考虑。AutoDock 的经验结合自由能来自于 5 个方面：范德华作用、氢键作用、静电作用、小分子的内旋转自由能冻结和去溶剂化效应。经验结合自由能和以前采用经验势能评价函数相比，优势在于能够直接与小分子的抑制常数相关。模拟退火算法在 AutoDock 中用于寻找全局最优或者近似全局最优的小分子结合构象。而遗传算法可以对得到的单个解进行局部优化。AutoDock 作单一的分子对接时效果不错，但是用于数据库搜索就太慢，还需要进一步改进。目前在蛋白质-蛋白质分子对接中应用比较多，也常常用于优化或者检验由其他分子对接程序搜索数据库后的结果。另外，在 X 射线晶体学、组合化学库的设计方面也有一定的应用。

FlexiDock 在进行分子对接时同时考虑了大、小分子两者的柔性，并采用遗传算法来优化二者的结合构象。用 FlexiDock 作分子对接时，必须先做好预处理。预处理指的是：对生物大分子和小分子结构文件的处理，包括删除水分子、添加氢原子和定义电荷，结合位点的定义，可旋转键的选择，氢键作用位点的定义等。FlexiDock 在进行分子对接的时候，没有破坏化学键，因为固定了键长和键角，只有二面角的值发生了改变。优化过程也只有单键的旋转以及分子整体的平移和旋转。FlexiDock 是 SYBYL（R）分子模建环境中一个整合的部分，作为 Biopolymer 模块的一部分来提供。借助于 SYBYL（R）强大的环境，可以很方便地给受体配体做预处理，然后还可以并列运行多个 FlexiDock，同时计算多个生物大分子与小分子的相互作用。虽然 FlexiDock 可以比较精确地确定它们的结合构象，但其计算速度比较慢，要想把它用于大型三维数据库搜索不现实，而对其他方法得到的结果用它优化时很出色。

FlexX 也是一种柔性对接算法，但目前版本在对接时只考虑了小分子的多种构象，而把生物大分子当作刚体。它首先选取小分子的一部分作为核心基团对接到生物大分子的活性部位，然后把其余片断一个一个地对接上去。FlexX 在考虑小分子的柔性时类似于 FlexDock，键长和键角也是固定不变的，所以对接前要对小分子进行预处理。它既考虑了二面角的柔性，也考虑了环系统的构象柔性。对于由二维结构创建三维结构的配体，还考虑了光学异构。它采用迭代的方式选择核心基团，尽量使得其作用基团数最多而相应的构象数最少。而在确定核心基团的位置之后，FlexX 采用树搜索的方法来构造小分子。FlexX 的对接速度比较快，一般情况下平均每 70 秒可以完成对一个复合物的对接。当然，计算所需要的时间依赖于活性位点的大小、分子大小和对称性程度，可能只需要几秒，也可能需要一个小时以上。而它采用经验结合自由能函数作为评价函数也要优于采用相互作用能作为评价函数，故而发展潜力很大。FlexX 正在努力提高其对组合化学库的对接速度，也在尝试采取更加优化的打分函数。此外，正在发展可以运行于多机型异构化的并行计算环境的 FlexX 版本。

GRMM 目前最新版本是 1.03，全称是 Global Range Molecular Matching。它不仅有基于 SGI R4000 和 SGI R10000 平台的版本，还有基于 linux 的版本。这个程序做计算的时候，只需要两个分子的原子坐标，不需要其他有关结合位点的信息，通过对分子做相对的平动和转动，来进行完全的六维（三个平移分量和三个转动分量）搜索。可以用来计算的分子对为：两个蛋白质分子、一个蛋白质分子和一个小分子复合物、两个跨膜螺旋等，既可以计算高分辨率的分子，也可以计算只知道粗略结构的分子。它的基本策略是用经验化的手段，通过改变原子与原子之间势能的作用阈使得分子间能量函数平滑化。其预测结果依赖于结构的精确度：高分辨率的结构加上小的构象改变能得到较为精确的结果，而那些分辨率低的结构就只能得到复合物的粗略结构。缺点是运算速度比较慢，不适合进行数据库搜索，有待于对其算法做进一步的改进。但是可以用来对其他对接程序的结果进行检验。

（二）全新药物设计

从生物大分子靶的结构出发，除了可以用分子对接方法对化合物数据库进行搜索找到先导化合物以外，还可以采用理论方法来分析生物大分子作用位点的结构特征，模拟生物大分子和小分子相互识别作用的规律，从而直接设计出与生物大分子靶作用位点相匹配的新分子，这就是全新药物设计（de novo drug design）。

全新药物设计的第一步是获得生物大分子的活性部位的结构信息。如果已知生物大分子和小分子的复合物结构，那么确定其作用位点很容易；如果只有受体的三维结构，则可由定点突变等实验结果来确定。此外，从生物大分子的三维结构或者预测出来的三维结构进行理论计算也可以用来搜寻药物小分子作用位点。然后就可以用 Sybyl（http：//www. tripos. com/software/sybyl. html），Insight Ⅱ（http：//www. accelrys. com/insight/），Catalyst（http：//www. catalyst. com/）等分子模拟软件分析结合位点的结构及理化性质，设计出结构和理化性质与生物大分子靶作用位点相匹配的分子，进而合成这些分子并进行药理测试，从而发现新的先导化合物[5]。

全新药物设计按照策略可以分为两大类：连接法和生长法。连接法包括碎片连接法（fragment connection，FC）、位点连接法（site point connection，SPC）等。

碎片连接法认为，如果小分子能与受体很好地结合，那么构成它的各分子碎片与生物大分子靶也能很好地结合。它先用碎片库搜寻方法寻找到合适的分子碎片在靶分子活性部位的合适位置，再用连接基团将这些分子碎片连接成完整的分子。它可用多种方法得到碎片与靶分子活性部位的结合方式和碎片间的连接方式，既可以设计刚性骨架也可以设计柔性骨架，由三维药效基团模型也可用碎片连接法设计先导化合物。但是如果考虑柔性，则数据库搜寻很慢，设计的骨架可能与生物大分子靶不大匹配，设计的分子也可能难以合成。碎片连接法的一些软件有 HOOK（Eisen MB，Wiley DC，Karplus M. 1994）、CAVEAT（Bartlett PA，Shea GT，Telfer S J. 1989；Lauri G，Bartlett PA. 1994）、NEWLEAD（Tschinke V，Cohen NC. 1993）、SPLICE（Ho CM，Marshall GR. 1993；Ho CM，Marshall GR. 1995）、PROLIGE-AND（Waszkowycz B，Clark DE，Frenkel D. 1994）、ELANA（Rose PW. 1994）等[6-9]。

位点连接法中，位点指的是生物大分子活性部位空间中的某一点。本方法将小分子碎片放置到活性部位上，来匹配活性部位的一个或几个位点。具体过程是搜寻并构建活性部位的位点，然后选择分子碎片放置在活性部位的合适位置，并使分子碎片的某些原子匹配一些位点，接着加上另一个碎片，并使新碎片上的某些原子满足匹配相邻位点的需要，如此反复，直到活性部位的所有位点或大部分位点被满足。但是由于这个过程的非收敛性，所以得到的分子可能会不唯一。与位点连接法有关的软件主要有 GLIX（Lawrence MC，Davis PC. 1992）和 LUDI（Böhm HJ. 1992）等[10-11]。GLIX 不但可以通过连接与生物大分子位点匹配的分子碎片来直接设计分子，也可搜寻数据库以找到满足受体位点的已有分子。它应用 GRID 软件产生生物大分子位点，然后以这些作用位点作为提问信息，搜寻小分子数据库。LUDI 也是通过搜寻碎片库来发现与活性位点匹配的分子碎片的软件，然后用连接基团将分子碎片连接成完整的分子。与 GLIX 的不同之处在于，LUDI 在产生位点时，它将脂肪族和芳香族疏水位点分开处理，使分子设计的方案更合理。

由于只比较碎片库中的分子与活性位点相邻几个位点，所以速度快；位点的选择也具有用户可调性；还有类似于分子对接的功能。但是它没有考虑柔性，另外活性位点的选择不合适时，将极大地影响化合物的设计。

生长法是根据生物大分子靶位点的性质，如静电作用、氢键和疏水性等，一个一个地增加原子或者碎片，配上与活性位点形状和性质互补的分子。又可以分为原子生长法和碎片生长法两种，前者的基本构建块是原子，后者的构建块是碎片库中的碎片。生长的起始点可以是活性位点上指定的种子原子，也可以是从碎片库中得到的或作为小分子的一部分连接在受点上能量合适的碎片（核心碎片）。然后根据作用能量的大小一个一个碎片或原子生长出来，最后得到一个完整的分子。

生长法的软件有 GenStar（Rotstein SH，Murcko MA. 1993）、LEGEND（Nishibata Y，Itai A. 1991；Nishibata Y，Itai A. 1993）、SPROUT（Gillet VJ，Newell W，Mata P. 1994）、GROWMOL（Bohacek RS，McMartin C. 1994）和 LeapFrog 等[12-14]。

二、间接药物设计

如果从各种途径都得不到生物大分子的结构信息，那么就只能采取间接药物设计方法了。当然，如果可能有结构方面的信息，也最好用间接药物设计的方法作一下印证。间接药物设计方法主要包括定量构效关系（QSAR/3D－QSAR）、药效基团建模和小分子数据库搜索等。

（一）定量构效关系分析

定量构效关系分析是指利用理论计算和统计分析工具来研究一系列药物化合物结构与其生物活性之间的定量关系。它可以分为两类：二维定量构效关系（2D－QSAR）和三维定量构效关系（3D－QSAR）。值得指出的是，三维定量构效关系除了从三维结构和分子构象角度来考虑药物小分子以外，还可以从药物小分子出发反推生物大分子活性部位的空间结构，进一步进行基于假想生物大分子靶结构的药物设计——这又回到了 SBDD。

在用定量构效关系进行辅助药物设计的流程中，先以一系列小分子化合物的结构和活性为基础，进行 QSAR 或者 3D－QSAR 研究，得到具有预测能力的 QSAR/3D－QSAR 模型。用这个模型可以对设计化合物的活性进行预测。另外，3D－QSAR 模型还会给出一些结构改造的信息，这可以进一步明确新化合物的设计目标。结合这些研究结果，还可建立药效基团模型。

1. 定量构效关系模型　目前 2D－QSAR 有两个经典的定量模型：Hansch 分析和 Free－Wilson 模型。前者用于寻找活性与分子理化性质的相关性，并不是严格意义上活性-结构相关模型而只是性质-性质相关模型；后者才是真实的定量构效关系模型。

Hansch 分析的方程一般为：

$$\lg 1/C = K_1 \lg P + K_2 \sigma + K_3$$

Free－Wilson 分析的方程为：

$$\lg 1/C = \sum \sigma_{ij} I_{ij} + \mu$$

在这些方程当中，等号左侧代表了化合物的活性。C 就是化合物的活性数据，通常可以采用药物与生物大分子的结合常数、解离常数、抑制常数如 K_i 和 IC_{50} 等。活性数据采用对数形式的原因：一方面是为了减少统计误差，另一方面是基于化学反应的自由能变与分子浓度或分压的对数成正比（$\Delta G=-2.303RTlgK$）。等号右侧的参数是一些物理量、化学量和几何量等，反映了药物分子结构方面的信息。既可以是实验数据，也可以来自理论计算。如疏水性参数，常用药物分子的油水分配系数 P 的对数 lgP 来度量。又如电性参数，在 QSAR 中常用的是 Hammett 常数 σ，它表征了分子的局部原子或者基团的性质。再如指示变量 I，分别取值 1 和 0 来表示分子中某些结构特征的有无，系数正负表示了这个结构特征是增强或者降低生物活性。

常用的还有立体参数，如经典的取代基立体参数 Taft 常数 E_s，STERIMOL 参数，摩尔折射度 MR，分子摩尔体积 MV，范德华半径和原子间距离等。由于药物结构的多样性，并非所有的化合物都能找到合适的用实验方法测定的参数，这限制了 QSAR 的应用，于是理论计算参数应运而生。比如分子拓扑指数，能反映分子骨架中原子的种类、数目以及键的数目；不饱和键的位置和数目；环的大小及数目；碳桥的位置及数目；$\alpha-H$ 的数目及原子的排列顺序等。用得比较多的分子拓扑指数是分子连接性指数。

QSAR 就是通过定量方式得出活性参数与结构参数之间的回归方程的过程。在前面的三个方程当中，几个 K 值、σ 值和 μ 值都是回归得到的系数或者常量，它们的大小反映了相应的结构参数对于药物活性的贡献大小，从而在进行药物分子设计的时候，就要重点考虑新设计分子在这一方面的性质。

在实际做 Hansch 分析的时候，应该尝试前面提到的各种参数，以选出有最佳拟合的参数组合。整个过程应该保证符合统计学的基本要求，如避免选择有相关性的参数；方程中所有项的重要性要接近平衡等。

而建立加和模型的时候，是先选择合适的参考分子，然后根据不同分子的基本特征选择指示变量 I，$I=1$ 表示有取代基存在或结构处于某一状态，$I=0$ 表示取代基不存在。再用这些指示变量与生物活性进行多重线性回归即可。μ 代表参考分子的生物活性值，I_{ij} 的值代表在参考分子位置 j 的取代基 X_i 的有无，σ_{ij} 则代表取代基 X_i 在位置 j 对活性的贡献大小。改进后的加和模型，在做回归分析时任何分子都可作为参考分子或者干脆不需要参考分子，避免了变量间的线性相关性。

另外，在进行 QSAR 分析过程当中，要得到较好的模型，必须用到各种各样的算法，如线性回归、偏最小二乘法、辨别分析法、人工神经网络和遗传算法等。它们有的用于模型的初步建立，有的用于模型参数的后期优化。通常，各种方法互为补充，互相优化，而且往往还要反复循环使用这一系列方法，才能够得到较好的拟合模型。

2. 三维定量构效关系分析　3D-QSAR 引入了与药物活性分子三维结构有关的量作参数，这可以为我们提供一幅展示药物分子与生物大分子相互作用的空间立体图象，从而进一步揭示药物-受体的空间作用机制。

要使用 3D-QSAR 分析方法，先得确定被研究药物分子的药效构象。然后，将待研究的这一系列分子按照一定的规则重叠起来，提取它们共有的结构信息以进行定量构效分析（后面介绍的药效基团建模也可以提供这方面的信息），药效构象及重叠方式的确定对结果影响很大。分子形状分析（molecular shape analysis，MSA），距离几何学方法（distance geometry，DG）和比较分子力场分析法（comparative molecular fields analysis，CoMFA）是三种典型的 3D-QSAR 方法。

MSA（Hopfinger A J. 1980，Hopfinger A J，Burke B J. 1989）把传统的 Hansch 方法与构象分析结合起来了[15]。它主要将分子的活性与该分子形状对生物大分子活性部位的适应能力相关联。MSA 使用可以表达分子形状的参数，经统计分析得出 QSAR 关系式。这样，从 QSAR 模型里就可以看出分子形状对活性的贡献了。它首先确定药物分子的活性构象并把它作为参照构象，然后把药物分子相应构象和参照构象做叠合以求出分子形状参数。常用的参数有：分子公共重叠体积、分子周围势场参数、分子形状指标等。但这几个参数无明确的物理意义，故而 MSA 在 3D-QSAR 中是比较初级的方法。

运用距离几何学的计算理论和方法，选择合理的生物大分子结合位点模型和药物分子结合模式，使之与实验数据最佳拟合，就能得到一套与药物药效基团和生物大分子结合位点类型有关的能量参数，从而建立起 3D-QSAR 模型。然后可以用这些能量参数来搜寻结合能最佳的结合模式等。距离几何学在进行构效关系分析时，将药物和生物大分子结构性质进行了简化，提取出了药物与生物大分子作用中最重要的结合部分的理化性质，在得到较好的 QSAR 模型的同时，也间接地揭示了药物-生物大分子作用的三维结构性质。

比较分子力场分析法（CoMFA）研究药物分子周围的力场分布，并将之作为参数建立 QSAR 模型。它基于这样一个前提：一系列药物分子都通过非共价键作用于受体同一位点，那么药物分子周围与受体之间的作用力场应该是相似的。从建立的模型可以看出哪些地方的力场分布强弱对药物活性产生显著影响。这既可用来定量地预测化合物的活性并推测受体的某些性质，又可以用来设计新化合物。CoMFA 方法将生物活性与分子势场的空间分布联系起来，而后者反映了分子整体性质和它们与受体作用的本质，有直观的物理意义。CoMFA 已经发展出了许多现成的程序可供使用。

（二）药效基团建模

被研究的有同类活性的一系列化合物，都以相同的方式作用在生物大分子的相同部位，并且化合物的形状及理化性质与生物大分子结合部位的形状和理化性质匹配。这是进行间接药物分子设计的前提假设。药物分子与生物大分子结合时起重要作用的原子或基团，以及这些原子或基团在空间上的相对位置信息就构成了药物的三维药效基团（pharmacophore），它往往是这一系列化合物所共有的原子或基团的集合及其在空间的分布。如果设计的分子符合三维药效基团模型的要求，那么所设计的分子就可能有活性，可以进一步进行药理学试验。和 QSAR 相比，它不但能用来优化先导化合物的结构，而且能设计新的先导化合物。此外，通过使用三维药效基团，还可以获得生物大分子用来与药物结合的活性位点结构信息。

构建好三维药效基团模型后，可以用它作为提问结构（query structure），进行小分子三维数据库搜寻，从库中搜寻出与药效基团模型匹配的已知化合物，进一步进行药理筛选，以找到药效更高或者更易于合成的化合物。另一方面，在做 3D-QSAR 时，三维药效基团模型提供的化合物的活性构象及其叠合方式将起很大的帮助作用；而药效基团模型的合理性也可通过 3D-QSAR 研究结果鉴定。此外，在全新药物设计和组合化学库的设计当中也可应用三维药效基团模型来协助。

总之，药效团模型（pharmacophore model）方法是对一系列活性化合物做 3D-QSAR 分析，结合构象分析，总结出一些对活性至关重要的原子和基团以及空间关系（即药效团模型），以其为提问结构，使用适当的三维结构匹配算法，进行小分子三维结构数据库搜索（3D database searching），可能得到有活性的化合物。

寻找药效团的方法有很多，距离比较（distance comparation，DISCO）是一个典型的方法。首先对所研究的化合物进行构象分析，挑出若干典型的低能构象，把各个化合物的各个构象依次叠加在一个选定的模板分子上，寻找药效特征能够最大重合的叠合方式，进而导出药效核心也就是药效团模型。这是一种基于对活性配体分子结构的构象叠加和分析导出药效团模型的自动化方法。利用 3D-QSAR 的方法建立三维空间的构效关系模型也是常用的方法，相关的程序有 Flarm 等。从蛋白质提取药效团的程序有 PRO_PHARMEX 和来鲁华实验室自主开发的程序 Pocket 等。药效团信息可以用作提问结构直接做筛选，寻找和药效团特征匹配的先导化合物开发成药物。例如 Unity，Ph4Dock，Catalyst 等，已经有了很多成功的药物设计的例子。

此外，还有一类被称为虚拟受体模型（pseudoreceptor model）的方法，是从配体反推出与之结合受体的立体形状、结构和性质。一个代表方法是 Yak，其前提条件是必须建立在蛋白质与小分子相互作用中普遍存在的功能团与氨基酸相互作用模式的数据库基础上的。具体做法如下：选择分子及构象并叠合，从分子的功能基团中产生基于相互作用方向的向量，确定桩点，从数据库中选择适当的残基，自动对接到桩点，并使其采取正确的取向，以利于形成酰胺键，最后根据重现结合数据的能力来进行总体优化，得到受体模型。受体模型可以是不连续的氨基酸片段，也可以将这些片段用一定方法连接，形成具有一定结构的蛋白质准受体。

三维药效基团模型构建的过程一般是先建立分子集合，然后选择药效基团元素，再进行构象搜寻，最后使用分子叠合的方法建立起药效基团模型。

选择药效基团元素时，必须保证分子集合中的所有分子有相同数目的药效基团元素。一般情况下，必须根据分子集合中化合物的实验数据，来选择影响化合物活性的重要基团。另一种方法是选择分子集合中高活性化合物共有的原子或官能团。共有的这些原子或官能团通常与生物大分子结合位点之间形成非共价键来发挥药理作用。

要得到分子集合中的活性化合物的活性构象（一般是低能构象），必须进行构象搜寻。分子的柔性越大，其低能构象就越多，不同的分子构象也就对应着不同的三维药效基团模型。而一般认为生物大分子作用位点的结构和形状是固定的，即柔性分子仅有一种构象与生物大分子作用位点处的空腔匹配，而且有时柔性分子与生物大分子结合所采取的构象并非最低能量构象。可见，如果生物大分子三维结构不清楚，要确定柔性分子的活性构象是比较困难的。所以前面建立分子集合时，要选择刚性较大的化合物，以便在建立分子活性构象时，能够以刚性分子为模板。

用药效基团元素作为分子间原子叠合，对这一系列化合物的活性构象进行叠合，以此建立化合物的三维药效基团模型。一般采用最小二乘叠合技术，即将药效基团元素表示成配体或受体作用位点，计算测试分子与参考分子叠合点间距离的均方根，调整测试分子的位置和构象，使均方根尽量小。改进后的分子叠合技术，是用分子的性质和场分布来代替叠合点，这些方法既考虑了药物分子与生物大分子结合的形状匹配，又考虑了分子的各种场性质的匹配。如果得到明显不合理的三维药效基团模型，那么需重新选取药效基团元素从头来过。另外，作分子叠合时，假定了分子集合中的所有分子作用于生物大分子的同一个作用位点，如果从生物活性数据和分子结构特征等侧面信息能推断这些分子可能作用于不同的生物大分子作用位点，则应该将分子分成不同的类别，分别作分子叠合。

进行药效基团建模的一些具体手段和程序有：SEAL（Kearsley SK，Smith GM. 1990），改进后的 SEAL 方法（Klebe G，Mietzner T，Weber F. 1994），模拟退火技术和簇分析的分子叠合方法（Perkins TDJ，Dean PM 1993），AUTOFIT（Itai A，Tomioka N，Yamada M. 1993），分子整体叠合方法（Masek BB，Merchant A，Metthew JB. 1993），AAA 方法（Mayer D，Naylor CB，Motoc I. 1987），DISCO 方法（Martin YC，Bures MG，Danaher EA. 1993）以及HASL 方法（Doweyko A. 1994；Saxena AK，Saxena M，Chi H. 1993）[1,3,16]。

（三）三维数据库搜寻与虚拟筛选

虚拟筛选被大规模应用于药物活性化合物的发现开始于 20 世纪 90 年代中期，超级计算机技术的发展，大大促进了虚拟筛选研究，由此发展了虚拟筛选并行算法，实现了虚拟筛选的高通量化。近年来，PC 集群式计算机的普及，又进一步促进了虚拟筛选技术的发展和应用。它是计算机辅助药物设计技术的一个重要应用。简单地讲，就是指在计算机上利用软件筛选和挑选出具有特定活性分子的过程。它的生物学基础是 1874 年 Paul Ehrlich 提出的受体模型学说，即我们常说的钥匙和锁的学说。目前在虚拟筛选中使用的常见方法仍然是我们前面介绍过的分子对接程序 Dock、Flex-X、AutoDock、GOLD 等。数据库筛选也是发现先导化合物的重要方法之一。

伴随着基因组计划带来的生命科学的飞跃，使分子生物学数据呈现高速增长的趋势，核酸序列数据库的数据量已经超过了 180 亿，包括病毒、细菌在内的已经测定的基因组总数已经超过了 1000 个。蛋白质结构数据库 PDB 的晶体结构以每月数倍于以前的速度在增长，到 2006 年 7 月 20 日为止已经达到了 37500 个，其中 2005 年全年增长超过 5500 个，2006 年前 6 个月新收录的数据已经达到了 3500 个之多。蛋白质数据库主要包括蛋白质序列数据库、蛋白质结构数据库以及在此基础上衍生的作用位点数据库、蛋白质复合物数据库等。蛋白质序列数据库是这一类数据库中出现最早的，Brookhaven 蛋白质三维立体结构数据库是目前最重要的蛋白质结构数据库，也是所有二次结构数据库的数据来源。在此基础上建立的结构数据库有蛋白质复合物数据库，例如 Relibase、Ligand-Protein DataBase（LPDB）、The Binding Database 等。此外还有蛋白质序列特征数据库 PROSITE 等。作为二次数据库的一种新形式，目前的蛋白质数据库中出现了一类专门的靶点数据库，力图从疾病的角度出发，整合相关的蛋白质结构和功能信息，应用于药物筛选和药物毒副作用的研究，代表性的有新加坡国立大学计算科学中心开发的 TTD（Therapeutic Target Database）数据库等，这部分数据库也代表了应用型生物分子数据库发展的方向。

作为药物设计的基础，配体数据库正逐渐受到重视，其中比较著名的有 Relibase 数据库和日本京都大学建立的生物学数据库中的 LIGAND 数据库。传统的药物数据库依然在小分子数据库中占据了最为重要的位置，例如 MDDR 数据库，WDI（World Drug Index），这些分子因为具有明确的生物活性而受到生物学家的重视，特别是伴随着化学基因组学的发展，利用小分子对蛋白质进行功能注释和分类已成为研究蛋白质功能的重要手段之一。开发内源性生物活性分子数据库目前受到越来越多的重视，如何对这些数据进行整理和有效的利用成为生命信息科学面临的一个课题。生物信息数据库包含医学疾病信息，基因组核酸及衍生信息，蛋白质序列、结构及衍生二次数据库，以及有机小分子为主的小分子信息数据库。

在三维药效基团建立后，就可以在包含有有机小分子的三维结构信息数据库中搜寻符合药效基团模型的化合物。大部分有机小分子的晶体结构数据已被剑桥结构数据库（Cambridge Structural Database，CSD. http：//www.ccdc.cam.ac.uk）收录，到 2001 年 10 月 5 日，它的登录条目数已经达到 25 万。但是，更多的数据库是只包含分子二维结构信息。解决这个问题的办法就是用理论计算和分子模拟方法来建立它们的三维结构，然后就可做三维结构搜寻了。但需要指出的一点是，三维结构搜寻的方法虽然被我们列在间接药物设计方法中，但是如果有已知的生物大分子结构信息，也可以利用这些信息来帮助搜寻，以便得到更有潜力的化合物。以前也有些用作二维结构搜寻的方法，但是现在用得不多。

作三维结构搜寻前的预备工作：由数据库管理系统管理着的大量有机分子的三维结构信息、三维搜寻软件和搜寻标准。通过三维结构搜寻，不仅可能找到与已知活性化合物类似的小分子，而且可能得到新颖的与生物大分子活性部位结构和理化性质互补的小分子。几种主要的三维结构搜寻方法是几何搜寻（geometric search）、立体搜寻（steric search）、柔性构象搜寻（flexible conformational search）和相似性搜寻（similarity search）。顾名思义，几何搜寻就是根据分子的几何特征及其相互之间的关系进行的三维结构搜寻，立体搜寻是根据受体结合位点的三维结构或者反推的受体结合位点的三维结构进行的搜寻，柔性构象搜寻在搜寻时考虑分子柔性，相似性搜寻是从数据库中搜索出一系列与输入的提问结构相似的分子，它们按照相似性递减顺序排列。

早期的软件只针对药效基团模型进行搜寻，后来发展到可考虑受体的形状及性质进行搜寻，再后来又考虑分子的柔性及相关性，最新的发展是有了自动进行结构改造功能。主要的一些软件有：UNITY、MACCS - 3D、ISIS - 3D、3D Search、Aladdin、CAVEAT、Catalyst、CSA 以及一些柔性三维结构搜寻类软件等。

UNITY（http：//www. tripos. com/software/unity. html）：同时具有 2D 和 3D 搜寻功能。可以让它的提问结构中包含特定的元素、分子连接性、中心、线、面和垂线等。作搜寻时，先进行 2D 筛选，选出数据库中满足提问结构 2D 连接性的分子，再对这些结果进行 3D 搜寻，选出在三维结构上满足提问结构的分子。UNITY 与分子模拟软件 Sybyl 有接口，可以利用 Sybyl 的模拟结果来搜寻数据库，和 MDL 的 ISIS 软件也有接口，可以直接搜寻 MDL 的数据库。

MACCS - 3D 和 ISIS - 3D 在功能方面和 UNITY 类似，但是在储存时不用一般原子类型形式，而是用元素和键型形式，它们能快速进行基于 3D 药效基团的搜寻。

3D Search（Sheridan RP，Nilakantan R，Venkataraghavan R. 1989）能快速搜寻 3D 数据库的程序，既可用于子结构搜寻，又可用于基于药效基团的数据库搜寻[17]。对于每个非氢原子储存五类数据：元素名、相邻的非氢原子数目、π 电子数、相邻的氢原子数以及形式电荷。还有四种类型的数据：五元环和六元环的中心、与环平面垂直且通过上述中心点的直线上距离中心 0.05mm 的两个点，与杂原子相连的氢原子和孤对电子所在的位置。搜寻时先进行快速预筛选，然后再逐个原子进行印证，搜寻出符合提问结构的分子。

Aladdin（Van Drie JH，Weininger D，Martin YC. 1989）可以用几何图形、子结构和立体结构作为提问结构进行 3D 数据库搜寻[18]。独特之处在于同时定义了小分子氢键供体和生物大分子的位置，这样搜寻到的化合物可以与生物大分子形成氢键。这个数据库搜寻软件具有分子设计功能。

CAVEAT（Lauri G，Bartlett PA. 1994）也具有分子设计功能，是一个应用数据库搜寻来进行全新分子设计的软件。可设计小分子来模拟蛋白质的可变区（loop 区）；也能将搜寻出的化合物根据分子结构和相似性分成不同的类型。

Catalyst（Greene J，Kahn S，Savoj H. 1994）是一个刚性搜寻软件，提问结构由氢键供受体、疏水区和静电区组成。它还有根据构效关系建立三维药效基团模型的功能[2]。

第二节　基于分子识别对蛋白质结构预测

分子对接方法和全新药物设计方法都是基于生物大分子（特别是蛋白质）结构的药物设计方法。在很多情况下，生物大分子缺乏三维结构信息，这时就可以用其序列来预测三维结构，以满足基于结构药物设计的需要。

当前对蛋白质的研究大致可以分为三个层次：①对单个蛋白质结构功能的研究。这里研究主要围绕单个蛋白质展开，包括对其结构的测定和预测，生物学功能的研究，以单个蛋白质为靶标的药物设计以及设计特定结构的蛋白质和改造已有的蛋白质等。这个层次的研究历史最为悠久，手段方法也最为成熟，已经积累了大量的经验、知识和数据，但是仍然留有许多重要问题有待解决，比如蛋白质结构的从头预测以及蛋白质结构全新设计等，而且每前进一步都非常艰难。②蛋白质-蛋白质相互作用的研究。随着基因组计划的接近尾声和蛋白质组学的兴起，蛋白质-蛋白质相互作用的研究逐渐成为热点，在计算和实验手段上最近都得到了长足的发展，尤其是在基因组尺度上的研究。③生物网络的研究。近来，人们对于生物学网络进行了大量的研究，而在此当中，蛋白质构成了生物网络的核心，早期的研究更加注重生物学网络本身的性质，最近的研究逐渐开始关注网络中的各个节点对于网络功能的影响，这些研究从系统和整体的角度丰富和加深了我们对于生命过程的了解。蛋白质研究中常用的设计方法和手段，推动了分子识别的研究。我们将对蛋白质结构预测做一简要介绍。

　　自从 1961 年 Anfinsen 以核糖核酸酶的可逆变性研究证实了"蛋白质序列决定其天然结构的假说"以来，从蛋白质一级序列直接预测三级结构一直是无数人梦寐以求的目标。经过这么多年的不断发展，人们在这个问题上取得了一定的进展，但是距离最终问题的解决仍然有一段相对遥远的距离。

　　蛋白质-蛋白质对接的思路与蛋白质-小分子对接的思路基本一致，只是配体由小分子换成蛋白质之后，问题变得困难了许多。对接的第一步仍然是需要寻找几何形状匹配得比较好的构象，然后再应用针对蛋白质-蛋白质相互作用的能量函数进行评估。早期的分子对接研究表明几何互补性在复合物结构的形成中非常重要，并采用几何互补性作为分子对接打分函数的标准。

　　对于蛋白质动态结构的模拟，分子动力学（molecular dynamics，MD）模拟是基本的计算研究手段。分子动力学模拟方法是利用牛顿力学基本原理，通过求解运动方程从而得到体系中所有原子的轨迹。

　　由于绝大多数生命活动都是在水溶液中完成的，因此，在模拟当中一个重要的问题是如何处理溶剂——水。现在处理方法可以分为两类，一类是模拟中水不显示在模拟体系中，与之相匹配的力场称之为隐式溶剂力场；另外一类是模拟中水显式在模拟体系中，相应地称之为显式溶剂力场。前者由于水不直接出现在模拟体系中，因此大大减小了体系的粒子数，计算速度较快，但是结果相对来说不如显式溶剂力场可靠。常见的隐式溶剂力场有 ACE（Schaefer and Karplus 1996）、EEF1（Lazaridis and Karplus 1999）和 GBSA（Qiu et al. 1997）方法等。后者则需要发展相应的描述水分子的模型，水分子的模型有多种，目前在生物大分子计算中常用的有 SPC（Berendsen et al. 1981）、TIP3P（William et al. 1983）、TIP4P（William et al. 1983）等，水分子模型的研究本身就是一个非常有趣和重要的问题，比如近期还有人在 Nature 上发表文章用 TIP4P 模型和 MD 方法研究水的相变（过冷水的结冰过程）（Matsumoto et al. 2002）。一般来说，各个力场与水分子模型有其习惯的搭配，比如 GROMOS 力场搭配 SPC，CHARMM 力场搭配 TIP3P，OPLS/AA 力场搭配 TIP4P 等。

　　总之，蛋白质的结构预测就是采用计算机技术，通过使用一些生物信息学的工具，从蛋白质序列构建其三维结构，并进一步研究蛋白质结构与功能关系。Anfinsen 原理表明：蛋白质的一级结构信息即氨基酸序列信息决定了其空间的三维结构。这为我们进行蛋白质结构预测提供了理论基础。从方法上，蛋白质结构预测可以分为两大类。第一类是"从头预测方法"，它从蛋白质序列开始，假设蛋白质分子天然构象处于热力学最稳定，能量最低状态，考虑蛋白质分子中所有原子间的相互作用以及蛋白质分子与溶剂之间的相互作用，采用分子力学的能量极小化方法，计算出蛋白质分子的天然空间结构。第二类是"基于知识的预测方法"，通过找出数据库中已有的蛋白质的空间结构与其一级序列之间的联系，总结出一定的规律，逐级从一级序列预测二级结构，再建立可能的三维模型，再根据能量最低原理得到修正的结构。第一类方法遇到了数学上难以解决的多重极小值问题，目前的发展还比较艰难。故而第二类方法的应用比第一类方法要广泛得多。目前比较成熟的预测方法是同源建模法。这一方法是依据同一家族的蛋白质具有相似的空间结构的原则，由已知空间结构的蛋白质预测其同源蛋白的三维结构。这一方法只适用于序列相似性大于 30% 的蛋白质的结构预测，而对于低于这个指数的蛋白质来说，目前还没有一个成熟有效的结构预测方法。但是近年来发展的 Threading 方法通过蛋白质的折叠类型来进行结构预测，大大降低了蛋白质结构预测的难度。

　　同源建模就是把我们待研究序列和蛋白质序列数据库进行序列比对，得到与之相似性很高的一些其他蛋白质的序列，然后看这些序列中是否有已经被解析了结构的蛋白质，如果有，就可以用这个结构来模拟我们的待研究序列，从而建立这个蛋白质的三维结构。在作序列比对的时候，可以采用 BLAST、FASTA、ExPASy、EMBOSS 软件包里的一些组件等。可以进行这样同源建模的软件有 Insight Ⅱ、Modeller、Swiss‑Model 和 Protein Prediction 等。

　　同源建模方法的缺陷是，很多待研究的序列在做序列比对的时候，得不到相似性足够高的结果。如果用这些低相似性的结果进行同源建模，将得到毫无意义的结果。或者得到的相似性很高的结果本身的结构也没有解析出来，那么同源建模也无从谈起。

　　Threading 也称作折叠识别法或者线串法。蛋白质的折叠类型是指蛋白质的二级结构的连接方式。这类方法的基本思想是假定被预测蛋白质的折叠类型与某一已知结构的蛋白质的折叠类型相同，这样，蛋白质结构预测的问题就转变为在已知空间结构的蛋白质数据库中，确定一种被预测序列最可能采取的折叠类型。目前，这类方法已经成功地预测了一些蛋白质的空间结构。显然，Threading 方法是否可以用于预测大多数蛋白质的三维结构在很大程度上取决于自然界中所存在的蛋白质折叠类型的数目。统计学的研究结果表明：对于各种类型的水溶性蛋白质分子来说，它们的结晶化和结构测定是完全随机的，大多数的蛋白质折叠类型所包含的蛋白质家族的数目是相等的，自然界中存在的蛋白质折叠类型大约有 650 种。这样，根据目前蛋白质结构测定的速度，在今后的 10 年内，我们将有可能预测出绝大部分蛋白质的结构类型。采用了 Threading 的预测软件有：Threader 和 LIBRA Ⅰ 等。

　　在做 Threading 的时候，也用提问序列去和已知三维结构的模型序列去做比对。通常，我们把结构数据库中那些有代表性的序列都和提问序列做一次比对，用启发式打分函数对每一个模型进行排队。打分函数得到的分值反映了提问序列和模型序列之间的相似性。由此选择出一个适合于提问序列的模板蛋白。然后可以以这个模板蛋白为基础，对提问序列进行同源建模。这就是 Threading 方法的主要过程（Lengauer T，Zimmer R. 2000）[19]。

　　蛋白质 Threading 可以达到三个目标：首先可以为远亲蛋白序列提供可能存在同源性的正确证据，其次可以检查出序列比对发现不了的同源性，还可以通过结构上更精确的比对来改进提问序列的结构模型。

　　比较成功的用于蛋白质 Threading 的算法有：基于隐马模型的方法、基于 profile 的动态编程方法、环境兼容性方法。这些程序运行速度很快，一个中等大小的蛋白质序列对一个有1500 个蛋白质结构信息的数据库在微机或者工作站上做 Threading 只需要几分钟。但是，这些方法做了这样的假设：提问序列和模板蛋白在空间区域上的物化性质分布是相同的。但是实际情况并非如此，要解决这个问题就要采用新的算法，如优化或者组合的树搜索技术等。尽管这些方法做前面同样的工作需要几个小时才能完成，但是却能够得到更加精确的比对结果和蛋白质结合位点的模型。

　　做完 Threading 后，我们就为提问序列找到了一个模板，并且把它和模板做好了骨架的比对，以后在模板结构的基础上将构建起提问序列的结构模型。

　　剩下来的就是放置好提问序列的侧链和建立其可变区（loop 区）的模型，这其实是同源建模的内容。主要的工具有：Modeller 和 ModBase，Swiss‑Model，或者在 Quanta（MSI）或者 Sybyl（Tripos，Inc）中的商用版本。侧链的定位有两种方式，分别是基于结构数据库的衍生知识和分子力学、分子动力学。通常使用前者来对侧链做一个初步的定位，然后用能量最小化或者分子动力学的方法来做优化和修正。这些方法在 X 射线晶体学和 NMR 中早有应用，如 Charmm、GROMOS/GROMACS 等。可变区的确定是使用一种相关的宿主方法（related host of method），但是多于五个残基的可变区目前仍然很难建模。

　　评价提问序列的折叠方式正确度的方法通常基于我们已经接受的折叠分类，比如 SCOP 或者 CATH。而与主链做对比评价就要难得多，目前都还没有普遍接受的方法。但是，蛋白质的结构预测的工作仍在飞速发展，并为计算机辅助药物设计带来了不可估量的发展前景。

　　一方面，计算机模拟分子设计是分子识别研究的重要手段之一；另一方面，分子识别的深入研究也促进了计算机辅助药物设计的飞速发展。从计算机辅助分子设计杂志（Journal of

Computer - Aided Molecular Design)、分子图形学模拟杂志（Journal of Molecular Graphics & Modelling）以及药物化学杂志（Journal of Medicinal Chemistry）等国际著名杂志所报道的大量相关研究就是很好的证明。计算机辅助药物设计已经成为药物设计不可缺少的手段，它使得药物设计的过程变得更直接，结果更可靠，先导化合物的发现更快，从而大大缩短了新药设计的周期。从方法学的角度，它也促进了分子识别的研究进展。

（于德红　林　伟）

参考文献

[1] Doweyko A. Three-dimensional pharmacophores from binding data. J Med Chem，1994，37：1769 - 1778.

[2] Greene J，Kahn S，Savoj H，et al. Chemical function queries for 3D database search. J Chem Inf Comput Sci，1994，34：1297 - 1308.

[3] Kearsley SK，Smith GM. An alternative method for the alignment of molecular structures：maxinmizing electrostatic and steric overlap. Tetrahedron Comput Methodol，1990，3：615 - 619.

[4] Cramer RD Ⅲ. Recent advances in CoMFA. Quant Struct Act Relat，1988，7（1）：18 - 21.

[5] Perkins TDJ，Dean PM. An exploration of a novel strategy for superimposing several flexible molecules. J Comput-Aided Mol Design，1993，7：155 - 172.

[6] Tschinke V，Cohen NC. The NEWLEAD program：a new method for the design of candidate structures from pharmcophoric hypothese. J Med Chem，1993，36：3863 - 3870.

[7] Ho CM，Marshall G R. SPLICE：a program to assemble partial query solutions from three-dimensional database searches into novel ligands. J Comput Aided Mol Design，1993，7：623 - 647.

[8] Rose PW. Exhausitive search for molecular linkers in structure-based drug design. San Diego，CA：Comp 50 ACS National Meeting，1994.

[9] Waszkowycz B，Clark DE，Frenkel D，et al. Pro-Ligand：an approach to de novo molecular design of novel molecules from molecular field analysis（MFA）models and pharmacophores. J Med Chem，1994，37：3994 - 4002.

[10] Lawrence MC，Davis PC. CLIX：a search algorithm for finding novel ligands capable for binding proteins of known three-dimensional structure. Proteins，1992，12：31 - 41.

[11] Böhm HJ. The computer program LUDI：a new method for the de novo design of enzyme inhibitors. J Comput Aided Mol Design，1992，6：61 - 78.

[12] Nishibata Y，Itai A. Automatic creation of drug candidate structures based on receptor structure-starting point for artificial lead generation. Tetrahedron，1991，47：8985 - 8990.

[13] Nishibata Y，Itai A. Conformation of usefulness of a structure construction program based on three-dimensional receptor structure for rational lead generation. J Med Chem，1993，36：2921 - 2928.

[14] Bohacek RS，McMartin C. Multiple highly diverse structures complementary to enzyme binding sites：results of extensive application of de novo design method incorporating combinatorial growth. J Am Chem Soc，1994，116：5560 - 5571.

［15］ Hopfinger AJ，Burke BJ. Molecular shape analysis of structure-activity tables. Prog Clin Biol Res，1989，291：151－159.

［16］ Kearsley SK，Smith GM. An alternative method for the alignment of molecular structures：maxinmizing electrostatic and steric overlap. Tetrahedron Computer Methodology，1990，3：615－633.

［17］ Sheridan RP，Nilakantan R，Venkataraghavan R，et al. 3D Search：a system for three-dimensional substructure searching. J Chem Inf Comput Sci，1989，29：255－260.

［18］ Van Drie JH，Weininger D，Martin YC. An integrated tool for computer-assisted molecular design and pharmacophore recognition from geometric，steric and substructure searching of three-dimensional molecular structures. J Comput-Aided Mol Design，1989，3：225－251.

［19］ Lengauer T，Zimmer R. Protein structure prediction methods for drug design Briefings Bioin form，2000，1：275－288.

第三章 DNA 作为药物靶标的分子识别基础

　　六十多年前，美国生物学家詹姆斯·沃森（James Watson）和英国物理学家弗兰西斯·克里克（Francis Crick）在 Nature 杂志发表了他们所构建的 DNA 的三维结构模型，揭开了研究 DNA 遗传功能的新的一页。随着时间的推移，核酸在蓬勃发展的生物学中的重要作用越来越引人注目，核酸的分子识别研究亦越来越富有魅力，对核酸结构与功能的研究不仅为生物学带来一系列新的发现：如遗传密码的阐明，核酸内切酶的发现，核酸合成和序列分析与基因重组技术的建立等，也为其他自然科学的发展做出了贡献。特别是近年来核酸的研究有了惊人的突破，30 多年来，核酸研究方面的科学家先后 16 次获得诺贝尔奖（化学奖或生理医学奖），足以说明其近期发展之迅速。这些科学家所取得的巨大科研成果有力地推动了核酸三维结构在遗传信息方面的进展。纵观核酸在遗传信息中的作用研究进展，使我们有了一个最基本的认识，即：当前的分子生物学是在一个模型、一个法则和四个概念的基础上发展起来的。

　　一个模型是 1953 年 Watson - Crick 建立的 DNA 双螺旋的模型，这个模型从结构上为 DNA 作为遗传物质提供了强有力的说明。他们提出的固定的碱基顺序及严格的碱基配对原则所体现的特异性和恒定性是 DNA 具备遗传信息的贮存和传递功能的分子基础。所提出的由精确互补的双链结构所形成的双螺旋三维立体构象正是遗传信息的需要。这个模型的建立奠定了现代分子生物学坚实的基础。

　　一个法则是基因表达的中心法则即 DNA 转录成 RNA，RNA 翻译成蛋白质。其中也存在着 mRNA 为模板进行的反向转录过程。

　　四个概念是"复制""转录""翻译"及"密码子"的概念，即指 DNA 的复制、RNA 的转录、蛋白质的翻译及 DNA 中 3 个邻近的核苷酸决定了能够为特定的氨基酸编码的信使 RNA 的密码子的概念。上述法则和概念不仅控制着一维遗传信息的贮存和传递；也包含在三维信息的贮存和传递之中。核酸的一级结构之所以重要是因为其分子特有的碱基顺序决定了它携带的遗传信息及行使的生物功能。

　　这一个模型、一个法则及四个概念构成了现代分子生物学的核心，也是以核酸为靶的药物研究的分子生物学基础[1]。近年来，基因转录调控蛋白与核酸的分子识别作用研究越来越多，如在基因转录过程中蛋白质与核酸相互作用的序列特异性；转录因子的连接位点等都已有报道。以这些碱基序列特异性的寡聚核苷酸为靶点的抗癌抗病毒药物设计也已成为药物化学的重要研究领域。这是因为对基因表达调控理论的研究进展，使人们对癌细胞在某种情况下表现出的无序性，如基因过度扩增、蛋白质堆积、细胞无限增殖有了更深的认识，即这种无序性是由它的基因及其在分子水平上的有序性所决定的。这种有序性说明癌基因的表达也遵守中心法则，即由 DNA 转录成 RNA，RNA 翻译成蛋白质，应该从 RNA 的转录、蛋白质的翻译等各个水平上对癌基因的表达进行阻断。所以设计药物除了以蛋白质为靶以外，以核酸为靶也是一个重要环节。另外，根据中心法则，所有蛋白酶及受体的生物合成都来自于 DNA、RNA 的编码和组装。以核酸为靶设计药物则有可能通过有效地抑制有害蛋白质的合成而把疾病阻断在早期阶段。虽然这中间各种控制环节要复杂得多，但是以核酸为靶确实是关闭或调整这些不正常的酶和受体之合成的有效途径，因此，以核酸为靶进行药物设计有其特殊的意义。自从人类基因组草图绘制完成以后，已经发现了 1778 个疾病基因。这对于合理的靶向药物设计是一个极大的推动。但所涉及的药物靶标不到 500 个，且 90％的靶标为蛋白质，目前核酸仅占所有已发现的药物靶点总数的 2％，所以核酸作为新药靶的发现，评价与确认成为后基因组时代重要的研究领域，也更具挑战性。而生物大分子靶与小分子抑制剂的识别、结合及其特异性的研究是评价靶、确证靶的分子基础及重要依据。其中，核酸靶分子与抗肿瘤抗病毒药物小分子的相互作用中的分子识别是研究的重点。也是本章将讨论的核心内容。

第一节　DNA 分子的高级结构特征

核酸高级结构的形成是其携带和传递遗传信息的需要，也是为了有规律地压缩其体积、减少在细胞内所占的空间的需要，长链不致过多围绕，且不影响复制和转录的顺利进行。总之，遗传功能的履行必须依赖于核酸的高级结构，所以 20 世纪 50 年代之后 DNA 的高级结构成为研究热点，正像任何重大科学发现都不是凭空诞生的空中楼阁一样，DNA 的二级结构——DNA 双螺旋结构模型这一划时代的发现，也是在多学科的科学家共同努力下诞生的。美国化学家 Chargaff 最先利用纸上层析技术发现 DNA 中嘧啶和嘌呤碱基的含量相等，腺嘌呤（A）和胸腺嘧啶（T）摩尔数相等，鸟嘌呤（G）和胞嘧啶（C）摩尔数相等。1951 年，英国的物理学家 Wilkins 等对 DNA 钠盐纤维（当时只是平结晶状态）进行 X 射线衍射分析，发现 DNA 是双股螺旋结构。后来他通过单晶衍射数据分析了碱基之间形成的氢键键长和键角，为 A－T 配对及 G－C 配对找到了理论依据。在此基础上，Watson 和 Crick，经过联合潜心研究论证，于 1953 年 4 月在 "Nature" 发表了具有里程碑标志的论文，提出 DNA 双螺旋结构的模型（图 3-1）。DNA 二级结构要点是：

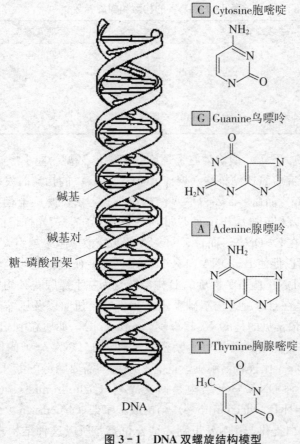

图 3-1　DNA 双螺旋结构模型

1. 严格的碱基配对原则　DNA 分子的两条链通过有规律的碱基间氢键相互作用而结合，

A 与 T 是双氢键配对，C 与 G 是三氢键配对，碱基互补原则是 DNA 复制、转录等重要遗传信息传递过程的基础。

2. 固定的碱基顺序　碱基顺序的固定是 DNA 贮存大量的遗传信息，履行遗传功能的保证。

3. 双螺旋结构　DNA 分子由两条反平行多聚脱氧核糖核苷酸链组成，它们围绕一个中心轴形成右手双螺旋，每环绕一周升高 3.4nm（螺距）；每周含 10 个碱基对（bp）。两个相邻的碱基对之间的轴向距离为 0.34nm，方向相距 36°，磷酸-核糖通过 3′,5′-磷酸二酯键相连接，并形成位于双螺旋外侧的亲水性骨架，而疏水性的碱基处于内侧。稳定 DNA 双螺旋结构的因素主要有碱基堆积力（疏水性相互作用、范德华力）和氢键。由于碱基配对的方向性和排列不对称，在双螺旋表面形成了大沟（major groove）和小沟（minor groove），这对与特异蛋白和药物分子的识别非常重要。

4. 碱基上特定的功能团　碱基上存在的特定功能团在溶液中存在着酮式/烯醇式、氨式/亚氨式的互变异构，在嘧啶和嘌呤杂环中交替出现的双键具有高度的共轭性。这对于核酸的结构与功能的研究很有意义。

DNA 双螺旋结构模型假说很快被科学所证实。20 世纪 70 年代末，Dickerson 等人设计、合成了一个 12 个碱基对的寡聚核苷酸的互补的序列 d（CGCG AA TT CGCG）₂，并对其单晶进行 X 射线衍射分析，精确地确定出了双螺旋分子中每个原子的空间位置及结构参数等；另外，也发现了 DNA 的其他构象形式，发现 DNA 有 A、B、C、D、Z 几种不同构型，不同构型的 DNA 的螺距、每个螺旋中的碱基对数目等螺旋参数均有差异（表 3-1）。上下相邻的核苷酸碱基之间不存在氢键。

表 3-1　DNA 的构型和螺旋参数

DNA 结构类型	碱基对数/周	碱基转角	碱基间距	螺旋直径
A	11	32.7°	0.256nm	2.3nm
B	10	36.0°	0.338nm	1.9nm
C	9.33	38.6°	0.332nm	1.9nm
Z	12	−30.0°	0.371nm	1.8nm

A 型和 B（含 C、D、E 等）型均为右手螺旋的 DNA。Z 型为左手螺旋。它是由 Rich AJH 在用单晶 X 射线衍射研究脱氧核糖核酸六聚体 d(CGCGCG)₂ 的构象时发现其磷酸骨架排列呈独特的锯齿形（Zig-Zig）而命名。Z-DNA 结构更细长，由于螺旋半径小，以至于使两条链上带负电荷的磷酸基因有相互排斥作用而不如 B-DNA 稳定。荧光标记的 Z-DNA 抗体实验也显示染色体上确实存在 Z-DNA，而且 Z-DNA 的生物效应越来越引人关注。现已发现特异的 Z-DNA 结合蛋白可以促使 B-DNA 向 Z-DNA 转化并使之稳定。笔者在研究中也发现一些药物小分子物能够使 DNA 从右手螺旋的 B 构象转变为左手螺旋的 Z 构象。

DNA 的三级结构是在双螺旋结构基础上进一步折叠、扭曲以及压缩而成的为更紧密的结构。有如下几种形式：最常见的是 DNA 超螺旋（supercoil），如质粒 pBR322 的结构。它的生物学功能特征是：超螺旋比松弛结构更为紧密，这有利于 DNA 分子的体内转运。负超螺旋（即两条链缠绕不足）DNA 比较容易解旋，这有利于参与需要解链的 DNA 复制、转录和重组等重要生理过程。另一种 DNA 三级结构是回文序列（palindromic sequence），主要是通过 DNA 链内互补形成发卡环套（hairpin loop）结构或十字架（cruciform）结构。回文结构的功能是为基因转录调控蛋白提供与 DNA 识别、结合位点，所以这种结构在基因调控区较为常见。三螺旋 DNA 是 DNA 三级结构研究的新热点。三螺旋 DNA 是 DNA 双链在高嘌呤-高嘧啶序列处打开，其中一条链回折借助 Watson-Crick 氢键和 Hoogsteen 氢键碱基配对 T-A-T

或 G-C-G 形成三链。作为反义核酸的代表之一，对三链 DNA 的结构、功能及形成机制，我们将在第五章做较详尽的介绍。G-四链 DNA 是 DNA 特殊结构中的新秀，它是由单链富 G 末端回折形成包含 G-G 碱基对的发卡结构，不同染色体上两个这种发卡结构二聚就可形成 G-四链结构。另外，单链末端回折也可以形成分子内的 G-四链结构。这种新颖、特殊的 DNA 结构（图 3-2）类型具有重要的生物学功能，它既是药物靶点，如它与小分子形成的复合物在体内、外都显示出抑制端粒酶的活性；本身又具有药物活性，如最近发现一些 G-四链 DNA 具有抗 HIV-1 的活性，可作为 HIV-1 整合酶抑制剂。总之，G-四链 DNA 的特殊分子结构和功能已引起了人们极大的关注。我们将在第六章中详述。

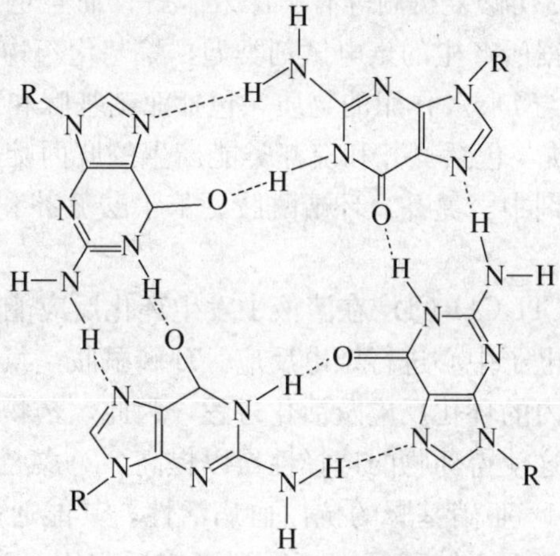

图 3-2　G-四链 DNA 平面结构示意图

第二节　小分子药物与 DNA 不同作用方式中的分子识别

小分子与 DNA 的结合常常诱发很多生物效应。这种结合按化学作用机制分为共价键结合及非共价键结合[2]。

一、药物小分子与 DNA 的共价作用（强作用）

小分子与 DNA 的共价结合既包括与亲核试剂（如：NH_2-NH_2，NH_2OH）的作用，也包括与亲电试剂作用，主要表现为 DNA 烷基化及 DNA 的链内交联、链间交联等，我们将结合抗癌药物的 DNA 损伤机制对药物小分子与 DNA 共价结合做简要介绍，同时，按照键能的大小，DNA 的断裂、DNA 与金属离子配合物或螯合物的作用亦属于强作用范围，故也归在该章节进行介绍。

双官能团烷基化试剂能与两个核苷作用，使二者交联，根据两个碱基的相对位置，可分为链内交联和链间的交联。DNA 的空间结构决定了双官能团烷基化试剂与 DNA 的交联作用会受到空间因素的制约，在一定条件下所形成的交联具有高选择性。

链间交联能阻止 DNA 链的分离，完全阻断 DNA 的复制或转录。若不被及时修复，链间交联的最终后果是细胞死亡。正是这种细胞毒性作用构成了许多正在使用的抗癌药物的作用机制。被修饰和损伤的碱基也能诱导突变和造成细胞毒性。

由于链间交联的作用方式多样，能引起 DNA 结构的多种变化，因此，造成的生物学效应也具有多样性。但交联的一个直接后果是 DNA 聚合酶功能受到抑制，若损伤区域不能快速修复或清除，那么这种 DNA 损伤便会是致命性的。Verly 和 Brakier 发现使用马勒兰处理衣藻

(Shlamydomonas) 后会发生 DNA 消除，而消除程度与 DNA 烷基化和交联的程度密切相关。早期使用的绝大多数抗癌药仅具有简单的使 DNA 烷基化功能，如氮芥等，它们对细胞的作用基本上没有选择性，所以临床使用有严重的毒副作用。以后发展的是一些天然抗癌抗生素，它们的作用特点是首先与 DNA 形成非共价复合物，然后再与之共价结合。这些杂环化合物最初的作用是通过干扰 DNA、RNA 的合成来达到杀菌的目的，但很多这类化合物也表现了明显的抗癌活性，而且具有选择性毒性。

（一）烷基化试剂

烷基化药物是应用价值最高的抗肿瘤药物之一，对此类物质作用机制的研究不仅使人们对癌症化疗和 DNA 的性质及损伤修复机制等有了深入了解；而且也使之对突变和癌变的化学机制有了更为清楚的认识。根据所产生的亲电试剂类型，烷基化药物可分为两大类：能产生碳正离子或其前体，以 S_N1 机制与 DNA 作用的物质，包括亚硝基脲和三氮烯等类药物；以 S_N2 机制与 DNA 作用中间体的物质，包括氮芥和硫芥类能产生的吖丙啶、硫杂丙环、氧杂丙烷等正离子的药物。常见烷基化试剂中，氮芥、环磷酰胺、苯丁酸氮芥和 L-苯丙氨酸氮芥都是广泛应用的烷基化药物。

氮芥类化合物结构- $N(CH_2CH_2Cl)_2$ 在溶液中发生环化反应能形成吖丙啶正离子，该正离子随后会与生物大分子的富电子中心进行亲电反应。环磷酰胺是氮芥类药物的前药形式，由于磷酰胺不利于氮芥结构在体内的环化反应及活化过程，因此，药物直至进入肿瘤细胞环磷酰胺基团被代谢后才得以激活，这使得药物的选择性得以提高。2-氯乙基亚硝脲（CENU）的发现源于在常规筛选中 1-甲基-1-亚硝基脲的抗白血病活性，其能通过血脑屏障的特性使之在治疗中枢神经瘤、脑瘤和肿瘤的颅内转移等方面得到了广泛应用。2-氯乙基亚硝脲类化合物在碱性条件下不稳定，三氮烯则在酸性条件下得以被活化。

烷基化试剂或原本就是亲电试剂，或能在体内代谢生成亲电试剂，包括碳正离子和其动力学等价物（氯化物或烷基重氮盐），它们都能以 S_N1 或 S_N2 亲核取代历程进攻生物大分子的富电子部位，使氮原子、硫原子或氧原子发生烷基化作用。DNA 与烷基化试剂具有抑制癌细胞生长的作用，能延缓或抑制有丝分裂；致突变作用，使子代细胞的性状发生变化；细胞毒作用，使癌细胞被严重破坏，甚至导致死亡。其生物活性很可能来自于对同一生物大分子底物中两位点的同时作用，若发生于 DNA 的两条互补链中，则直接导致链间交联作用。而链间交联作用正是导致染色体破碎、细胞分裂受阻、染色体胶黏等细胞毒性的重要原因。如：双环氧乙烷和多聚吖丙啶通过对肿瘤细胞 DNA 的交联作用，显示出一定的抗肿瘤活性。

（二）与 DNA 作用的抗生素

1. 醌类抗生素　蒽醌类物质是最为常见的抗肿瘤类抗生素，包括阿霉素、正定霉素、阿克拉霉素、洋红霉素等。

丝裂霉素 C 在日本和美国用于胸、肺、消化道恶性肿瘤的临床治疗，是此类物质中研究最多的一种抗癌抗生素。其结构中含有三个药效团：吖丙啶、氨基甲酸酯和苯醌。它需要酶的还原活化，进而引起结构中脱去分子甲醇，继而进行一元或双元 DNA 的烷基化并形成交联。还原作用在丝裂霉素结构中产生两个活性部位，由于空间结构上的互补性使得化合物与位于 DNA 邻近链的鸟嘌呤碱基形成交叉联结，发生亲核性共价反应（图 3-3），这是该类抗生素产生细胞毒性的首要原因。丝裂霉素与 DNA 交联的同时，也能产生其他生物学效应。与 DNA 结合后的抗生素中氢醌结构在后续的氧化过程中会产生半醌、O_2^-、H_2O_2 等活性物质，并最终生成·OH，引起 DNA 发生单链断裂作用。

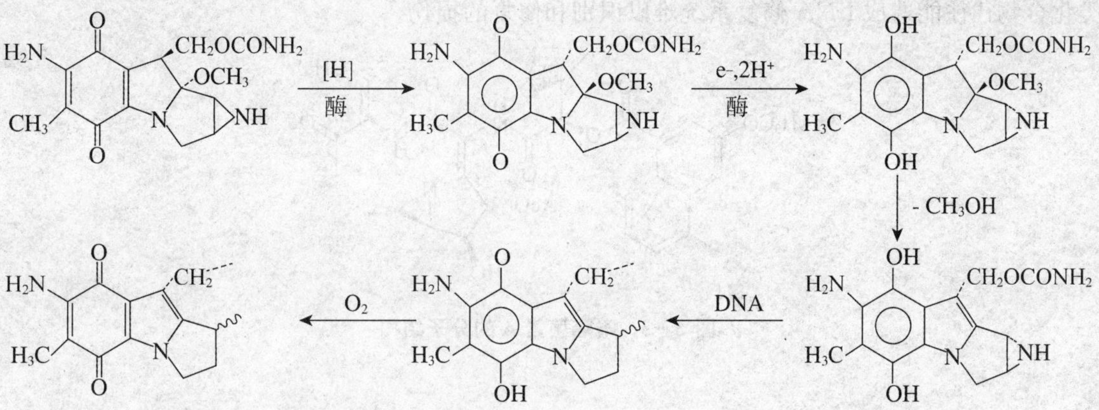

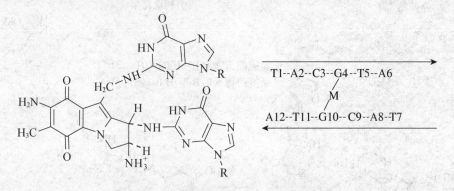

图 3-3　丝裂霉素 C 通过代谢还原的活化及与 DNA 的双功能的交联作用

Norman 等研究了 d(T-A-C-G-T-A)·d(T-A-C-G-T-A) 寡核苷酸与丝裂霉素的共价作用，并通过核磁共振的方法研究了其结合方式，发现丝裂霉素是通过与位于 DNA 小沟区中鸟嘌呤的 C2 氨基共价作用而形成交联的（图 3-4）[3]。

图 3-4　丝裂霉素与寡核苷酸的共价结合

2. 嗜癌菌素 A（carzinophilin A）　是从 Streptomyces sahachiroi 中分离得到的另一种氮杂环丙烷抗肿瘤抗生素[4]。它对哺乳动物的肿瘤具有广谱的抑制活性，并已应用于人的皮肤癌、空肠癌、网状肉瘤和某些慢性白血病的临床治疗。其结构中含有两个氮杂环丙烷基团，在双嵌插作用之后氮杂环丙烷开环与 DNA 烷基化而形成交联（图 3-5）。嗜癌菌素 A 能与 DNA 快速产生链间交联，与丝裂霉素 C 不同，该物质不需要酶活化便能直接与 DNA 序列的 GC 富集区直接结合。该物质的结构表明其可能与 DNA 进行可逆的顺式双嵌插结合，随即其结构中的吖丙啶通过酸式开环得碳正离子，继而形成交联。

3. 吡咯 [1,4] 并苯二氮杂䓬（P[1,4]Bs）类化合物。氨茴霉素、茅屋霉素、西伯利亚霉素和新氨茴霉素等物质，都是放线菌属所产生的 P[1,4]Bs 类抗肿瘤抗生素[5]。其中前三个化合物都能与 DNA 的小沟区进行结合后再与 N2-G 形成共价结合，并对 5'-PuGPu 序列具有 DNA 序列特异性（图 3-6）。

这些 P[1,4]Bs 类物质与 DNA 的共价结合要经过两个阶段：首先是小分子与 DNA 小沟区底部的快速非共价作用，随后通过失水或甲醇，使 N2-G 与化合物骨架的 C11 形成共价键，形成稳定的胺桥结构。氨茴霉素与 d(ATGCAT)₂ 结合产物的结构已为 NMR 分析和分子历程实验所证实。N2-G 与 C11 的结合为（S）构型，这使得抗生素结构中的芳环位于修饰鸟苷 3'端的 DNA 小沟区中。而茅屋霉素与 d(ATGCAT)₂ 结合存在两种结合方式。这是因为该化合物 C11 的（R）和（S）构型异构体是从相反方向接近 DNA 小沟区的。由于该类化合物对 DNA 的损伤既不阻止 DNA 结构中碱基对的形成，也不破坏 B-DNA 的螺旋结构。因此，这类化合物往往能造成 DNA 修复系统难以识别和修复的损伤。

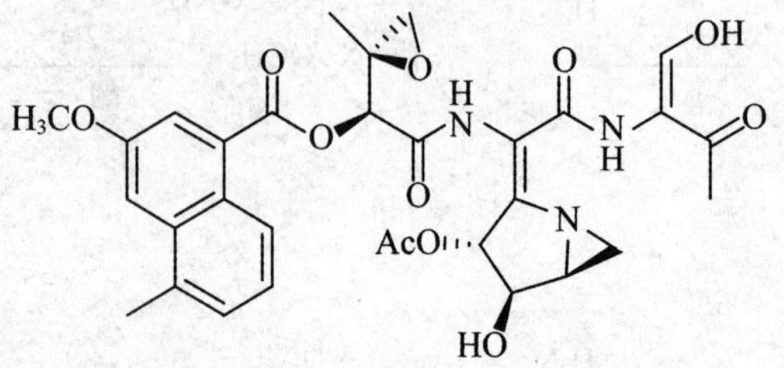

图 3-5　嗜癌菌素 A 的分子结构

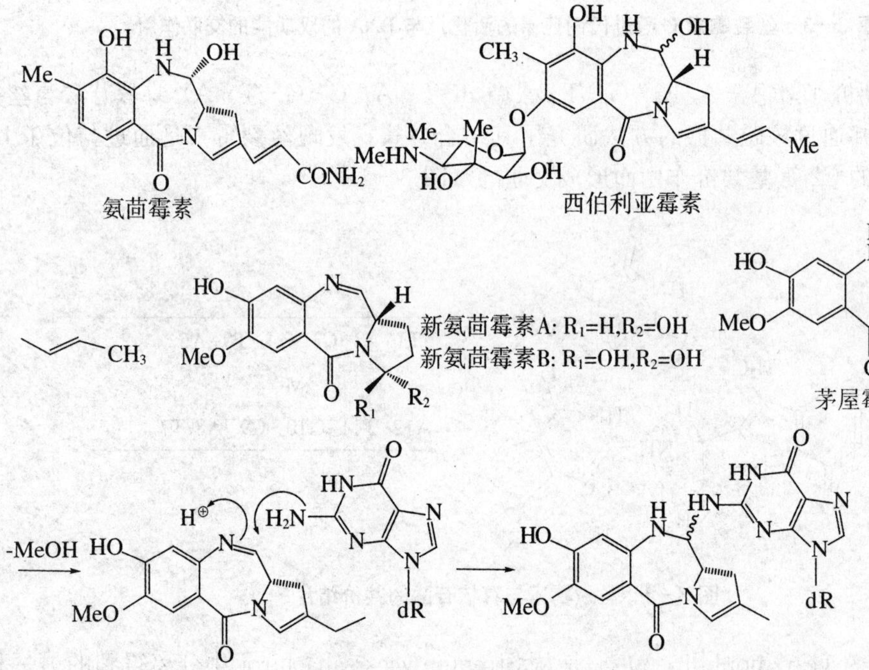

图 3-6　几种常见的 P[1,4]Bs 类化合物及其与 DNA 的共价作用

　　有关双聚 PDB 类化合物的研究较多。1994 年，Jenkins 等通过核磁共振法证明了双聚 PDB 类化合物 DSB-120 与寡核苷酸 d(ClCGATClCG)₂ 的共价结合作用，发现该化合物对 5′-GATC 序列具有选择性，而这种选择性的结合主要来自范德华力的空间堆积，静电引力和氢键的形成也具有关键作用（图 3-7）。

　　Martin 等报道了 SJG-136 等双聚 PDB 类化合物与 DNA 作用的序列选择性和链间交联作用。发现该类化合物对 5′-Pu-GATC-Py-3′ 序列具有选择性，其中对 5′-A-GATC-T-3′ 的选择性最高（图 3-8）。

　　另外，Baraldi 等人合成了含 PDB 结构单元，且能与小沟区特异结合的吡咯多肽类化合物，并研究了其生物活性。发现随着吡咯酰胺重复单元的增长，化合物的抗肿瘤细胞分裂的能力也越高。这可能来自于药物与 DNA 结合作用的增强。药物与 DNA 结合的序列选择性分析表明，药物对 GC 碱基的选择性得以保持（图 3-9）。

　　4. 螺环丙烷类抗生素（CPI）　螺环丙烷类抗生素是一类重要的 DNA 共价结合试剂，主要包括（+）CC-1065 及其类似物[6-7]。其中最具代表性的是（+）CC-1065，该物质是强烈的细胞毒素，其活性来自于与 DNA 小沟区发生特异序列识别后进行的共价结合。而其非共价结合与共价结合间对碱基序列的选择性有所不同。非共价结合时，该化合物对 5′-AATT 序

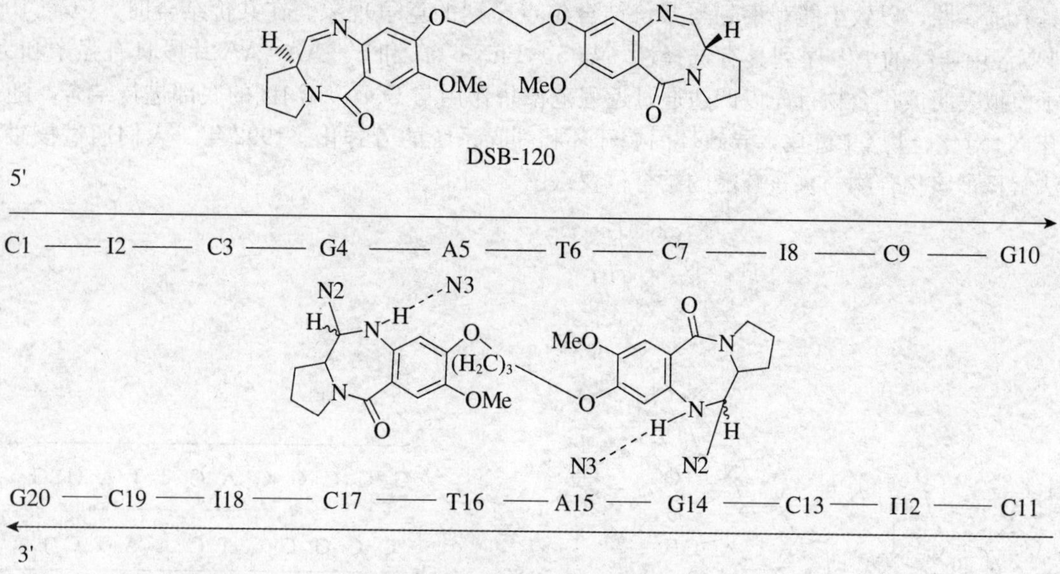

DSB-120

5'

C1 —— I2 —— C3 —— G4 —— A5 —— T6 —— C7 —— I8 —— C9 —— G10

G20 —— C19 —— I18 —— C17 —— T16 —— A15 —— G14 —— C13 —— I12 —— C11

3'

图 3-7　双聚 PDB 与 DNA 的作用（一）

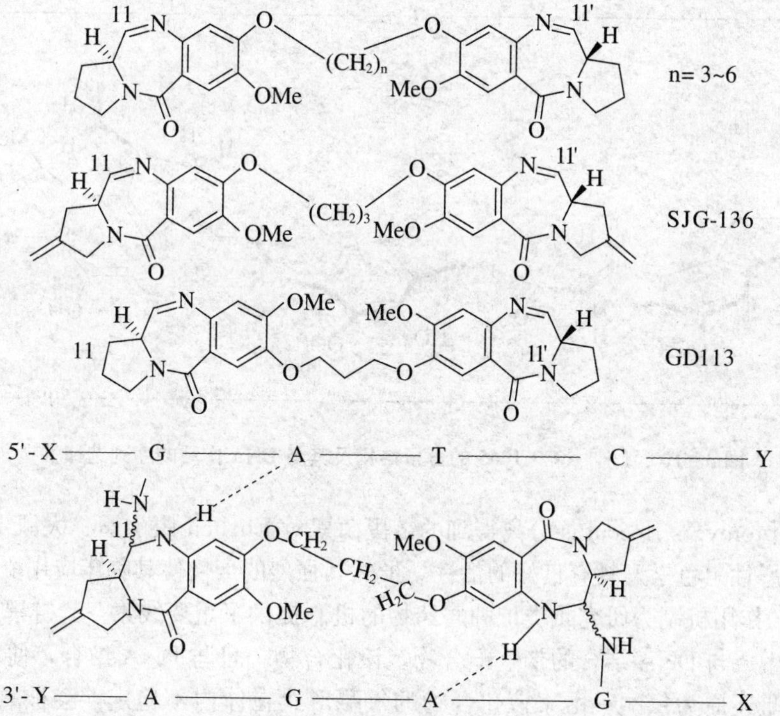

n= 3~6

SJG-136

GD113

5'-X —— G —— A —— T —— C —— Y

3'-Y —— A —— G —— A —— G —— X

图 3-8　双聚 PDB 与 DNA 的作用（二）

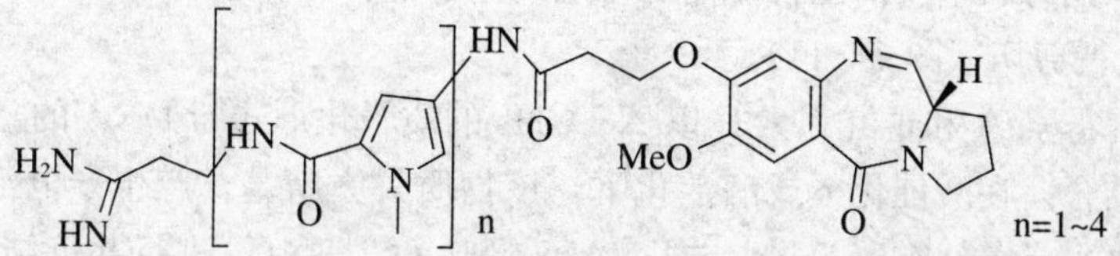

n=1~4

图 3-9　与吡咯多肽结构相连接的 PBD 类化合物

列具有选择性，以致于能观察到与共价结合位点序列的竞争现象；在共价结合时，CC‑1065 对 DNA 中连续的 AT 序列具有选择性，与 5′‑PuNTTA 和 5′‑AAAAA 片段具有强亲和力，分子模拟表明该化合物首先以凹边通过近程范德华作用与 DNA 小沟区的底部进行结合，随后腺苷 N3 对化合物 C4 进攻，导致环丙烷开环和吲哚系统的芳香化。1992 年，人们通过核磁共振法解析了该化合物与寡核苷酸的结合位置（图 3‑10）。

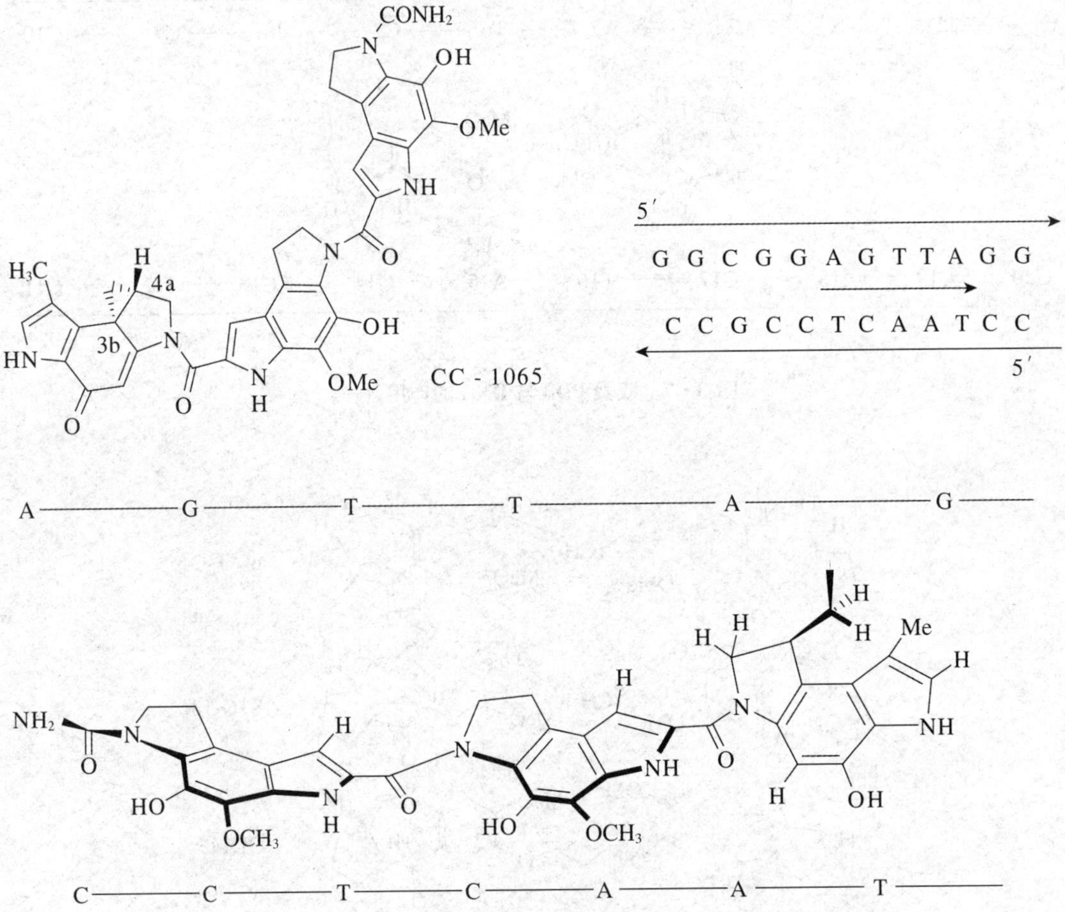

图 3‑10   （＋）CC‑1065 的分子结构及其与 DNA 作用的序列选择性

5. 从 Streptomyces flocculus 分离得到的链黑菌素对 Ehrlich 腹水瘤、大鼠 L1201 和 P388 白血病和 B16 恶性黑色素瘤具有良好的活性。虽然其强烈的毒性使其临床应用受到限制，但该物质与 DNA 的作用机制为研究醌类抗肿瘤药物的机制提供了重要线索[8]。链黑菌素与金属选择性的配位能生成与 DNA 结合的带电配合物。该化合物一旦与 DNA 结合，便在 NADPH 还原酶作用下使醌还原为氢醌。由于该化合物的氢醌形式在体内不稳定，会被氧化生成 $\cdot O_2^-$、H_2O_2、$\cdot OH$ 等活性物质，其中 $\cdot OH$ 会直接导致 DNA 单链剪切。该类抗生素以较小的分子结构，容纳了大量与 DNA 作用的化学活性基团。如：蕃红霉素 A 在酸催化下与 DNA 具有可逆结合的活性，首先为碱基及沟区特异性的可逆共价结合，在还原之后可经历自由基作用对结合部位的 DNA 进行剪切（图 3‑11）。

实验证明蕃红霉素 A 和蕃红霉素 C 以 N‑CH₃ 的质子化形式与 DNA 的富 G‑C 区域在小沟区进行选择性结合。在酸催化下或酶活化下，该物质失去腈基，产生亲电活性的环状亚胺，该结构或立即与水生成蕃红霉素 S，或与 DNA 鸟嘌呤的 2‑NH₂ 进行共价结合，形成与氨茴霉素结合类似的氨化连接。蕃红霉素 A 和蕃红霉素 C 在被还原的同时，会使 DNA 的超螺旋发生有氧参与的单链剪切。与其他醌类抗生素的剪切作用相比，超氧歧化酶、过氧化氢酶和自由

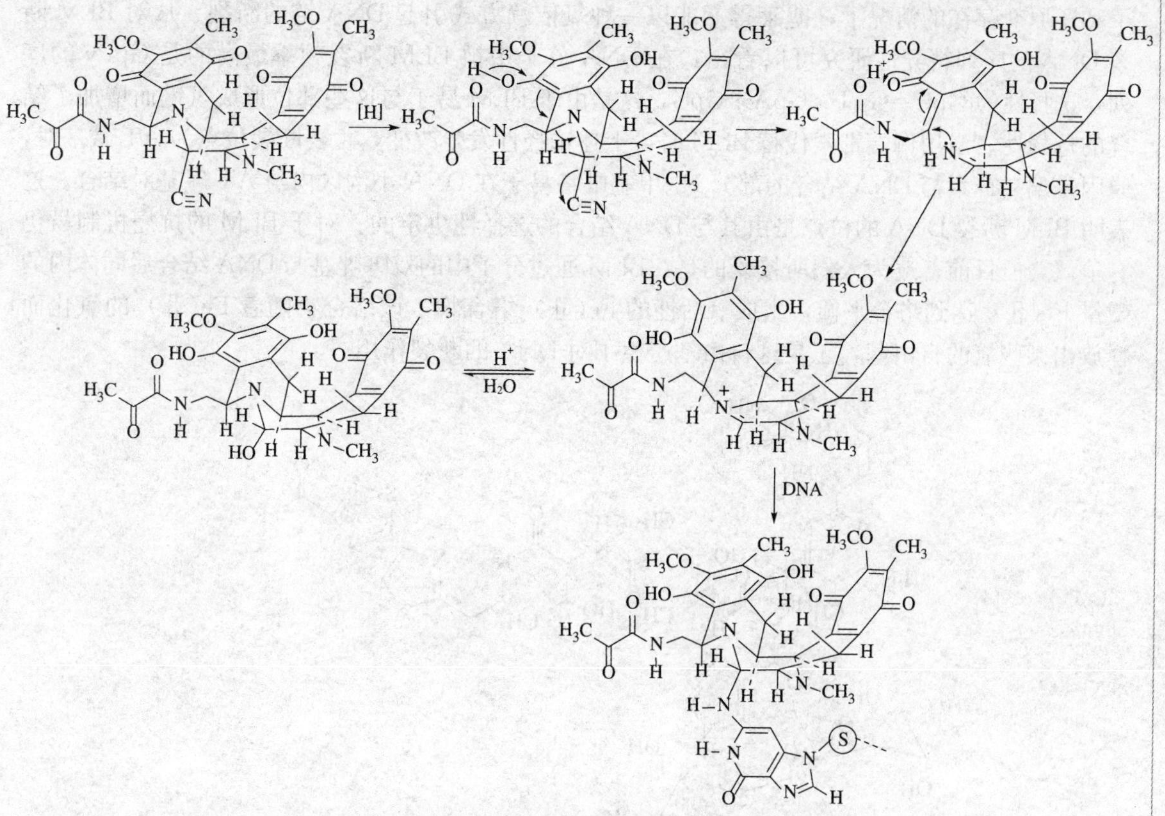

图 3-11　蕃红霉素 A 的代谢激活过程及其与 DNA 的可逆结合

基清除剂可以抑制该物质对 DNA 的剪切作用，这表明在该过程中有·O₂、H₂O₂、·OH 等活性物质生成。通过实验，人们证实半醌式中间体的存在。该类物质的 DNA 单链剪切需要质子参与，与介质的 pH 值相关；此外，剪切作用还受到 Mg²⁺ 和 Zn²⁺ 等离子的强烈抑制。

（三）DNA 断裂剂

DNA 断裂在 DNA 修复、转录及突变中是很重要的生物学过程。DNA 断裂剂的研究是小分子与 DNA 分子识别研究中不可缺少的一部分。DNA 断裂剂分为"合成的"和"天然的"两大类。

合成的 DNA 断裂剂有三类：第一类为 EDTA-Fe（Ⅱ）类衍生物，包括 EDTA-Fe（Ⅱ）连接到 DNA 嵌插剂乙锭及其类似物上，会产生特异的断裂功能；EDTA-Fe（Ⅱ）连接到偏端霉素及其他有 AT 选择性的沟区结合分子上，可引起 DNA 特异性的 AT 富集区的断裂；EDTA-Fe（Ⅱ）连接到富含嘧啶碱的寡聚核苷酸上，与 DNA 的双螺旋结构形成三螺旋，继而引起 DNA 的特异性定点切割。第二类为 1,10-二氮杂菲（OP）Cu（Ⅰ）螯合物，研究证实 OP-Cu（Ⅰ）结合在 DNA 的小沟内对 AT 富集区有特异性切割作用。第三类是以邻菲啰啉为配体的软酸性金属配合物，它可以和 DNA 发生一定程度的嵌插结合，在光照下对 DNA 有特异性断裂功能。

天然的 DNA 断裂剂也分为三类：博莱霉素（bleomycin，BLM）是从轮枝链球菌发酵液中提取的氨基糖肽类抗癌抗生素。有一系列类似物，它的类似物之间的差别仅在末端尾链 R 不同，如图 3-12 中的博莱霉素 A₂、A₅、A₆、Boning 及培洛霉素所示，国外临床上用的是 BLM A₂，国内临床上用的是 BLM A₅。从结构上，BLM 可以分为三个部分（图 3-12），包括：能与金属发生络合的嘧啶、β-氨基丙氨酸、β-羧基咪唑区；利于细胞转运的古罗糖和氨基甲酰甘露糖部分；与 DNA 识别并嵌插结合的双噻唑末端区，同源物的差别仅在末端区的胺基。BLM 中金属离子配位的部分是这种断裂试剂的核心。在有能与嘧啶-咪唑部分结合的铁离子和还原剂存在的情况下，博莱霉素能以一种氧依赖方式引起 DNA 链的断裂。从对 BLM 断裂 DNA 的序列特异性研究可以看出：在 DNA 分子中被 BLM 断裂频率最高的是 GpPy 的序列，选择性为 GpC＝GpT＞GpA≫GpG，这是由于 BLM 易于与这些部位形成氢键而增加了结合的选择性。当用偏端霉素代替 BLM 时，上述选择性发生改变，主要断裂位点为 AT 碱基对，原因是偏端霉素与 DNA 结合的部分 N-甲基吡咯易于在 DNA 小沟区内与 AT 碱基对结合。这表明 BLM 断裂 DNA 的位点是由其与 DNA 结合的选择性决定的。对于 BLM 的抗癌机制虽仍有争议，但目前普遍为人们所接受的是：BLM 通过分子中的双噻唑基与 DNA 结合后同体内的微量 $Fe(II)$ 达到络合平衡，生成氧活性的 $Fe(II)$ 络合物，该络合物随着 $Fe(II)$ 的氧化而释放出某些氧的自由基，正是这自由基产生了对 DNA 的断裂作用[9]。

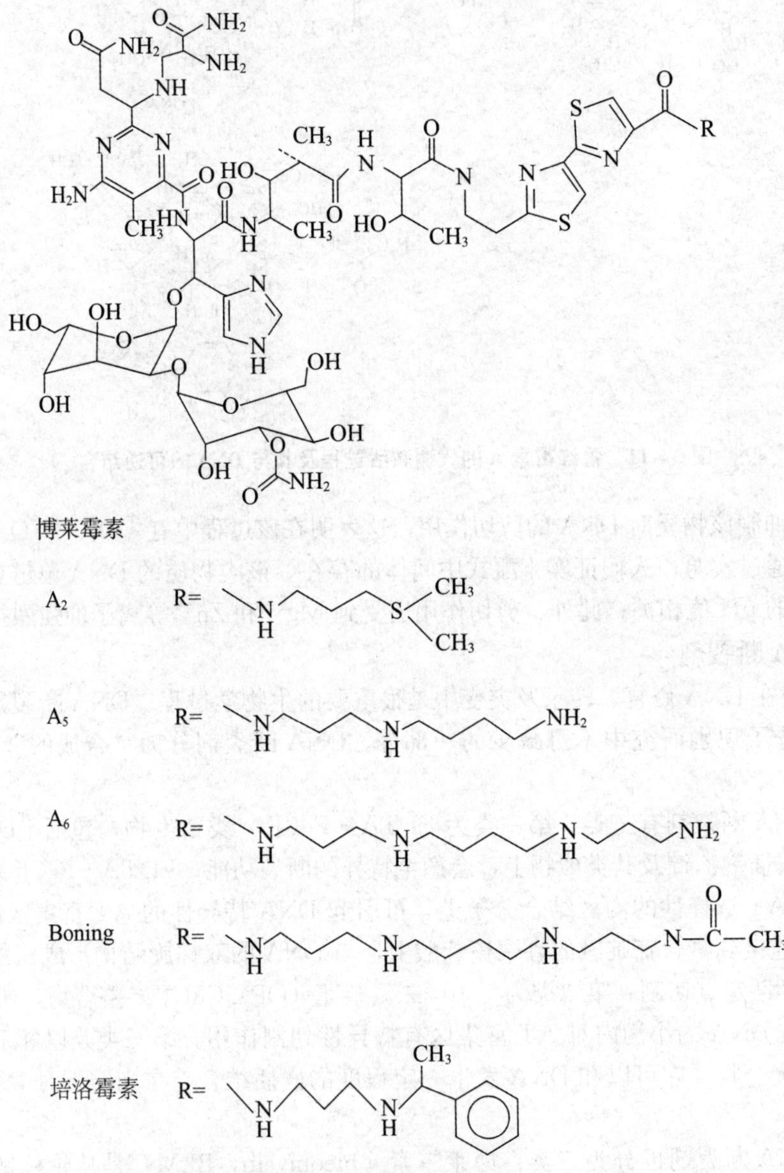

图 3-12　博莱霉素的结构

第二类天然断裂剂是针棘霉素（esperamicin，EPM）和生硝霉素（calicheamicin，CLM）（图 3-13，图 3-14）[10]，它们是具有一个特殊的被称为"弹头"的 1,5-二炔-3-烯系统，一个芳环部分和四个糖基的天然产物，都是作用很强的新型抗癌剂。对各种小鼠的肿瘤却显示出很高的疗效。在巯基存在的情况下，连在药物弹头位置的三硫化合物部分会转变成一种硫醇阴离子。该阴离子通过一种内部 Michael 加成反应，最终将 1,5-二炔-3-烯部分转变成能切割DNA 的亚苯基双自由基。由于两种自由基同时经由单一活化过程所形成，因此，活化后的药

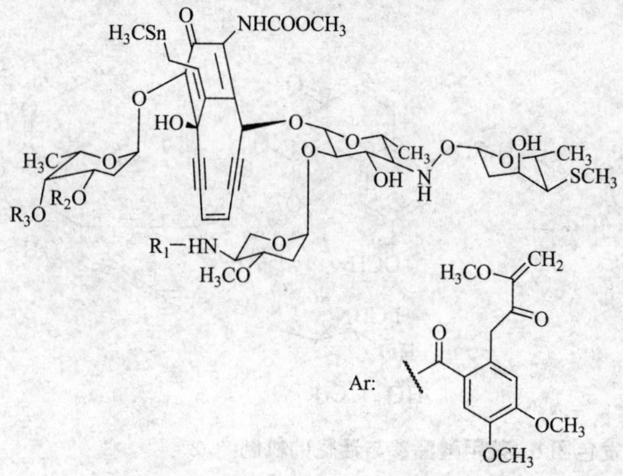

针棘霉素	n	R_1	R_2	R_3
针棘霉素 A_1	3	i-Pr	Ar	H
针棘霉素 A_{1b}	3	Et	Ar	H
针棘霉素 A_{1c}	3	Me	Ar	H
针棘霉素 P	4	i-Pr	Ar	H
针棘霉素 A_2	3	i-Pr	H	Ar
针棘霉素 A_{2b}	3	Et	H	Ar
针棘霉素 A_{2c}		Me	H	Ar

图 3-13　针棘霉素的结构

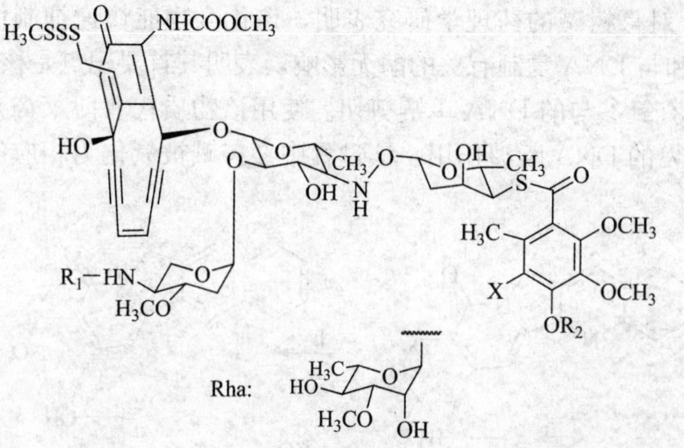

生硝霉素	X	R_1	R_2
生硝霉素 β_1^{Br}	Br	i-Pr	Rha
生硝霉素 γ_1^{Br}	Br	Et	Rha
生硝霉素 α_1^{I}	I	Et	H
生硝霉素 β_1^{I}	I	i-Pr	Rha
生硝霉素 γ_1^{I}	I	Et	Rha
生硝霉素 δ_1^{I}	I	Me	Rha

图 3-14　生硝霉素的结构

物分子能同时与相反的 DNA 链作用，引起双链断裂。用 DNA 测序方法进行的研究显示 CLM系列化合物的断裂特异性要强于 EPM。

第三类天然 DNA 断裂剂的代表是新制癌菌素（neocarzinostatin，NCS）（图 3-15）。NCS是一个含二炔-烯生色团的抗肿瘤抗生素[11]，是从链霉菌属的培养液中分离得到的。含有一个具有生物活性的生色团和一个作为载体、保护生色团在体内不受破坏的脱辅基蛋白。药物的正电氨基通过静电引力与 DNA 磷酸骨架接近，随后是弹头嵌入到 DNA 碱基对之间。加入一种巯基辅助因子如二硫苏糖醇会使生色团的环氧基开环。然后再通过重排产生一种具有自由基中心的中间物，此双自由基产物被认为是药物的活性中心。虽然与 BLM 的结构完全不同，但同样是引起 DNA 的单链断裂。用六个碱基对寡聚核苷酸进行的研究表明 GN_1，GN_2 是优先结合位点（N＝T 或 A）。当对 DNA 指定序列片段进行标记后，用 NCS 进行切割时，碱基攻击反应顺序为 T＞A＞C＞G。已证实有两类 NCS-DNA 加成物，一类不稳定的加成物可能涉及与药物相连的去氧核糖部分。另一类对强酸处理分解仍保持稳定的共价加成物则是由于 NCS 某一个亚单位上的一个自由基和去氧核糖 C-5′位的自由基的偶联。在共价加成物形成中也观察到了碱基选择性与在断裂机理研究中发现的选择性相同，说明两种作用机理都可能源于相类似的 DNA 部分。新制癌菌素与其发色团都能与 DNA 结合，并引发有氧参与的 DNA 单链剪切。尽管该发色团的结构还未阐明，但超氧歧化酶、过氧化氢酶和自由基清除剂可以选择性保护

DNA 表明该过程是有 $\cdot O_2^-$，H_2O_2，$\cdot OH$ 等活性物质生成。这表明尽管新制癌菌素与丝裂霉素 C、链黑菌素、蕃红霉素 A 等在化学结构上差异显著，但这些抗生素对 DNA 的损伤机制具有类似的作用途径。

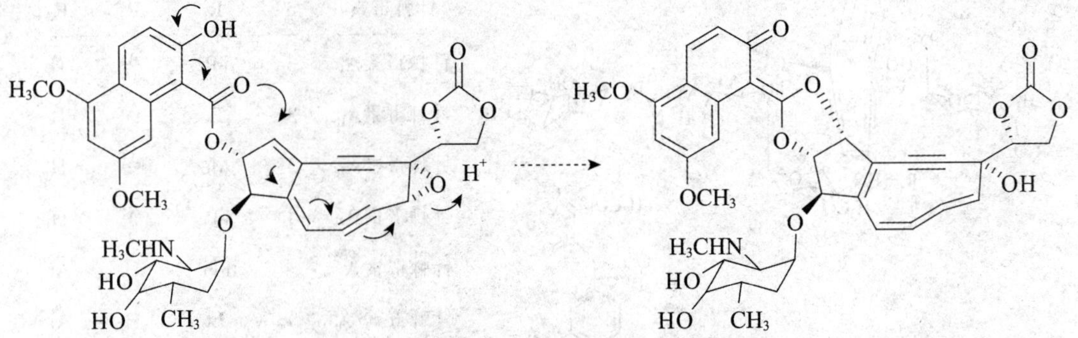

图 3-15　新制癌菌素发色团 α-萘甲酸酯参与活化的机制

喜树碱（camptothecin）是一种能断裂 DNA 的生物碱，是从 Camptotheca acuminata 树皮和树干中分离得到的一类具有细胞毒性的生物碱，该物质能抑制多种肿瘤细胞的生长，在我国已经广泛应用于肿瘤的临床治疗[12]。对喜树碱的药理学研究表明，该化合物能快速抑制体内核酸的合成和 DNA 分裂，对蛋白质和与 DNA 复制有关的酶无影响，表明其首要靶点是核酸。

喜树碱能在近可见光激发下引发有氧参与的 DNA 单链剪切。使用该物质代替博莱霉素所需的还原性物质，能加强博莱霉所引发的 DNA 断裂作用，该过程中喜树碱被氧化为相应的半缩醛结构（图 3-16）。

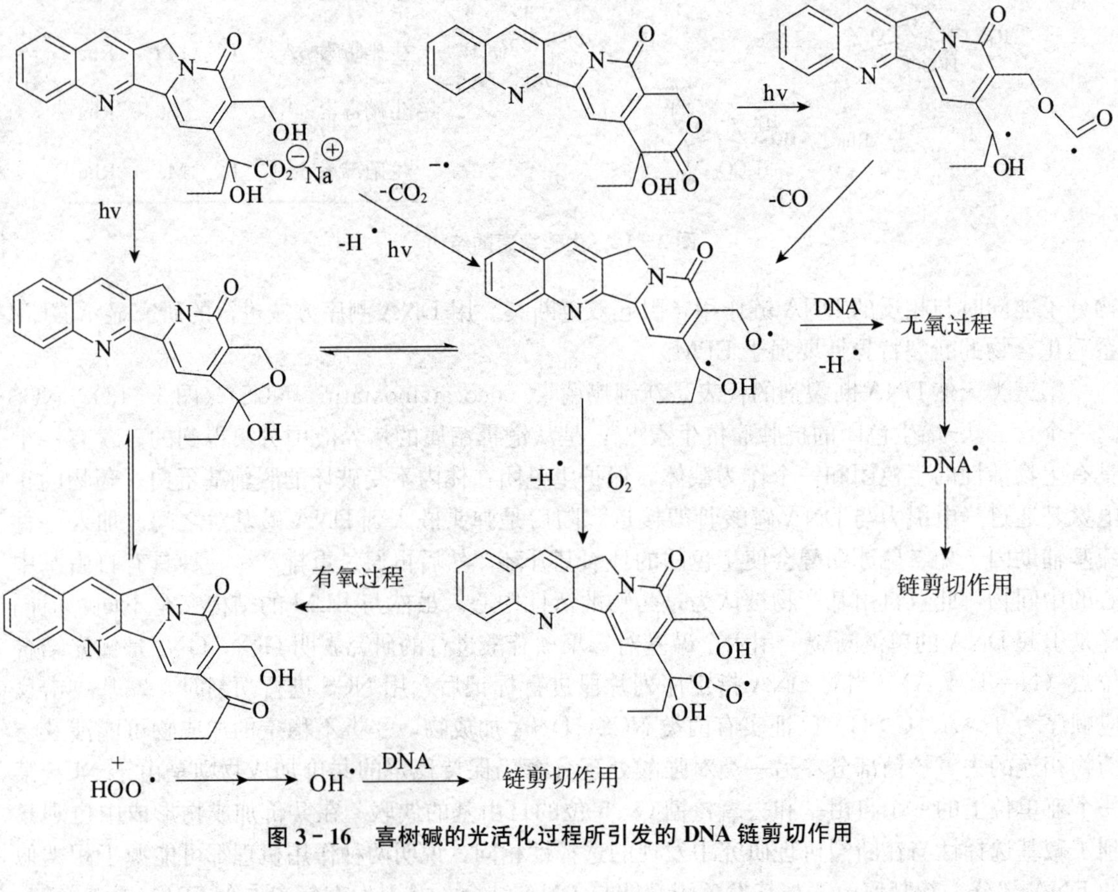

图 3-16　喜树碱的光活化过程所引发的 DNA 链剪切作用

（四）抗癌金属配合物与 DNA 的作用

1. 金属配合物分子识别的一般特点　分子识别是超分子的基本构造规则，可定义为受体分子对底物的成键和选择作用。超分子与配合物间有着深远的渊源关系。如果把配位化合物看作是由两种或多种可以独立存在的简单物种结合起来的一种化合物，就不难理解这两者间的关系。诺贝尔化学奖得主 Lehn 曾经从两个方面来分析超分子化学和配位化学的互补关系，即既可以把超分子化学看作是广义的配位化学，也可以把配位化学包括在超分子化学的概念中。超分子中的底物（substrate）对应于配位化合物中的中心原子或接受体（acceptor）；超分子中的受体（receptor）对应于配合物中的配体（ligand）或给予体（donor）。例如离子性化合物 $CoCl_3$ 和共价性化合物借助配位键形成的配合物 $[Co(m)_6]Cl_3$，具有离域 π 键的环戊二烯（Cp）和 Fe 离子间通过多中心 π 键形成的夹心式配合物二茂铁，大环冠醚与碱金属离子之间靠离子偶极作用和空间几何的适应性而形成的冠醚络合物等等都可以看成是简单的超分子。而 DNA 以及 DNA 与顺铂形成的化合物，收缩蛋白（spectrin）二聚体或四聚体与顺铂形成的化合物，肌动蛋白（F—actin）与顺铂形成的化合物等可以看成是复杂的超分子。

因此，从超分子化学的角度看，配位化合物药物研究中的分子识别涉及两个方面：一是金属配合物药物合成中的分子识别，这主要是中心原子（或受体）与配体（或给体）间的识别；二是金属配合物药物与靶分子间的分子识别。这两方面的识别所涉及的作用方式本质上是相同的，除了受体和给体间的成键作用外，还涉及氢键的形成、芳环间的堆集作用（stacking）、疏水作用及空间的匹配性等。Busch 把络合物形成时的分子组织（molecular organization）看成是分子识别与最佳亲合性（optimized affinity）的结合。前者涉及中心原子（受体）与配体（给体）的大小、几何形状、电性的匹配性或互补性（complementarity），后者包括了受体和给体间的相互制约性（constraint），它与受体与给体的结合部位、接触面、配体的刚性等因素有关。

中心原子与配体或者受体与给体之间的互补性是结构识别的主要因素。这种互补性包括中心原子的结构性质、体积、电荷及配体的性质、腔径及作用部位等。

2. 抗癌铂配合物与靶分子 DNA 的作用　二氯二铵合铂（Ⅱ），简称顺铂（cis-Pt），是临床上比较成功的化学治疗药物。它的铂化定位于 DNA 大沟区的鸟嘌呤的 N-7 位，紧接着与第二个嘌呤作用，选择性地结合到 d(pGpG) 和 d(pApG) 序列，形成了 DNA 的链间交联。X-射衍射已经阐明了它与 d(pGpG) 和 d(CpGpG) 的络合物结构，这个结果与 NMR 的研究结果相一致。DNA 中与铂顺式结合的两个鸟苷的碱基平面几乎垂直，破坏了 DNA 螺旋中正常的碱基堆积和配对，进而起到抑制肿瘤生长的作用。顺铂的反式异构体也能与 DNA 结合，但所造成的损伤能很快被修复，故没有抗肿瘤活性（图 3-17）。最近，cis-Pt 与含有 C-Ha-Ras 基因编码区的特异序列片段选择性结合的报道，更说明了抗癌药物的选择性与 DNA 序列特异性结合的关系。顺铂虽然有很高的抗癌活性，但由于肾毒性大而限制了它的使用。为了寻找高效低毒的铂类抗癌药物，许多学者在铂配合物与 DNA 分子识别的基础上做了大量的探索，总结其构效关系，研究作用机制，开辟了金属抗癌配合物研究的新领域。

3. 金属离子的螯合交换与药物分子的活性　某些药物在体内需要与特定金属离子结合后才能产生活性，当研究这些化合物的细胞毒性以及 DNA 损伤机制时，要考虑化合物与特定金属离子的作用。一些应用十分广泛的药物，特别是醌类抗生素丝裂霉素 C、链黑菌素、蕃红霉素 C、阿霉素、正定霉素、放射菌素等和糖肽类抗生素博莱霉素、溶芽枝霉素等都能产生 $\cdot O_2^-$、H_2O_2、$\cdot OH$ 和 $Fe(Ⅲ)-O_2^-$ 等化学活性物质，这些物质的产生导致药物体现一定的细胞毒性作用。而 $Fe(Ⅲ)-O_2^-$ 是通过 $Fe(Ⅱ)$ 与药物所形成的复合物与氧作用产生的，因此，$Fe(Ⅱ)$ 可能是糖肽类抗生素产生 DNA 损伤作用最为重要的物质。对于醌类抗生素，产生 $\cdot OH$ 需要 $Fe(Ⅱ)$ 参与，该金属离子则来源于细胞内蛋白质或 ATP 的含铁复合物。

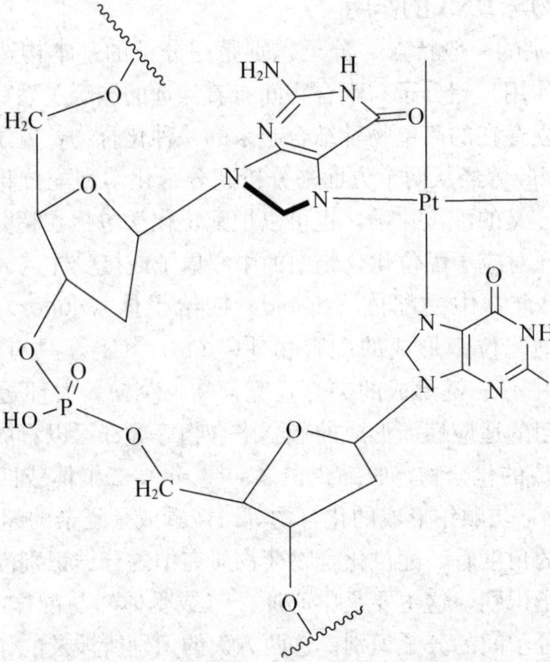

图 3-17   顺铂类化合物与 DNA 的链间交联

链黑菌素、氨基醌类抗生素，也需要特定的金属离子的参与。此类化合物独特的双吡啶结构能随着金属离子的软硬程度变化采取两种不同的螯合方式与之结合，得到的带电螯合物使抗生素更易与 DNA 结合。另一个例子是金霉酸类抗生素中的色霉素 A_3、橄榄霉素和光神霉素等在与 DNA 进行非嵌插结合中需要化学计量的 Mg^{2+} 参与。

二、药物小分子与 DNA 的非共价作用（弱作用）

非共价结合则以三种不同的方式进行，包括外部静电作用、嵌插结合、沟区（大沟区、小沟区）结合等。

大多数药物与 DNA 的作用都是非共价结合，它主导着药物分子与 DNA 结合的特异性。下面首先将 DNA 与小分子药物的几种非共价结合作用方式分述如下。

（一）外部静电作用

核酸是一个高度带电的聚合电解质，它的阴离子磷酸根部分强烈地影响 DNA 的构象及其反应。这种带电荷的高聚物的构象需要在小分子作为抗衡离子的协同作用中达到完全稳定，这种沿着螺旋外部静电相互作用多是非特异性的。

（二）沟区结合

很多蛋白质与 DNA 的特异性结合是发生在 DNA 大沟区，而药物小分子一般是在小沟区作用。大、小沟区在电势能、氢键特征、立体效应、水合作用上都有很大的不同。典型的小沟区结合药物分子多含有几种简单的芳香杂环结构如呋喃、吡咯或苯环，这些芳环由扭转自由的键来连接，由此产生合适的扭转力来配合小沟区内的螺旋曲线，取代沟区中的水分子并与 DNA 双螺旋链中沟区的碱基对边缘通过范德华力形成接触，药物在小沟区结合的特异性则源于此，小沟区是 AT 富集区，不像 GC 富集区比较宽，在很宽的区域，小分子需要拒绝明显的结合部位，比较松散，特异性不明显，而在 AT 富集区，药物小分子通过与胸腺嘧啶碱基 C-2 上的羰基氧（C=O）或腺嘌呤碱基 N-3 上的氮形成氢键与 AT 碱基结合，虽然同样的碱基在 GC 碱基对上也存在，但是鸟嘌呤上的氨在氢键形成时有立体障碍，对于药物进入 GC 富集区有一定的抑制。同时 Pullman 等已经说明了 DNA 的 AT 小沟区的负的静电势要大于 GC 富集区，这是形成 DNA 沟区特异性作用的一个静电因素。总之，沟区结合的药物分子就这样选择性地作用于 DNA 双螺旋结构中 AT 较为丰富的片段，通过氢键、范德华力等作用，非嵌入性地捆缚住 DNA，从而阻止 DNA 的模板复制，起到抗病毒、抗肿瘤的作用。举例说明如下。

1. 纺缍霉素(netropsin)是一种抗病毒物质（图 3 - 18）[13]，Dickerson 及合作者已经得到了纺缍霉素结合到 DNA 双螺旋结构 d(CGCGAATTCGCG)$_2$ 的结晶，通过 X 射线衍射得到了在小沟区形成的复合物的晶体结构，纺缍霉素结合到 DNA 双螺旋的 AATT 中心，并取代了该区域中的寡核苷酸水合骨架部分。它的特异性与指向中心的酰胺 NH 基和 DNA 小沟处的腺嘌呤碱基的 N - 3 及胸腺嘧啶碱基的 O - 2 形成氢键有关。它通过范德华力与 DNA 沟区边缘的原子接触而保持在沟区中心。另外，由于该药物为二价阳离子物质，故其与 DNA 之间的静电作用也会增加其 AT 结合的特异性。

2. 偏端霉素(distamycin)的结构及其与 DNA 结合的特异性与纺缍霉素类似（图 3 - 18），也是结合在 DNA 的 AT 富集的小沟区部位[14-15]。Rich 和 Wang 研究了 DNA 的指定序列 d(CGCAAATTTGCG)$_2$ 和偏端霉素络合物的晶体结构，发现化合物弯月形状非常接近小沟区的曲线形状，在单晶的 X 射线衍射中发现偏端霉素是以一种特定的方式扭曲到小沟区中，5 个氨基在其弯月形的里面，并且能够与腺嘌呤碱基的 N - 3 位及胸腺嘧啶碱基 O - 2 位形成氢键。并不是偏端霉素所有的 NH 基都同时有利地占据形成氢键的位置，偏端霉素与 DNA 之间是否真正形成氢键，依赖于结合位点处 DNA 的序列及螺旋的几何方位。偏端霉素有三个吡咯环覆盖 5 个 AT 碱基对，纺缍霉素有 2 个吡咯环覆盖 4 个 AT 碱基对。鸟嘌呤的氨基也锁住了偏端

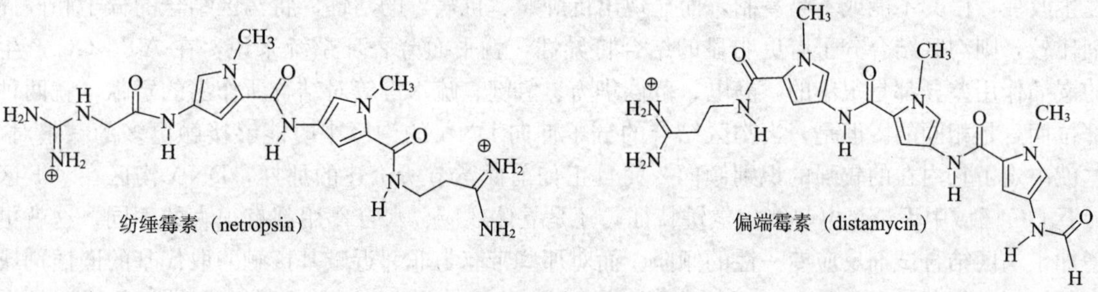

图 3 - 18　纺缍霉素与偏端霉素的结构

霉素在小沟区的氢键，虽然在 GC 区也能看到与药物的弱的结合，但因为 AT 富集区是小沟区，更窄一些，范德华接触对于这两个药物来说在 DNA 的 AT 富集区优于 GC 富集区。

3. hoechst 33258（图 3 - 19）是一种抗癌抗生素染料。对于在研究纺缍霉素中用过的同样序列的 12 聚体寡核苷酸和 hoechst 33258 的络合物结晶的 X 射线衍射分析有两种结果。络合物的两种结构是类似的。在一种结构中，hoechst 33258 分子结合在双螺旋系列的中心附近[16]。但是实际上的结合位点应该是 ATTC，而不是在纺缍霉素中所观察到 AATT。在这个结构中 hoechst 33258 的酚羟基是靠氢键结合到 AT 区域原先水合骨架的左边。苯咪唑环同样是固定在 AT 区域的小沟区中，但在哌嗪环和苯咪唑环的连接键中有一个明显的扭曲。由于这种分子的构象使得哌嗪环难以进入狭窄的 AT 富集的小沟区，所以 hoechst 33258 只覆盖了 4 个 AT 碱基中的 3 个，并使其哌嗪环延伸至临近于交替 AT 部分的第一个 GC 碱基对处，结合在 AT-TC 序列的 CG 部分的末端。hoechst 33258 分子弯曲形状在另一种结构中与 DNA 小沟区的曲线很相符，药物分子与 DNA 小沟区的边缘形成了多种多样有利的接触，这些反应明显地形成了使络合物稳定的自由能。当药物分子与小沟区的边缘进行范德华接触的时候，位于小沟区的脱氧核糖的 O - 4 原子在一个最有利的位置与药物小分子的 π 电子系统相互作用，这种作用类型可以说代表了芳环在 DNA 小沟区内结合的一般原则。

除了 X 射线衍射研究之外，DNA 足迹法分析及 2D‐NMR 技术也用在此项研究中，研究结果表明该分子的甲基哌嗪部分结合于双链的中央，而酚羟基则位于序列的 $3'$‐端。

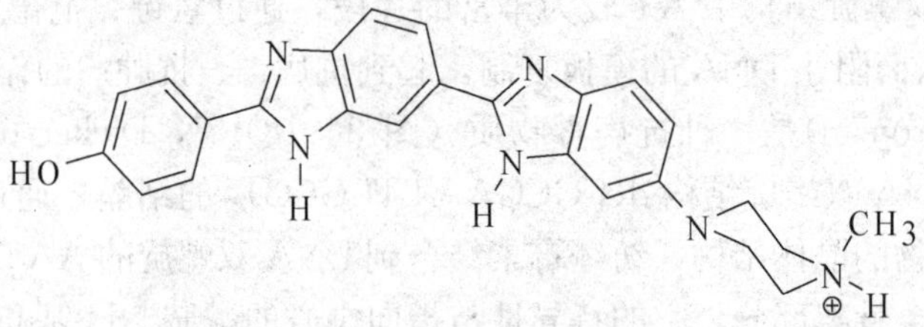

图 3‐19   hoechst 33258 的结构

（三）嵌插结合

1. 经典的嵌插结合   早在 1960 年，Lerman 对于平面芳香化合物的作用进行了大量研究，提出了一个平面芳香稠环结构的分子能以嵌插方式与 DNA 相结合的模式。这个结合模式已经被大量的多环芳香分子所证实。在经典的嵌插模型中，由于嵌插部位的形成引起了碱基对的分开，螺旋伸长 0.34nm，这正是典型的芳香系统的厚度。实际上这是一个最大值，一般观察到的螺旋伸长均小于 0.34nm。碱基对之间正常的旋转角为 $36°$，由于嵌插，螺旋解链，造成螺旋扭转角的减小，不同的嵌插剂结构及不同的 DNA 序列造成的解链程度是不同的，乙锭及丙基哌啶与 DNA 嵌插时解链角为 $26°$，吖啶及吖啶橙与 DNA 嵌插时的解链角是 $17°$，而柔红霉素及阿霉素则是每个结合分子令 DNA 解链 $11°$。一些药物分子正是通过嵌入 DNA 令 DNA 构象发生改变，使其不能或不易复制，而显现出抗肿瘤、抗病毒的活性。将沟区结合的分子和嵌插剂比较，则沟区结合分子有更明显的结合特异性，就平面芳香环系统来说，在 AT、GC 产生的嵌插作用差异都是很小的，静电、范德华力、氢键、疏水键等对结合所作出的贡献，就两种部位而言是相同的。但是，当沟区结合的分子伸向 DNA 的沟区中时能够接触更多的碱基对，这就决定了它内在的较强的识别倾向。而且正如前面章节所论述的那样，DNA 沟区在 AT 区域及 GC 区域中无论是电势能、氢键特征，还是立体效应、水合作用都有很大的不同，这就更增加了沟区结合试剂反应专一性的倾向。而对那些带有与非邻近碱基接触的取代基的嵌插剂或者能够引起邻近结合部位 DNA 链扭曲的嵌插剂，特异结合的可能性更大一些。对照沟区结合分子的 AT 碱基对的倾向性，DNA 嵌插剂或许有轻度的 GC 碱基对的倾向性。有人认为这是由于 GC 相对于 AT 来说有较大的内在的偶极矩，从而更容易使嵌插剂环系统产生极化。然而，对 AT 极化有倾向性的嵌插剂的偶极反应，也与氢键特征、立体效应、水合程度及沟区的静电势等一系列因素有关。

临床上广泛应用的抗癌药阿霉素（adrimycin）及与之结构很近似的柔红霉素（daunomycin），二者均为典型的 DNA 嵌插剂（图 3‐20）。

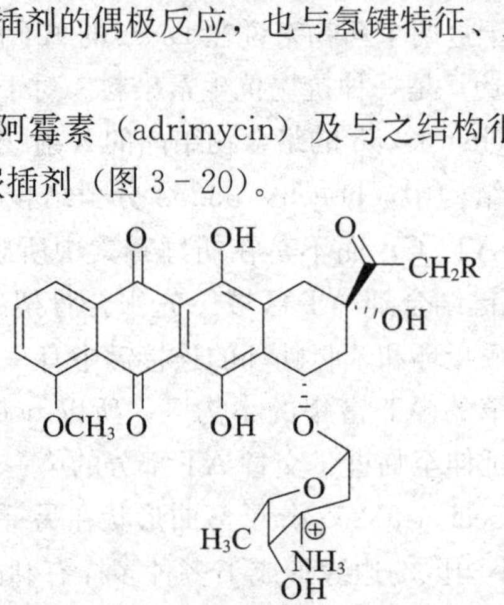

柔红霉素（daunomycin）R=H
阿霉素（adrimycin）   R=OH

图 3‐20   柔红霉素和阿霉素的结构

Wang，Rich 及合作者已得到了柔红霉素和寡核苷酸 d（CGATCG)₂ 第一个单嵌体结晶的 X 射线衍射的结果，分析表明柔红霉素能嵌插在 DNA 小沟区，它与 GC 部位结合，随之氨基糖伸向内部且向上填充了小沟区。柔红霉素特别容易与 B-DNA 结合，表现出对 DNA 不同构象的识别特异性。这个复合物的晶体结构有力地支持了经典的嵌插模型的概念。然而，不是在任何时候都能轻易获得供 X 射线衍射分析的单嵌体结晶的。在无法获得 X 射线衍射的结果的情况下，只有通过研究溶液中 DNA 及嵌插剂，在嵌插时所发生的变化，并总结出这些变化的规律，以此作为我们判断小分子与 DNA 嵌插结合的判别标准。

首先，由于嵌插造成了 DNA 双螺旋的解链和伸长，这是嵌插结合方式的一个重要特征。这种变化可以通过 DNA 溶液的粘度在加入药物后逐渐增大来测量。同时，DNA ³²P NMR 谱化学位移向低场方向移动也显示了伴随着嵌插，DNA 的螺旋骨架所受到的干扰，而且还可运用二向色性技术。通过 CD 光谱来评价嵌插络合物键的刚性及方向性的改变。

其次，由嵌插引起的小分子药物方面的变化特征也很明显，这是由于嵌插剂与 DNA 双螺旋内碱基对之间的电性相互反应造成的。嵌插入 DNA 的小分子与碱基对形成有序的堆积，嵌插化合物的表面紧紧地挨着 DNA 碱基的芳香杂环，在双螺旋中以 π-π 共轭，偶极-偶极相互反应从电性上达到稳定，这些变化可以通过光谱来测量。在紫外、可见光的测定中发现，嵌插结合常常引起减色效应，使最大吸收波长向长波长方向移动，出现等吸光点。在荧光测定中可观察到由于嵌插作用所产生的荧光淬灭现象。根据得到的光谱滴定数据，可以测定络合物表观稳定常数与结合位点数等。嵌插剂分子芳香环上电性环境的改变也造成了嵌插部位芳环原子的 ¹H NMR 谱的化学位移向高场方向移动，同时由于弛豫时间的改变，谱峰明显拓宽。

20 世纪 80 年代以来，用微量热技术对药物小分子与 DNA 的结合进行的研究越来越多。在与 DNA 嵌插中，药物分子与 DNA 碱基对发生作用，或是破坏原有的氢键使极性药物分子的两极分别与碱基对相结合；或是旧有的氢键不被破坏，极性药物分子直接与碱基对作用。其中，破坏氢键要吸热，药物分子与碱基对结合为放热，在中性水溶液中，DNA 分子以水分子包围的双螺旋形式存在，应该指出微量量热实验测定的是体系中所有热效应的总和。作用的一系列复杂过程都伴随着热效应的变化。其中对吸热有贡献的过程主要有：原有键（这里主要是氢键等）的断裂；两个相邻碱基的平面由于药物嵌插作用而发生扭曲，完全破坏了原有两个核苷酸间的疏水作用及与之相邻的碱基之间的堆积作用；同时，由于这两个碱基平面的扭曲破坏了它们与另一条链中与之配对的碱基之间的氢键；另外，在中性水溶液中，核酸分子以水分子包围的双螺旋形式存在，水分子脱离磷酸根也要吸热。对放热效应有贡献的过程主要有：药物与核酸之间新键（这里主要指氢键）的形成，与碱基、糖环和磷酸根之间生成新的氢键，而形成新的相对稳定的聚集体。药物分子与 DNA 结合的热效应就是吸热过程与放热过程的热效应的总和。由于嵌插作用仅是极性分子的取代，其作用力属弱键力。焓变数值在 50kJ/mol 之内。

2. 非经典的嵌插结合　非经典的嵌插剂有如下两类。

（1）双嵌插剂：这种嵌插剂是两个嵌插环被不同长度的链共价连接起来。这些化合物相对于一元嵌插剂来说，作为药物的生物活性往往由于与 DNA 的强结合而加强，分解速率也低。合成的双嵌插剂的代表是一些吖啶类的双嵌插剂（图 3-21），连接链的长度对嵌插的影响如图 3-22 所示。

天然的双嵌插剂是以三骨菌素 A（triostin A）和棘霉素（echinomycin）为代表[17-18]，如图3-23 所示。单晶 X 射线衍射及 DNA 足迹法分析都说明 triostin A 和 echinomycin 均优先 DNA 的 CpG 位点，覆盖 6 个碱基对，以 NNCGNN 这种类型的序列比较有利，双嵌插剂上所有的喹喔啉环都是双嵌插到 CG 序列中，形成"三明治"结构。triostin A 和 echinomycin

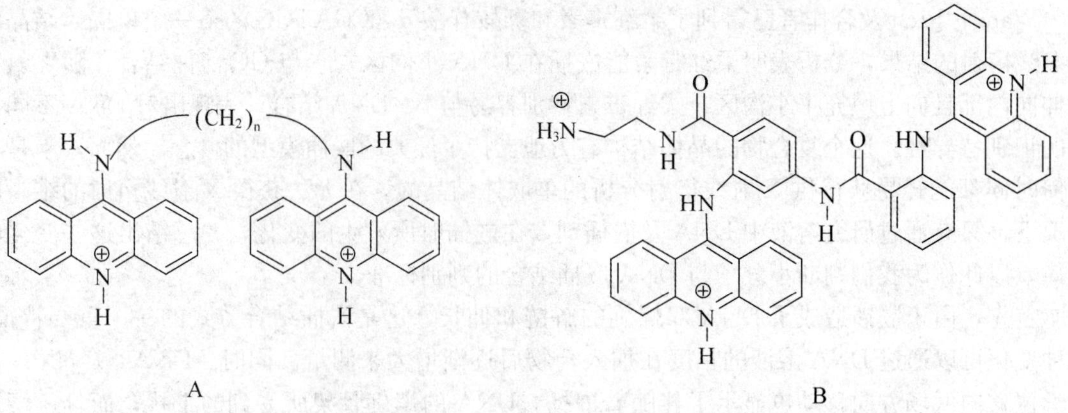

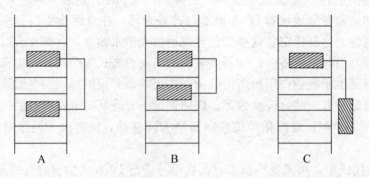

图 3-21 吖啶类双嵌插剂示意图

A. 简单的,可变链长的吖啶双嵌插剂的结构,B. 刚性更强的吖啶双嵌插剂的结构

图 3-22 双嵌插剂链的长度对可能的结合方式的影响示意图

A 合适长度,B 过短,C 过长

与 DNA 之间的特异性识别的分子基础显然是与药物的丙氨酸羟基与 G 碱基的 NH_2 之间的氢键形成有关。

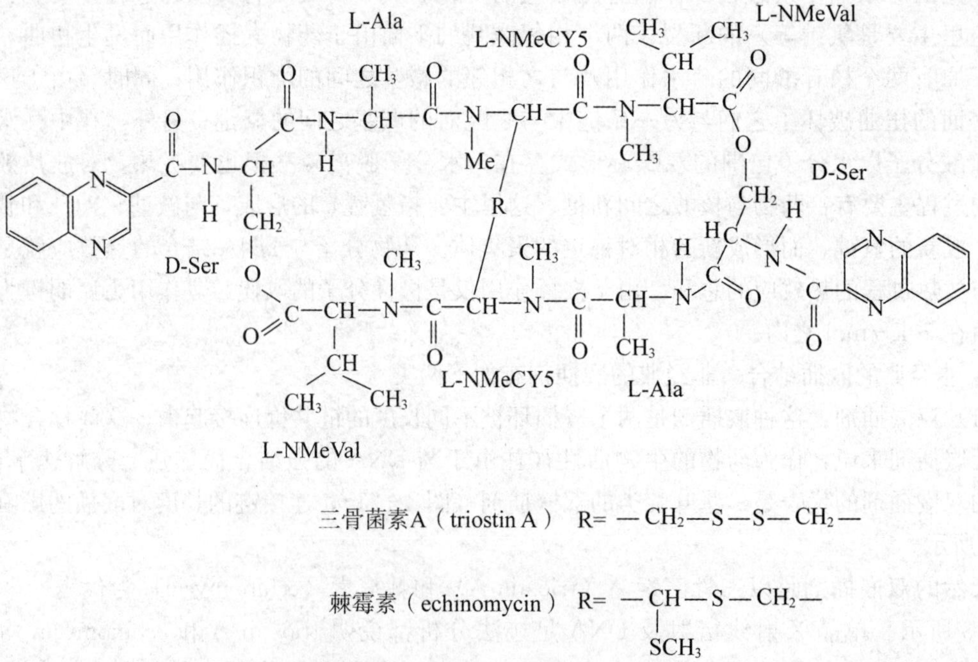

三骨菌素A(triostin A) R= —CH₂—S—S—CH₂—

棘霉素(echinomycin) R= —CH—S—CH₂—
                                         |
                                       SCH₃

图 3-23 三骨菌素 A 和棘霉素的结构

（2）带有大取代基的嵌插剂：如果嵌插剂带的取代基太大，或有极性，或带有电荷，则对嵌插结合及分解的动力学都会有影响。抗癌药放线菌素 D（actinomycino，Act－D)[19]与诺加霉素（nogalamycin)[20]就属于这一类。

Act－D 主环部分苯骈恶嗪酮环在 DNA GC 序列碱基对之间嵌入。单晶 X 射线衍射分析说明，药物的 GC 序列结合特异性与之能与鸟嘌呤的氨基形成氢键有关。足迹法研究指出有些不含 GC 的序列如 TGGG 的中央 GG 双联体也是 Act D 的强结合位点。利用量热法和其他技术证实双链 d（CGTCAACG)$_2$ 能以一种强的协同方式与两个 Act D 分子结合，结合后的异常光谱和热力学测量提示药物与这种双链的作用还不属于在 DNA 小沟区的经典嵌入方式。对 pBR 322 的 139bp 片段进行的定量足迹法研究中，也显示序列 CGTC 是一种 Act D 的强结合位点。由于 Act D 是一种 DNA 嵌插药物，它与 DNA 结合后可能引起 DNA 扭曲。在足迹法研究中，在结合位点以外常观察到由于药物诱导的 DNA 结构变化所造成的 DNase I 切割速率的增强。

诺加霉素是一种能与 DNA 结合的蒽环抗生素（图 3－24），加在药物糖苷配基上的是一种诺加糖和一个大的双环氨基糖。

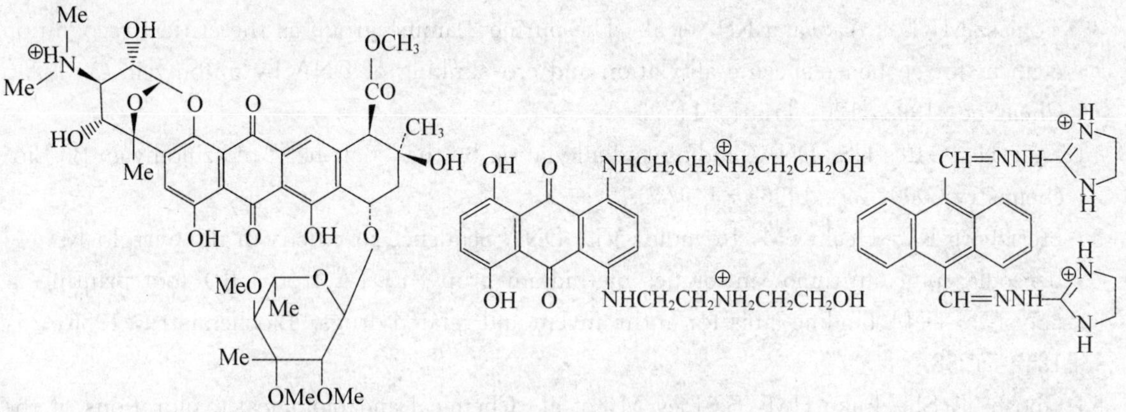

诺加霉素　　　　　　　　　米托蒽醌　　　　　　　　　咪蒽二腙

图 3－24　带有大取代基的嵌插剂的结构

这种分子形状不利于嵌入，但对于诺加霉素与寡聚序列 d(CG TACG)$_2$ 的复合物的 X 射线衍射分析表明，药物交联于双链磷酸二酯键骨架之间。糖苷配基的三个芳环嵌入 DNA 中，诺加糖位于 DNA 的小沟区，而双环氨基糖位于 DNA 的大沟区。诺加霉素通过与甲基边缘的 G 特异性作用选择地抑制某些含鸟嘌呤序列的 DNA 断裂，同时还抑制硫酸二甲酯对 DNA 的烷基化作用。这些结果提示诺加霉素嵌入 DNA 可能有两种方式，一种是以占据小沟区的诺加糖部分嵌入，而另一种是以处在大沟区的糖环部分嵌入。嵌插发生时，由于分子有较大的侧链，需要碱基对有更宽的开口，双螺旋更明显的扭曲或是在形成嵌插络合物前碱基氢键的断裂，所以嵌插的动力学要慢得多。但是这类分子有很高的 DNA 结合常数，一旦分子有大侧链部分在碱基对之间，DNA 分子则具有使络合物形成的非常有利的自由能的构象。这说明大的侧链对与 DNA 结合是有一些动力学障碍的，但当它们跨越这些障碍之后最终形成的 DNA 络合物中会有非常有利的相互反应。这个结合的动力学障碍取决于侧链的大小、取向及其极性。

在以生物大分子（酶、受体及核酸）为分子靶的药物设计研究中，药物分子对 DNA 的分子识别研究发展特别迅速。因为小分子与 DNA 的相互作用是以 DNA 为靶的各种物质生物效应的分子基础，其键合状态可能是导致癌变、突变及细胞死亡的重要环节；另一方面能够与 DNA 结合的小分子很多又是临床上广泛应用的抗癌药物。特别是小分子与 DNA 特异性的定位结合，在基因表达的调控过程及很多抗癌药物的体内作用方式的研究中非常重要，越来越多的工作证实了很多药物的抗癌活性及毒性与 DNA 的选择性作用有关，它们对 DNA 的分子识别作用及其与 DNA 所形成的复合物的结构、构象分析，尤其是在三维空间结构上互补性的研究，已经成为评价抗癌药物的重要组成部分，所以 DNA 与药物分子的相互作用研究在抗癌药物设计方面有其特殊的意义，DNA 与药物分子的相互作用的分子识别研究也一直是关注的热点。

（袁德凯　杨铭）

参考文献

［1］ 杨铭. 药物研究中的分子识别. 北京：北京医科大学中国协和医学大学联合出版社，1999.

［2］ Hertzberg RP，Hecht SM，Reynolds VL. DNA Sequence specificity of the pyrrolo［1，4］benzodiazepine antitumor antibiotics methidium propyl-EDTA Iron（Ⅱ）foot printing analysis of DNA binding sites for anthramycin and related drugs. Biochemistry，1986，25：1249－1258.

［3］ Tomasz M，Das A，Tang KS，et al. The purine 2-amino group as the critical recognition element for sequence-specific alkylation and crosslinking of DNA by mitomycin C. J Am ChemSoc，1998，120：11581－11593.

［4］ Zang H，Gates KS. DNA binding and alkylation by the " left half" of azinomycin B. Biochemistry 2000，39：14968－14975.

［5］ Hertzberg RP，Hecht SM，Reynolds VL. DNA Sequence specificity of the pyrrolo［1，4］benzodiazepine antitumor antibiotics methidium propyl-EDTA Iron（Ⅱ）foot printing analysis of DNA binding sites for anthramycin and related drugs. Biochemistry，1986，25：1249－1258.

［6］ Ghosh N，Sheldrake HM，Searcey M，et al. Chemical and biological explorations of the family of CC-1065 and the duocarmycin natural products. Current Topics in Medicinal Chemistry，2009，9：1494－1524.

［7］ MacMillan KS，Boger DL. Fundamental Relationships between Structure，Reactivity，and Biological Activity for the Duocarmycins and CC-1065. J Med Chem，2009，52：5771－5780.

［8］ Gavriil M，Tsao CC，Mandiyan S，et al. Specific IKKβ inhibitor IV blocks streptonigrin-induced NF-κB activity and potentiates its cytotoxic effect on cancer cells，Molecular Carcinogenesis，2009，48：678－684.

［9］ Liu LV，Bell CBⅢ，Wong SD，et al. Definition of the intermediates and mechanism of the anticancer drug Bleomycin using nuclear resonance vibrational spectroscopy and related methods. ProcNatlAcadSci USA，2010，107：22419－22424.

［10］ Uesugi M，Villanl G，Hoffmann JS. New Insights into sequence recognition process of esperamicin A，and calicheamicingama：origin of their selectives and induced fit mechanism. Biochmistry，1993，32：4622－4627.

［11］ Baker JR，Stoneman RG，Caddick S，et al. Neocarzinostatin：protein-small molecule interactions，Wiley Encyclopedia of Chemical Biology，2009，3：285－297.

［12］ Virupaksha B，Alpana G. CoMFA QSAR models of camptothecin analogues based on the distinctive SAR features of combined ABC，CD and E ring substitutions，Computers in Biology and Medicine，2012，42：890－897.

［13］ Coll M，Aymami J，van der Marel GA，et al. Molecular structure of the netropsin-d

(CGCGATATCGCG) complex: DNA conformation in an alternating AT segment. Bio-chemistry, 1989, 28: 310 - 320.

[14] Kopka ML, Yoon C, Goodsell D. The molecular origin of DNA-drug specificity in netro-psin and distamycin. ProcNatlAcadSci USA, 1985, 82: 1376 - 1380.

[15] Pelton JG, Wemmer DE. Structural characterization of a 2: 1 distamycin A-d (CG-CAAATTGGC) complex by two-dimensional NMR. ProcNatlAcadSci USA, 1989, 86: 5723 - 5727.

[16] Gzarny A, Boykin DW, Wood AA, et al. Analysis of van der Waals and electrostatic contributions in the interactions of minor groove binding benzimidazoles with DNA. J Am ChemSoc, 1995, 117: 4716 - 4717.

[17] Sachs E, Nadler A, Diederichsen U. Triostin A derived hybrid for simultaneous DNA binding and metal coordination. Amino Acids, 2011, 41: 449 - 456.

[18] Jarikote DV, Li W, Jiang T, et al. Towards echinomycin mimetics by grafting quinoxa-line residues on glycophane scaffolds. Bioorganic & Medicinal Chemistry, 2011, 19: 826 - 835.

[19] Lo Y, Tseng W, Chuang C, et al. The structural basis of actinomycin D-binding induces nucleotide flipping out, a sharp bend and a left - handed twist in CGG triplet repeats. Nucleic Acids Research, 2013, 41: 4284 - 4294.

[20] Banerjee T, Mukhopadhyay R. Structural effects of nogalamycin, an antibiotic antitu-mour agent, on DNA. BiochemBiophy Res Commun, 2008, 374: 264 - 268.

第四章　RNA 的分子识别与反义技术

人类基因组研究结果表明，在人类基因组中有 30000～40000 个基因，其中与蛋白质生物合成有关的基因只占整个基因组的 2%，对不编码蛋白质的 98% 基因组的功能的研究正方兴未艾，随着基因组研究的不断深入，RNA 的研究也取得了突破性的进展，发现了许多新的 RNA 分子，同时，揭示了一些 RNA 分子的新的生物学功能。当前，RNA 的分子结构与功能，以及 RNA 的分子识别研究在探索生命奥秘及药物发现中正在发挥着越来越重大的作用[1]。

第一节　RNA 分子结构与功能概述

一、RNA 分子的高级结构特征

绝大部分 RNA 分子都以线状单链形式存在，分子中没有 DNA 两种互补碱基等摩尔比的关系；四种碱基组分中由尿嘧啶（U）取代胸腺嘧啶（T），可通过 A-U、G-C 互补配对，在某些区域自身回折，形成局部双链和双螺旋结构。除此以外，还存在非标准配对，如 G 与 U 配对。RNA 分子中的双螺旋与 A 型 DNA 双螺旋相似，而非互补区则膨胀形成突起（bulge）或者突环（loop），这种短的双螺旋区域和突环称为发夹结构（hairpin）。发夹结构是 RNA 中最普通的二级结构形式，二级结构进一步折叠形成三级结构，RNA 只有在具有三级结构时才能成为有活性的分子。RNA 也能与蛋白质形成核蛋白复合物，RNA 的四级结构就是 RNA 与蛋白质的相互作用的产物。

核糖体 RNA（rRNA）在遗传信息的传递方面起着承上启下的作用。rRNA 是构成核糖体的骨架，它的二级结构中有约 60 个螺旋，平均 25～30 个碱基即有一个螺旋（图 4-1）。rRNA 在二级结构的基础上进一步折叠形成特定的三维空间结构，从而决定了核糖体大小亚基的形态。核糖体是蛋白质生物合成的场所，过去，人们一直认为仅是蛋白因子催化蛋白质的生物合成，自从发现 RNA 具有催化活性以后，人们认为 rRNA 除了在翻译过程中，与 mRNA 和 tRNA 相互作用外，很可能起着更重要的作用，终于在 1982 年发现肽转移的活性来自于核糖体大亚基 rRNA 的某一特定的功能区。这一发现使上述观念得到证实。

转运 RNA（tRNA）在蛋白质生物合成过程中有转运氨基酸的作用。tRNA 的二级结构呈三叶草形（图 4-2），双螺旋区成了叶柄，突环区是三叶草的三片小叶。由于双螺旋比例较高，所以 tRNA 的二级结构很稳定。tRNA 的三级结构呈倒 L 型（图 4-3），这是 1974 年 Kim 用 X 射线衍射方法研究了酵母 tRNA 的两种晶型后所建立的 tRNA 三维结构模型。三级结构中所特有的氢键被命名为"三级氢键"，它们在二级结构中并不存在，是三级结构所特有的。

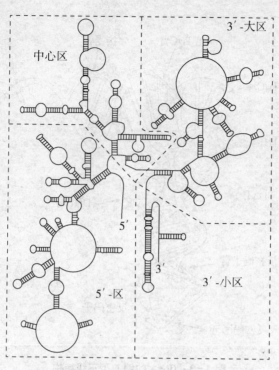

图 4 - 1　大肠埃希菌 16S rRNA 的二级结构

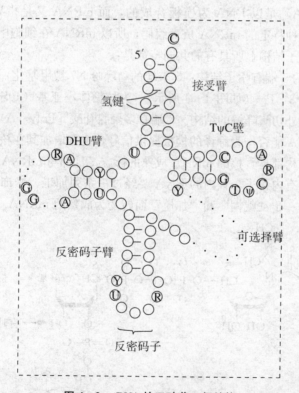

图 4 - 2　tRNA 的三叶草二级结构

（Y 嘧啶，R 嘌呤，ψ 假尿嘧啶　·　可选择碱基）

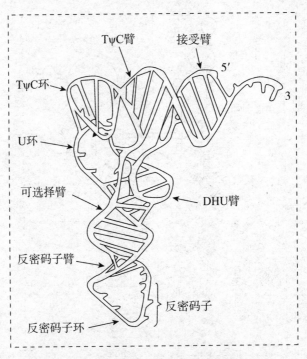

图 4 - 3   tRNA 的倒 L 型三级结构

信使 RNA（mRNA）是以 DNA 为模板合成的，而 mRNA 又是指导多肽合成的直接模板，每一种多肽都有一种特定的 mRNA 负责编码，所以 mRNA 在细胞中虽然只占 1%～2%，但种类很多，它们在分子结构上所具有的共同特征是：

真核生物 mRNA 的 5′端有帽子结构：5′末端的鸟嘌呤 N7 被甲基化，整个帽子结构可写作 m7G - 5′PPP5′- NpN - 3′- P -（如图 4 - 4 所示），为核糖体小亚基（40S）的识别与结合提供信号，是一种可抗核酸外切酶降解的结构。3′端有多聚腺苷酸［Poly（A）］尾巴（约 200 个核苷酸），可为判断 mRNA 能否作为翻译的模板提供信号，也有增加其在核内及胞质中的稳定性的作用。这两种特殊结构都是真核的 mRNA 成熟的标志，且都与 mRNA 从细胞核到细胞质的转运有关。真核细胞含有内含子，核内的 RNA 要经过一系列加工、修饰及剪切以除去内含子序列，才能进入胞质进一步"戴帽"和"加尾"而转变为成熟的 mRNA。

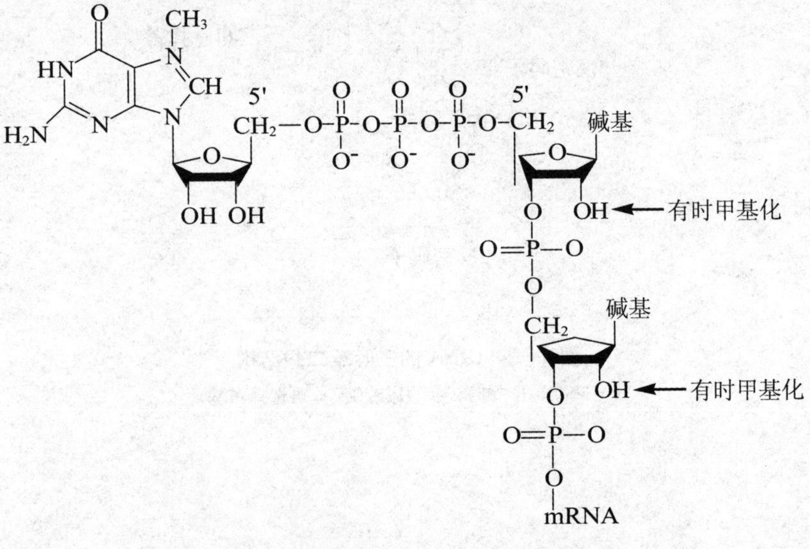

图 4 - 4   真核 mRNA 的 5′端帽子结构

原核 mRNA 没有 poly(A) 尾巴及特殊的帽子结构，由于原核细胞没有细胞核，所以转录和翻译几乎同步发生于细胞的同一区域。而真核基因转录在细胞核内进行，蛋白质的翻译则在细胞质中进行，这两个过程并不同步发生。绝大多数原核 mRNA 不够稳定而真核 mRNA 相对稳定得多，mRNA 的稳定性是调节基因表达水平的重要环节之一。

二、RNA 的分子结构与功能研究的黄金时代

20 世纪 80 年代以后由于新技术不断产生，人们发现 RNA 有许多新的功能和新的 RNA 基因。回顾 RNA 的分子结构与功能研究的历程，可划分为三个黄金时代。

第一个黄金时代始于 19 世纪 80 年代，在此期间 Kossel 发现了组成核酸的 4 种碱基，为核苷酸的结构研究奠定了基础。由于他的创造性的贡献，荣获 1910 年诺贝尔生理学或医学奖。

第二个黄金时代始于 20 世纪 50 年代，在此期间，仅是关于 RNA 的研究就 5 次获诺贝尔生理学或医学奖，列简表（表 4-1）说明如下：

表 4-1　RNA 研究的五次获诺贝尔奖情况

获奖人	获奖工作	获奖年代
Ochoa	PNP 酶的纯化及以此为原料的高分子 RNA 的合成	1959 年
Holley	第一个核酸（酵母丙氨酸 tRNA）一级结构的测定①	1968 年
Khorana 和 Nirenberg	破译核酸遗传密码	1968 年
Sutherland	发现作为信使的 cAMP	1971 年
Temin 和 Baltimore	发现逆转录酶以 RNA 为模板合成 DNA	1978 年

以上研究成果破译了遗传密码，基本从分子水平上搞清了 RNA 是如何将遗传信息从 DNA 传递至蛋白质的。

第三个黄金时代始于 20 世纪 80 年代，1978 年，Zamecnik 和 Stephenson 发现在细胞试验中发现，寡聚脱氧核苷酸能够以反义形式抑制病毒的复制。从此，作为确定靶标以及疾病治疗的有力工具，反义技术飞速发展。理论上，反义分子可以治疗各种由于"不良"基因表达而引起的疾病，例如病毒感染、癌症及炎症等。Robert 和 Sharp 因发现断裂基因及 RNA 的剪接功能而获 1993 年诺贝尔生理学与医学奖。这时人们对 RNA 的遗传功能的认识更深刻了，RNA 传递遗传信息不仅是沿着简单的一维线性方向传递而是在三维空间结构方面进行信息传递。且发现了具有新的功能的 RNA 种类。通常我们将小于 50 个核苷酸残基组成的核酸称为寡核苷酸（oligonucleotide），大于 50 个核苷酸残基称为多核苷酸（polynucleotide）。微小 RNA（microRNA，miRNA）是一种具有茎环结构的非编码 RNA，长度一般为 20～24 个核苷酸，在 mRNA 翻译过程中起到开关作用，它可以与靶 mRNA 结合，产生转录后基因沉默作用（post - transcriptional gene silencing，PTGS），在一定条件下能释放，这样 mRNA 又能翻译蛋白质，由于 miRNA 的表达具有阶段特异性和组织特异性，它们在基因表达调控和控制个体发育中起重要作用。细胞核内小分子 RNA（small nuclear RNA，snRNA）是细胞核内核蛋白颗粒（small nuclear ribonucleoprotein particle，snRNP）的组成成分，参与 mRNA 前体的剪接以及成熟的 mRNA 由核内向胞浆中转运的过程[2]。核仁小分子 RNA（small nucleolar RNA，snR-NA）是一类新的核酸调控分子，参与 rRNA 前体的加工以及核糖体亚基的装配。我们将在第七章加以详述。胞质小分子 RNA（small cytosol RNA，scRNA）的种类很多，其中 7S LRNA

---

①　首次测定出酵母 tRNA$^{A/a}$ 全部核苷酸序列

与蛋白质一起组成信号识别颗粒（signal recognition particle，SRP），SRP 参与分泌性蛋白质的合成。反义 RNA（antisense RNA）由于它们可以与特异的 mRNA 序列互补配对，阻断 mRNA 翻译，能调节基因表达。Altman 和 Cech 因发现酶性核酸，一种具有催化活性的 RNA，亦称为核酶，而获 1989 年诺贝尔化学奖，作为酶学发展的一个里程碑，我们将在第八章加以详述。核酶是具有催化活性的 RNA 分子或 RNA 片段。目前在医学研究中已设计了针对病毒的致病基因 mRNA 的核酶，抑制其蛋白质的生物合成，为基因治疗开辟新的途径，核酶的发现也推动了生物起源的研究。

第二节   反义核酸与反基因策略中的分子识别

有科学家称 20 世纪 90 年代为伟大的 RNA 时代。在这个时代，反义核酸与反基因策略是它的主旋律。它们是以选择性抑制特定基因为目的，根据碱基配对原则、核酸杂交原理发展起来的。广义的反义寡核苷酸（antisense oligonucleotides，ASON）指以特定基因（如 DNA、mRNA）为靶，并能与之特异性互补结合，从而抑制或封闭基因表达的一段约由 20 个核苷酸组成的人工合成寡核苷酸。与传统药物相比，反义寡核苷酸不是作用于蛋白而起效的，而是直接作用于靶 mRNA 或靶 DNA，抑制或封闭该基因的转录和表达，或诱导 RNase H 序列并切割 mRNA，使其丧失功能。理论上，反义寡核苷酸具有特异高效的药理作用，是研究和开发抗肿瘤和抗病毒感染等基因表达异常疾病的药物的重要发展方向[3]。

按照基因表达的中心法则，一般应该是 DNA 通过互补杂交，转录成 RNA，RNA 翻译成蛋白质。而这一中心法则却由于 1983 年发现的在原核生物细胞中一种通过与 mRNA 互补形成双链结构而调节基因表达的 RNA 分子的出现而打破了。这个新发现的 RNA 分子就是 asRNA，这个发现也是对遗传信息传递的中心法则的修改和补充。asRNA 可在生物体内进行多层次上的调控。例如：抑制质粒的复制，调节细菌内质粒的拷贝数；在转录和翻译水平上调控细菌和噬菌体的基因表达。而且有研究表明真核生物体内的 asRNA 主要是在翻译水平上调控基因表达。其分子基础是碱基配对与互补，是 asRNA 与靶基因的识别与结合。如果我们设计、合成一指定序列的寡聚核苷酸与病毒或癌基因的 mRNA（靶基因）互补，通过杂交与之形成双链后几乎可以完全阻断靶基因的表达。这样一段和 mRNA 互补的指定序列分子就是我们所期望的人工合成 asRNA。它也是主要靶向于基因表达的翻译水平，通过蛋白质的翻译环节调控特定的基因表达。这种干涉性的基因治疗也称反义 RNA 技术。反义技术为我们开辟了一条通过调节病毒或癌基因表达来治疗病毒感染或恶性肿瘤的可能途径。

但是，由于反义的 RNA 技术的限制性，不能阻断所有致病的 mRNA 分子，也难以达到理想的抑制状态。这就使人们考虑如何能从转录水平进行抑制，于是想到 mRNA 的源头 DNA，由此产生了 asDNA，引出了反基因技术。asDNA 指的是一段人工合成的能与特定基因某一区域互补的正常或化学修饰的寡聚脱氧核苷酸（oligodeoxyribonucleotide，ODN），其长度一般在 20 个碱基左右，能抑制或封闭该基因的表达。这个通过互补的 ODN 来序列专一性地干扰 RNA 功能的设想最早是 20 年前 Belikva 提出的，随后 Zamecnik 利用人工合成的含 13 个碱基的寡聚体 ODN 与劳氏病毒的 mRNA 互补来抑制该病毒的增殖，并推测了它的反义机制。以后的很多工作都证实了 ODN 能阻断很多种病毒和基因的表达。反基因技术的引入是由于 ODN 能够专一性地与双螺旋 DNA 序列结合形成三螺旋结构，其结合位点正是 DNA 结合蛋白的识别位点，所以能够位点专一性地干扰 DNA 与蛋白质的结合，干扰激活因子的转录起始或转录延伸，从而阻断基因的转录和复制。

反义核酸的作用机制虽然还不是十分清楚，但得到普遍公认的是核糖酸酶 H（RNase H）机制、非 RNase H 依赖的 RNA 降解机制与位阻效应机制[4-5]。

RNase H 是一种核酸内切酶，普遍存在于细胞质和（或）细胞核内，在细胞核内的浓度较高，能参与 DNA 的复制，在细胞内也可能具有其他功能。RNase H 能裂解 DNA/RNA 杂化双链中的 RNA 链。当 ASON 与目的 mRNA 结合形成杂化双链时，即可启动 RNase H 的裂解功能，将目的 mRNA 链降解，从而抑制基因表达蛋白的产生。许多类型的 ASON 都能支持内源 RNase H 的结合。而这种结合被认为是反义作用的极为重要方面，因为一旦结合，RNase H 作为内切核酸酶将识别并切割杂交双链中的 RNA 链，但有趣的是其中的 DNA 链并不受到破坏。这样，释放出的 DNA 又可以再次与 RNA 结合引起新一轮的降解。除此之外，ASON 还能用于纠正异常接合。

RNase H 对 RNA/DNA 杂交双链的切割效率高，并具有一定的特异性，DNA 特定的 4 个碱基的寡核苷酸能激活 RNase H，而对寡聚脱氧核苷酸的糖基或核酸骨架修饰会影响 RNase H 的活性[6]。

在反义技术的应用中，至今走在实用最前端的就是基于 RNase H 原理的反义 ODN。不仅第一个 FDA 批准上市的核酸药物（Vitravene）是通过 RNase H 机制作用的硫代 ODN，还有其他处于临床实验的反义 ODN 药物大部分都是通过该机制作用的，如 Genasense 公司的 Oblimersen，是针对 BCL-2 设计的反义 ODN，在临床实验中已经观察到它有抗肿瘤活性。总之，核糖核酸酶 H 机制的主要是使 RNase H 的敏感性增加，激活内源性的 RNase，使 RNA 分子迅速降解，以达到消除特定 mRNA 封闭某些基因表达的目的。利用反义寡核苷酸与 RNA 形成的双螺旋作为 RNase H 的底物及其在抑制翻译作用中表现出不同的底物活性而建立起有关反义技术的新方法非常引人注目。如硫代磷酸酯反义寡核苷酸与 RNA 杂交后通过 RNase H 引起预期的断裂，底物活性与不加修饰的寡核苷酸大不相同。

虽然通过 RNase H 原理调控基因表达是大多数 ASON 起的反义作用的途径。但是，如下一些非 RNase H 依赖的 RNA 降解机制也逐渐被人们发现（图 4-5）。

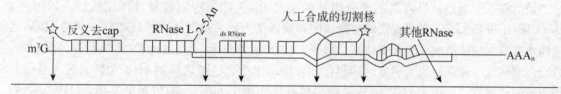

图 4-5 非 RNase H 依赖的降解作用[4]

在细菌中，还存在一种可以降解反义：正义双链 RNA 的核糖核酸内切酶——RNase Ⅲ。现在已经有实验发现，在人体细胞中，一种修饰后的寡聚核糖核酸与靶 RNA 结合，虽然不能激活 RNase H，但是能够通过激活双链 RNase H 的活性，对形成的杂交 RNA 双链进行降解，与其通过 RNase H 途径发挥作用的聚脱氧核苷酸类似物相比，前者活性更高。

RNase L 亦是哺乳动物细胞中的一种核糖核酸内切酶。它既存在于细胞质中也存在于细胞核中，可以被 $2'\sim5'$ 寡聚腺苷酸（$2\sim5A_n$）激活。研究人员通过降解适当的 $2\sim5A_n$ 与其他的寡聚核苷酸连接，形成新的反义分子，激活 RNase L，起到降解靶 RNA 的作用。现在，已经有实验证实这种方法是可行的，例如作用于 PKR mRNA、端粒酶 RNA 等。实验证实它们有很好的活性。

RNase P 则是一种普遍存在的酶，它由蛋白质和 RNA 两部分构成，位于细胞核中，参与 tRNA 的生物合成。该酶虽然序列特异型不高，但是具有很严格的 RNA 结构特异型。RNase P 可以识别与其底物 tRNA 结构类似的 RNA 双链结构。其由 ASON 和靶 RNA 形成的 12~13 个碱基长度的双螺旋底物可以激活 RNase P。

另外，mRNA 的 $5'$ cap 是保护 RNA 不被降解的一个重要结构。人们在研究中发现，在 ASON 的一端连上适当的铜复合物可以在生理条件下促使该结构中的三磷酸酯键水解，但是效率不高。将铜复合物换成镧复合物后，对靶 RNA 的降解加快。这些可称之为反义去 cap 作用。

其他还有一些方式能够引起杂交双链的降解，如人工合成的切割物（synthetic cleaver）等，通过反义定向使靶 mRNA 发生化学降解或骨架水解，也被称为人工 RNA 酶。将人工 RNA 酶与反义核苷酸结合，序列特异性地切割 mRNA。

反义核酸的位阻效应机制主要包括：对翻译机制的抑制、对转录机制的抑制及对 RNA 成熟的阻断。

反义的 RNA 结合到 mRNA 上启动翻译的地方，形成双螺旋，引起核糖体结合位点区域的二级结构发生改变，通过直接的立体效应阻碍核糖体和重的启动因子与 mRNA 结合；在编码区的抑制作用也基因是相似的，均属于对翻译机制的抑制。在细胞质中，以 mRNA 为模板合成蛋白质主要包括起始，延长以及终止这几个过程。ASON 可以与 mRNA 的 5′末端 cap 序列结合或 5′末端编码区（主要是起始密码 AUG）结合改变 mRNA 的二级结构，阻碍核糖体的结合，从而阻碍翻译的起始。也有 ASON 通过同时作用于 mRNA 编码区的，形成交联，三螺旋或夹钳结构，终止寡核苷酸链的延长。

对转录机制的抑制是通过 RNA 聚合酶与 DNA 上的启动序列形成复合物在开环过程中其转录链受到与之互补的反义 RNA 的杂交作用而使其转录机制受到抑制。ASON 可以通过作用于其中某个环节的非成熟 mRNA，使这一过程夭折。主要的方式有作用于 mRNAR 的 5′末端，阻止帽子结构的形成；结合到前体 RNA 的外显子和内含子的连接区，阻止蛋白与靶 RNA 的结合，抑制 RNA 的剪切（splicing）成熟；作用于 mRNA 的 poly A 形成位点，影响 mRNA 的 3′多聚腺苷化，阻止成熟以及从细胞核向细胞质的转运。

对转录后加工过程的抑制可以体现在转录后加工过程中的任何一步。比如，反义 RNA 可在 mRNA 中富含聚腺苷酸的区域形成双链 RNA，通过位阻效应阻止 mRNA 向胞质的转运，抑制 Pre‑mRNA 的剪接或断裂。

最后需提及的是，目前尚不十分清楚的反义 RNA 的非序列特异性作用机理。1970 年，De‑Clercq 和 Eckstein 发现硫代磷酸酯核酸寡聚体作为反义核酸体内外抗逆转录病毒 HSV 效应比正常的相应的磷酸二酯寡聚体高；另外，1978 年 Zamecnik 就报道了 ODN 对逆转录病毒，劳斯肉瘤病毒（RSV）也有明显的抑制作用，提示出反义核酸以抑制 HIV 逆转录酶为基础的作用机制。诚然，作用于 HIV 逆转录酶的机制比作用于 mRNA 的机制更复杂，HIV 复杂的复制周期为外来物质（包括反义核酸）的干预提供了多种可能性，然而，反义 RNA 直接抑制 HIV 逆转录酶的作用机制已通过研究得到了证实。

总之，研究反义核酸不仅对于从反向遗传学的角度研究特定基因的功能具有重要的理论意义，而且对于发展基因水平的治疗药物，特别是以核酸为靶、高特异性、强选择性的抗癌、抗病毒药物具有很大潜力，也是核酸分子识别研究的一个重要方面。在以后的章节中我们将分别对反基因研究策略在三链核酸（第五章）及核酶中的应用及基因转录调控型 RNA 作为药物靶标的分子机制（第十一章）进行论述。

除了上述的这些方式，ASON 还能通过其他的途径来达到对基因的调控，如干扰生理条件下的核酸之间的相互作用，改变核酸的高级结构，调节蛋白质与核酸之间的相互作用等。

第三节　反义技术应用中的分子识别

尽管从理论上说，反义寡核苷酸具有特异性强、效率高、使用范围广泛等优点，但是在实际应用中仍然有各种问题需要克服。例如，在反义寡核苷酸的靶点选择上，由于长 RNA 分子将形成复杂的二级结构和三级结构，因此成功的 ASON 首要任务是确定 mRNA 上可以接近的靶点。然而平均只有 1/8 的 ASON 能够有效地并且特异性地与靶 mRNA 结合。但是由于

ASON 的靶点的多样性，其活性数据变异很大。因此，虽然我们能够很简单地检验大量 ON 的反义活性，但是仍需要更严谨更完善的方法对反义效应进行优化。

计算机模拟的长 RNA 分子模型并不能真实反映 RNA 在细胞中的实际结构，这限制了它在 ASON 设计中的应用。人们尝试了许多方法来解决这一问题。利用随机或半随机 ON 库和 RNase H，联合引物扩展，可以揭示全面的可能位点。非随机的策略是消化模板 DNA，产生靶点特异的 ASON。另一种获得目标 RNA 结构信息的简单而直接的方法是筛选大量在 RNase H 作用下的特异性降解 RNA 并测得每个切割的片断的范围。目前为止，已报道的最为成熟的方法是设计一种 DNA 序列来获得 RNA 谱中的杂交位点。生物体中的 mRNA 结构和体外试验中转录产生的 RNA 结构是有区别的，而且在细胞中，蛋白质可能结合在 RNA 的某些位点上。因此，在细胞提取物或细胞培养中筛查是更有效的方法。

其次，将 ASON 特异性地运送到靶器官和靶组织是挑战性的任务，在临床运用中需要克服以下困难：首先，ASON 在体外和体内试验中必需证明由足够的稳定性，因为普通的磷酸酯骨架的 ASON 很快被血液中和细胞内的核酸酶水解。我们必需对 ASON 的骨架作一定的修饰，以保证能够能它能够完整的到达作用靶点。第二，由于它们的聚阴离子性，这些核酸在被细胞吸收时，是通过受体介导液相的细胞内吞方式进行的。然而，这种摄取方式对体内多种器官而言并不能使药物达到有效的治疗浓度。已经有许多方法尝试提高细胞对药物的摄取，例如使用脂质体，聚合物载体，或者直接与脂类、亲水分子或一些多肽载体分子连接等。这些转运策略能够促进他们透过细胞膜。

一、反义寡核苷酸的设计及修饰

在设计 ASON 时，有几点需要避免的。在 ON 中不要存在邻近的四个鸟嘌呤，否则会通过 Hoogsteen 碱基配对形成鸟嘌呤四面体结构，减少了实际有效 ON 的浓度，并可能会引起一些副作用。修饰后的鸟嘌呤（如 7-脱氮鸟嘌呤）不能形成 Hoogsteen 碱基对，可以避免这个问题。在体外试验中可以排除含有 CpG 结构的寡核苷酸，因为它们会激活哺乳动物的免疫反应。相对于人类，CG 双核苷酸更频繁地出现在病毒和细菌中，这意味着它是激活免疫系统抗感染反应的标识之一。Coley 医药公司甚至将含有 CG 的寡核苷酸作为免疫激活剂，在临床中用于治疗癌症、哮喘和传染病。另外，建立寡核苷酸序列数据库也是设计中重要的一步。通过数据库的搜索，避免寡核苷酸和靶点外的 mRNA 类似。此外，还需要做对照试验，以确定观察到的试验结果确实是由于对目标 mRNA 的反义作用产生的。

按照组成核苷酸类型，ASON 可以分为寡脱氧核糖核酸（oligodeoxynucleotide，ODN）和寡核糖核酸（oligonucleotide，ON）。但是，由于 RNA 的操作技术比较困难、合成成本较高、早期的作用机制不明确、专一性差等原因，在反义技术建立的初期，所有实验均选用 ODN，对其结构的改造也以 ODN 为基础，进行化学修饰物，可以说，反义寡核苷酸的概念是从反义寡脱氧核糖核酸（ASODN）的基础上发展而来的。然而天然的 ODN 要作为临床使用的药物仍然不够稳定，因为它们的磷酸二酯键会被核酸酶水解，形成单核苷酸。人们尝试对其结构进行了多种改造（图 7-4），涉及糖基、碱基和磷酸，不仅希望能够增强它的稳定性，还希望能提高 ODN 对靶分子的选择结合力，增加细胞摄取并改善其分布。

（一）第一代反义寡脱氧核苷酸

第一代 ODN 的改造目的主要是提高它对核酸酶的耐受，避免磷酸二酯键遭受破坏。改造方法就是将非成键的氧原子用硫代或甲基基团取代。这就生成了硫代磷酸酯寡脱氧核苷酸（PS ODN）和甲基磷酸酯寡脱氧核苷酸（MP ODN）。其中，后者是电中性的而且亲脂的。尽管 MP ODN 抗核酸酶水解而且细胞吸收好，但是它们的应用并不广泛。这可能是由于以下原因造成的：①水溶性差；②不能激活 RNase H，限制了其反义作用的效果。

相比之下，硫代磷酸酯脱氧寡核苷酸是目前研究最多的反义寡核苷酸。目前，唯一被 FDA 批准的上市药物 Vitravene[7]，就属于这一类化合物。PS ODN 在血中的半衰期一般是 9～10 小时，远远大于未修饰的 ODN（1 小时）。除了能够耐受核酸酶的水解，PS ODN 还能形成 Watson - Crick 碱基配对，激活 RNase H 以及较好药代动力学性质。然而，这种修饰也带有一些缺陷。例如，硫代使酯键中的磷原子变成手性中心，相对减少了对互补 RNA 的结合能力。同时，它们还通过离子键或疏水作用与一些其他的重要的生物分子结合，如结构蛋白，酶，受体，生长因子等等，从而导致一些副作用。大剂量的 PS ODN 在啮齿动物和灵长动物试验中显示有急性凝血异常，补体活化和/或凝血活化，急性肾衰竭和/或血小板减少。低剂量的 PS ODN 在临床试验中耐受性良好。

（二）第二代反义寡脱氧核苷酸

在保留 PS ODN 的优点的同时，人们尝试了多种的方法，进一步改进 ODN。将 ODN 的 3′和 5′端都形成磷酸硫酯，这种产物不但加强了对核酸外切酶的抗性而且显著减少了副作用。

除了对核苷酸连接桥的修饰，2′-脱氧-α-D-核糖基团是 ODN 修饰的另一个重要基团。在反义 ODN 中，人们尝试了很多糖基修饰方法以增强寡核苷酸的亲和力和抗核酸酶能力。将糖基连接桥从天然的 α 式变为 α-异头形式可以增强其核酸酶稳定性但是有损于杂交稳定性和 RNase H 激活能力。另一种典型的糖环修饰是将其 2′位置 O-甲基化、氟化、O-丙基化、O-烯丙基化或其他的基团取代。这种修饰可以提高其对 RNA 的亲和力同时具有一定的核酸酶耐受能力。但是，2′-O-烷基 RNA 没有 RNase H 活性，它们的反义作用仅仅来自于对翻译的空间位阻。例如，2′-O-甲氧基-乙基-PS ODN 可以有效抑制 ICAM - 1 蛋白的表达，而且这种作用不依赖 RNase H。

（三）第三代反义寡脱氧核苷酸

第三代 ODN 的结构变化更大，它们是 DNA 和 RNA 的类似物，其磷酸酯或核糖键经过改造，呋喃糖环经过了彻底的修饰。N3′→P5′磷酸氨键是其中的一个例子。它的 2′-脱氧核糖的 3′-羟基被 3′-氨基取代。经过修饰后的反义 ODNs 能够耐受核酸酶，而且对互补 RNA 或 DNA 链的亲和力很强。不像 PS ODN，N3′→P5′修饰的 ODN 不能激活 RNase H。尽管如此，在体外和体内实验中，后者的序列特异性都比前者强。下面是第三代 ODN 的几个典型例子。

1. 肽核酸（PNA）　肽核酸是研究最早的 DNA 类似物之一，它将脱氧核糖磷酸酯骨架替换成聚氨骨架。Nielsen 在 1991 年第一次提出了肽核酸的概念，现在已经很容易获得 PNA 的商品。PNA 有良好的杂交结合能力和生物稳定性，但是不引起 RNase H 对靶 RNA 的分解。它们是电中性分子，因此溶解性和细胞吸收都成为它在实际应用中的困难。将 PNA 连上负电荷的低聚物，脂质或某些肽片断可以改善细胞吸收。

PNA 在体内试验中没有报道毒性，这可能是因为它们是电中性的，因而和蛋白质的亲和能力弱。不过，PNA 最为显著的优势不是它们作为反义物质结合 mRNA，而是它们可以和染色体 DNA 结合从而控制基因表达。

2. 锁核酸（LNA）　近几年发展的最有潜力的修饰核酸是锁核酸（LNA）[8]，核糖核苷酸具有亚甲基桥连接核糖的 2′-氧原子和 4′-碳原子。含有 LNA 的 ON 最早由 Wengel 和 Imanishi 实验室合成，现在有商品出售。

将 LAN 引入 DNA ON 使 DNA·RNA 双螺旋的构象朝 A-型转变，这使得 RNase H 不能剪切目标 RNA。要激活 RNase H，可以混合 DNA·LNA，在 ON 的中央保留 7～8 个 DNA 残基作为 RNase H 的激活区。混合的 2′-O-甲基-LNA ON 没有 RNase H 活化能力，但是可以构成空间位阻抑制胞内 HIV - 1 Tat 依赖性的反式激活从而降低基因表达。LNA 和 LNA·DNA 杂合结构可以和荧光素酶 mRNA 的多个区域结合有效抑制基因表达。

杂合 DNA·LNA ON 稳定性好，不易降解，尤其是对靶标的亲和力更强。有试验报道，在 ON 中每引入一个 LNA，熔解温度（melting temperature，T_m）将升高 9.6℃。与硫代磷酸 DNA 和 $2'$-O-甲基 gapmers 相比，DNA·LNA 对目标 RNA 的亲和力更强，加速了 RNase H 的剪切作用并且更有效的抑制基因表达。亲和力的增强是否会导致 LNA 作用特异性的降低还有待研究。如果发现 LNA 有副作用产生，则需要缩短它的长度以平衡它的特异性和亲和力。含有 LNA 的 ASON 还能直接抑制人端粒酶。通过比较，人们发现 LNA 比 PNA 更有效的抑制端粒酶。鉴于对互补序列的强亲和力，在细胞提取物中，8 个核苷长度的 LNA 就可以有效抑制端粒酶了。

除了对靶点的强亲和性质，LNA 还能够促进细胞对 ON 的吸收。含有 LNA 和 $2'$-O-甲基 RNA 的 ON 比全部为 $2'$-O-甲基 RNA 的 ON 的细胞摄入要高，这可能也是造成 LNA 活性强的原因之一。在活体体内试验中，LNA ON 能够有效的抑制基因表达，其效率比之前报道的硫代磷酸 DNA 高，而且在最优剂量下没有毒性显示。因此，全 LNA 或 DNA·LNA 杂合 ON 可以为反义 ON 提供一系列的优良品质，如稳定性、高靶点亲和性、生物活性和无毒性。

3. 三环 DNA（tcDNA）　三环 DNA 最早是由 Leumann 及其同事合成的，它增强了对互补序列的结合能力。引入 tcDNA 的 DNA 或 RNA 类似物不能激活 RNase H。但是，它成功的纠正了变异的 β-球蛋白的 mRNA 的异常连接，而且效率比相应的 $2'$-O-甲基硫代磷酸 RNA 强 100 倍。

其他还有 N$3'$-P$5'$磷酰胺（NP）是对磷酸酯骨架改造的另一个例子；$2'$-脱氧-$2'$-F-β-D-阿糖 核酸（FANA）阿拉伯糖核酸[9]，是 RNA 的 $2'$差向异构体，或相应的 $2'$-脱氧-$2'$-F-β-D-阿糖-非核酸类似物，是第一个报道的引起 RNase H 剪切互补 RNA 的糖修饰 AS-ON；吗啉取代的寡核苷酸（morpholino oligonucleotide，MF）[10]是非离子的 DNA 类似物，用吗啉取代核糖环，并以磷酰胺将其连接起来，现在有商品出售；环己烯核酸（CeNA）的基本特点是用六元环取代核苷中的五元呋喃糖环，寡链显示高度的刚性构象。

在实际应用中，常常是几种修饰方法联用，导致了混合结构的 AS-ON 的出现和广泛使用，其中间是一段硫代磷酸酯 DNA 或未加修饰的 DNA。如 PS ODN 常常结合其他的结构修饰，尤其是结合 $2'$-O-烷基化核糖和甲基磷酸 ODN。这样产生了混合骨架的寡聚脱氧核苷酸（MBO）[11]。这些 MBO 具有更好的反义作用而且有最小的聚阴离子化合物效应。在 PS ODN 的 $3'$末端，或 $3'$和 $5'$末端同时修饰所生成的 MBO，增强了化合物的特异性、生物活性及体外稳定性，改善了药代动力特性和安全性，降低了聚阴离子化合物相关的副作用以及蛋白质结合能力。将 PS ODN 的中间部位做其他修饰后产生的 MBO 与末端修饰的 MBO 相比，具有了更高的结合力和 RNase H 活化能力，能使 RNA 更快的降解。而且它们的药代动力学特征和安全性也很好。几个第三代 AS-ON 已经成功地应用在活体试验中，显示了良好的反义作用和极低的毒性。我们可以预料，不久，核酸化学的发展将使反义技术在靶标确认和疾病治疗领域取得显著进展。

二、反义技术在抗肿瘤方面的应用

现代医学认为，导致肿瘤的根本原因在于基因表达的异常，如致癌基因的激活或抑癌基因的失活。目前利用反义技术可以设计出与有害基因、突变基因、非正常表达基因及其 mRNA 互补的反义核酸，以封闭这些基因或阻断其表达而不影响其他基因的正常功能。大量的研究表明反义途径研究治疗肿瘤确实有着诱人的前景。目前已有应用反义核酸治疗一些恶性肿瘤的研究，如慢性淋巴细胞性白血病、神经母细胞瘤、膀胱癌、多发骨髓瘤、乳腺癌、胃癌、结肠癌、间皮瘤和肺癌等，已经取得了一定的疗效。

反义寡核苷酸抗肿瘤作用的机制有：①抑制原癌基因的表达。如用与原癌基因 c-myc、

c-raf 和 Ha-ras 等 mRNA 互补的 ASODN 可达到遏制肿瘤生长的效果；②诱导细胞凋亡。如用与抑凋亡基因 bcl-2 mRNA 互补的 ASODN 下调其表达，减弱 bcl-2 的抗凋亡作用；③ 抑制融合基因。靶向融合基因的 ASODN 可抑制神经外胚层肿瘤细胞的融合基因，可用以治疗这种肿瘤；④对多药耐药的逆转。多药耐药（multidrug resistance，MDR）是肿瘤化疗的重大障碍。人多药耐药基因 mdr1 编码一种跨膜糖蛋白（Pgp）的高效表达与肿瘤细胞的耐药有关。反义核酸技术为 MDR 的逆转提供了新思路，可以在 MDR 形成的上游来阻止 MDR 的发生;'⑤通过靶向细胞信号转导抑制肿瘤生长。应用反义核苷酸技术可以选择性地抑制突变基因产物的表达，修正由于基因改变造成的细胞信号转导的异常。如蛋白激酶 C（PKC）激活后能促进某些癌基因的表达。应用针对 PKC 的反义寡核苷酸抑制其 mRNA 转录和翻译，可以明显抑制非小细胞肺癌的生长；⑥ 抑制生长因子表达。某些癌基因编码生长因子或其受体，其过量表达会使生长因子大量产生，并以自分泌的形式促使自身瘤细胞生长。有报道用反义核苷酸抑制自分泌生长因子或封闭其受体来抑制某些肿瘤的生长；⑦增强化疗效果。ASODN 与其他化疗药物联用能提高化疗的敏感性。总之，反义寡核苷酸可以作用于肿瘤形成的多个环节，有效的阻止癌症的发生发展。表 4-2 总结了部分目前正在临床试验中的抗癌反义核酸药物及其靶点。

表 4-2   目前处于临床试验中的抗肿瘤寡核苷酸

作用靶点	化学结构类型	开发公司	临床阶段	肿瘤类型
bcl-2	PS-ASO	Genta	I～III	黑色素瘤，慢性淋巴细胞性白血病，雄激素抵抗型前列腺癌
	LNA-ASO	Santaris	I	慢性淋巴细胞性白血病
Survivin	MOE-ASO	Lilly/Isis	I	实体肿瘤
XIAP	OMe-ASO	Aegera	I	实体肿瘤
Raf	PS-ASO	Isis	II	实体肿瘤
Ras	PS-ASO	Isis	II	实体肿瘤
IGFBP2/5	MOE-ASO	Oncogenex	临床前期	雄激素抵抗型前列腺癌，乳腺癌，神经胶质瘤
PKC	MOE-ASO	Lilly/Isis	III	非小细胞肺癌
c-Myb	PS-ASO	Genta	I	慢性粒细胞白血病
Clusterin	MOE-ASO	Oncogenex	II	雄激素抵抗型前列腺癌，乳腺癌，非小细胞肺癌
HSP27	MOE-ASO	Oncogenex	I	雄激素抵抗型前列腺癌
Ribonucleotide reductase	PS-ASO	Lorus	II	雄激素抵抗型前列腺癌

细胞摄取是反义寡核苷酸在实际应用中需要攻克的一个重要障碍。在细胞培养中，裸 DNA 的吸收效率极低，带有电荷使它们不易透过细胞膜。人们使用了很多方法来解决这个问题。到目前为止，最普遍也是最成功的是脂质体和带电 lipid，前者将 ON 包裹在亲水中心，后者通过与 ON 形成 lipid-nucleic acid 复合物。这些复合体一般通过内化作用而进入细胞。最近，大分子运输体系很受关注。它们不仅能有效地介导细胞摄取，而且能保护 ON 不被降解。转运 AS-ON[12]Futher 聚合物含有氨基酸或糖。然而试验显示连接 ON 的肽片段的结构性质

并不能显著改变其穿越生物膜的能力[12]。因此，肽-寡核苷酸衍生物的高活性应该是由于其他的性质改变造成的。

另一个靶向运输 AS - ON 到目标组织或器官的策略是受体介导的细胞内化作用。将 ON 连接到抗体或能够被特异识别的配体上，可以使它们被细胞特意性的识别和吸收。例如，将放射性标记的 PNA 与一个转铁蛋白受体的单克隆抗体连接后，PNA 可以透过血脑屏障。

有趣的是，在体内试验中，ON 竟然可以不依赖任何转运体系而被细胞高效摄入。有报道显示，在没有任何转染试剂的帮助下，荧光标记的 ASON 在鞘内注射后能够被背根节神经元吸收。单独的核酶进入靶细胞的体内试验也有成功的报道。尽管有上述成功例子，人们一般还是需要借助转染试剂来达到更好的细胞吸收效果。因此，研究更有效的转运体系仍然是反义技术的一大挑战。

反义药物的出现，将基因疗法提高到一个新的层次[13]。虽然目前还有许多有待解决以及需要充分评价的问题，如体内有效地输送到靶部位的问题，寡聚核苷酸大量生产的高成本问题。但是随着核酸研究的深入，核酸的新的功能的发现，作用机制的明确，以及化学合成及修饰方法的改进，人们对反义寡核苷酸的开发和应用将步入一个新的阶段。

三、反义技术在提高药物与 DNA 作用序列特异性中的应用

由于药物与寡核苷酸结合物能在三维结构上与病毒 mRNA 互补；亦能与靶 DNA 形成三链而应用在反基因技术中，所以被认为是除了酶性核酸和反义核酸以外的选择性抑制基因表达的抗肿瘤、抗病毒的又一类化疗新药物。它们一般具有强抗肿瘤、抗病毒活性及较好的生物体内分布，并在一定程度上能抵抗核酸酶对寡核苷酸的降解。

这类偶合物的设计要考虑三个方面：被结合的分子，如嵌插剂、生物碱嵌入物、烷化剂、过渡金属络合物等，及其最佳的结合位点的设计；偶合的寡核苷酸碱基顺序及链长的设计；连接臂长度及其刚性和柔性的设计。现分述如下：

（一）功能性小分子的设计

主要目的在于利用寡核苷酸的分子识别优势，克服其缺陷，引入可产生新功能的小分子。目前，已经有 50 余种药物分子和寡核苷酸进行了连接实验。按引入的功能来划分则包括：

1. 可阻断基因表达的小分子　这种偶合物一方面可以与靶基因结合抑制基因表达，同时可以利用其小分子特异性地切断 DNA 或 RNA，起核酸内切酶的作用，更彻底地阻断基因表达。Vlassov 等研究了烷基化试剂与寡核苷酸的结合，由于烷基化试剂作用于碱基的亲核中心，而烷基化的碱基很容易从 DNA 或 RNA 上清除，就可造成 DNA 或 RNA 在这些位些位点上的断裂。除此之外，可切断核酸的基团还包括修饰的寡核苷酸衍生物与酶性核酸的偶合物以及能够产生自由基的小分子与寡核苷酸的偶联，如 Dervan 将药物与 EDTA 结合于同一寡核苷酸的两侧，形成一种多功能性的反义核酸。Zarytova 研究了 BLM A$_5$ 与寡核苷酸的结合，这类偶合物是通过氧化降解核糖以切断核酸的，并且它能特异性地断裂 DNA 或 RNA 的链。另一类可阻断基因表达的小分子是光敏活性化合物。如 Truay 研究了叠氮原黄素和卟啉与寡核苷的偶合物；Byrn 也研究了叠氮吖啶与寡核苷酸的结合。Smith 则报道了补骨脂素与寡核苷酸的偶联。这些光敏物质的引入，可使偶合物在一定条件控制下发挥核酸内切酶的作用，不仅可以成为基因调控研究的重要工具之一，而且提供了通过光谱分析药物-寡核苷酸偶联物结构的方法。

2. 可辅助寡核苷酸片段进入细胞的活性分子　引入这类特殊结构可通过增强核苷酸在细胞表面的吸附，利用受体介导的内吞作用（endocytosis）和细胞膜蛋白的融合作用等提高细胞透过率。Letsinger 等研究了胆固醇与寡核苷酸的结合，发现由于胆固醇的亲脂作用所产生的膜效应导致寡核苷酸活性增强。利用融合多肽-寡核苷酸的偶合物也可以大大增强其细胞的透过率，其活性可以是未修饰寡核苷酸的 5～10 倍。而且利用包裹蛋白衍生多肽-寡核苷酸偶合

物在生物相容性方面可能更有发展前途。

3. 可增强杂交稳定性的分子结构　寡核苷酸与靶 mRNA 和 DNA 的杂交稳定性是由寡核苷酸的长度和 GC 含量所决定的。短的寡核苷酸杂交的稳定性往往稍差，但如果把 DNA 嵌插剂如吖啶和寡核苷酸偶合，解链温度明显升高（升高 50%），说明亲和性加强。另一方面由于偶联的寡核苷酸与靶 DNA 或 mRNA 的互补性又大大提高了作用的特异性，这对于增大药物的选择性是很有意义的。

（二）寡核苷酸部分的设计——碱基序列、链长度及其修饰

偶合物中寡核苷酸部分是识别特异靶基因的关键。它的碱基顺序和链长度是由靶基因的顺序和长度所决定的。Zamecnik 对一系列寡核苷酸进行研究后发现，片段过短的寡核苷酸识别活性低，含 11~12 个碱基的寡核苷酸最合适。Matsukura 最近合成了核苷酸硫代磷酸酯，这类经过链修饰后的寡核苷酸不仅本身显示出抗 AIDS 的作用，而且与药物结合后可使其效应提高 10 倍。

（三）连接臂（link）的设计

连接臂的长度、刚性及生物降解性对偶合物的功效有很大的影响，所谓连接基团的刚性和柔性是指连接基团的空间结构的运动性而言。比如连接臂是由亚甲基类似的结构组成，可以有多种不同的空间排布，则为柔性连接臂。由于药物与寡核苷酸偶合物要求活性基团更接近靶基因，而柔性连接臂对这点有利。所以柔性连接的偶合物的生物活性大多高于刚性连接的偶合物，因而在偶合分子设计中多选择柔性连接臂。连接臂的长度也会影响偶合物的活性，Helene 提出，$-(CH_2)_6-$是吖啶与寡核苷酸偶合的最佳连接臂。Byrn 发现连接臂的长度能决定嵌插剂结合于寡核苷酸的哪个碱基对。补骨脂素以较短的连接臂 $[-(CH_2)_2-]$ 相互结合最合适。而生物素和荧光标记物以含 11 个或 12 个碳的长连接臂在与寡核苷酸偶合时可以减少杂化作用的位阻。Bym 对形成结合物的自由能用分子模拟技术进行了计算，结果表明，小分子与寡核苷酸第 4、5 个碱基结合能较小。另外为了药理方面的需要，有时也将连接臂设计成可生物降解的基团，如含有二硫键、酯键和多个肽键。这样进入细胞后容易降解而使寡核苷酸与水分子易于分离。

总之，药物小分子与寡核苷酸偶联，由于核苷酸本身的序列识别特点，极大地增强了与靶基因作用的特异性，增强了药物作用的选择性，能使结合的药物有效地运送至靶细胞，而且能减少核酸酶对寡核苷酸的降解。这类偶合物有着广泛的应用前景，是发展抗肿瘤、抗病毒新药物的有效途径，是基因治疗剂的新发展，也是研究基因表达调控和基因功能的有力工具。

（何梅孜　杨　铭）

参考文献

[1] 潘明. 反义核酸技术应用及研究进展. 生物技术通报，2006，6：68-71.

[2] Kole R，Sazani P. Antisense effects in the cell nucleus：modification of splicing. Curr Opin Mol Ther，2001，3：229-234.

[3] 陈忠斌，王升启. 抗肿瘤反义寡核苷酸药物研究现状和趋势. 中国新药杂志，2006，11：683-685.

[4] Baker BF，Monia BP. Novel mechanisms for antisense-mediated regulation of gene expression. Biochimica et Biophysica Acta，1999，1489：3-18.

[5] 帅晓明. 反义寡核苷酸作用机制研究进展. 国外医学·分子生物学分册，2001，23（4）：237-240.

[6] Larrouy B，Blonski C，Boiziau C，et al. RNase H-mediated inhibition of translation by an-

tisense oligodeoxyribonucleotides: use of backbone modification to improve specificity. Gene, 1992, 121: 189 - 194.

[7] Dias N, Stein CA. Antisense oligonucleotides: basic concepts and mechanisms. Molecular Cancer Therapeutics, 2002, 1: 347 - 355.

[8] 周昌华. 化学修饰小干扰 RNA 研究进展. 国际检验医学杂志, 2006, 27: 693 - 697.

[9] Wilds CJ, Damha MJ. 2′-Deoxy-2′-fluoro-β-D-arabinonucleosides and oligonucleotides (2′ F- ANA): synthesis and physicochemical studies. Nucleic Acids Res, 2000, 28: 3625 - 3635.

[10] Hudziak RM, Summerton J, Weller DD, et al. Antiproliferative effects of steric blocking phosphorodiamidate morpholino antisense agents directed against c-myc. Antisense Nucleic Acid Drug Dev, 2000, 10: 163 - 176.

[11] Agrawal S. Importance of nucleotide sequence and chemical modifications of antisense oligonucleotides. Biochimica et Biophysica Acta, 1999, 1489: 53 - 68.

[12] Pichon C, Freulon I, Midoux P, et al. Cytosolic and nuclear delivery of oligonucleotides mediated by an amphiphilic anionic peptide. Antisense Nucleic Acid Drug Dev, 1997, 7: 335-343.

[13] 袁守军. 反义药物设计方法研究进展. 解放军药学学报, 2004, 20: 126 - 129.

第五章　三链核酸的分子结构及其反基因策略中的分子识别

在 DNA 双螺旋的结构发现不久，1957 年，Dauies 和 Felsenfeld 在实验中发现有 M_gCl_2 存在时，两个 polyC 与一个 polyA 杂交能形成三螺旋 RNA，Lipsentt 和 Howaicl 分别在 1963 年和 1964 年报道了 polyC 与 polyG 双螺旋形成三链结构时，其中一个胞嘧啶明显被质子化。1969 年 Morgan 和 Wells 报道了双螺旋 DNA 和单链 RNA 能形成三链复合物。1974 年，Arnott 等在研究 $A_n \cdot 2T_n \cdot A_n \cdot 2I_n$ 等三螺旋的 X-射线衍射的基础上，建立了三链 DNA 的结构模型。在此后三链核酸的研究进展不大，主要是由于三链 DNA 结构是在体外发现的，其存在并未受重视，曾被认为是一种没有生物学意义的结构。直到 1985 年 Lymecheiv 提出了质子化三链 DNA 结构模型，并经许多化学探针实验证实才又引起人们的重视。1987 年，Mirkin等进一步证实三螺旋 DNA 可存在于一种质粒的酸性溶液中，这为三螺旋在体内的形成提供了证据。同年 Dervan 等证实可通过将第三条 DNA 粘接到含有真实基因的天然 DNA 上，会在体内起到重要调控作用。这时三螺旋 DNA 才引起了人们的广泛关注并于 20 世纪 90 年代掀起了三链 DNA 结构研究浪潮。随后的研究结果表明，三螺旋 DNA 的形成可能伴随于 DNA 的转录、复制和重组等生物过程。三螺旋 DNA 的研究为生命体系中的分子识别及反基因策略的研究提供了全新的思路。同时，根据中心法则，在转录过程中，遗传信息得到了放大。传统的反义技术对于大量的 mRNA 拷贝难以完全阻断，因而无法达到彻底抑制基因表达的目的。人们逐渐意识到，对于抑制基因表达来说，抑制基因的转录可能比抑制 mRNA 的翻译更加有效。三链 DNA 结构的发现为此设想提供了坚实的基础[1-6]。

第一节　三螺旋 DNA 的分子结构特征

一、三螺旋 DNA 的结构及形成的分子机制

三螺旋结构是在 DNA 双螺旋结构的基础上形成的，通常的三链 DNA 是第 3 条核苷酸链插入到 W-C 双螺旋结构的大沟中，平行或反平行缠绕在一起形成，称三螺旋 DNA 或 3 条核苷酸链以辫状形式结合而成，称辫状 DNA。在三链 DNA 中，碱基配对有多个模型，其中以 Hoogsteen 所提出的配对方式为大多数学者所赞同，其仍遵循 Watson-Crick 的碱基配对原则（图 5—1），即新配对上去的第三个碱基仍为 A 与 T 配对，G 与 C 配对，新配对的胞嘧啶在氮3 位上必须质子化，即呈 C^+，从而形成 T-A·T 三联体和 C-G·C^+ 三联体[7]。

三链区的三条链均为同源嘌呤或同源嘧啶，即整段的碱基均为嘌呤或嘧啶。根据第三条链的来源，三链 DNA 可分为分子间和分子内两组；根据三链碱基的组成及相对位置，其结构主要分成"嘧啶型"（又称嘧啶-嘌呤-嘧啶型，或 Y·RY 型或 Py 型）和"嘌呤型"（又称嘌呤-嘌呤-嘧啶型，或 R·RY 型或 Pu 型）。这些三螺旋的基本单位是三碱基体，即有三个碱基通过相互作用而形成的单元，其中两个碱基是形成双螺旋的碱基，碱基间以 Watson-Crick 氢键相互作用，而第三条链的碱基以 Hoogsteen 氢键与嘌呤碱基连接。Hoogsteen 与 Watson-

Crick 氢键比较见图 5-1。

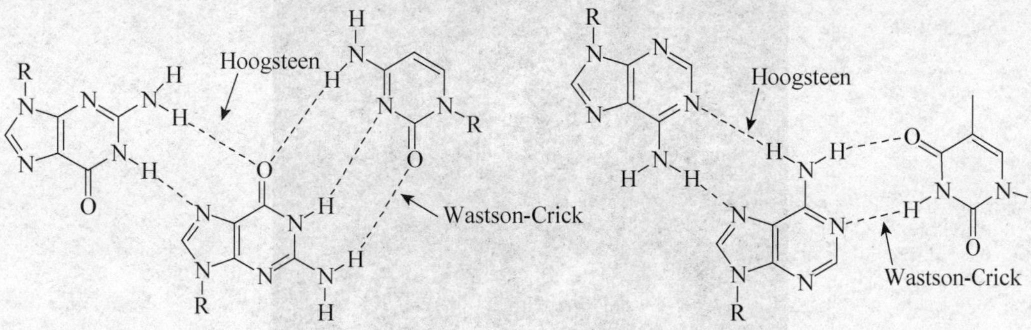

图 5-1　Hoogsteen 与 Watson-Crick 氢键比较

两条互补的 DNA 链在水溶液中形成双螺旋后，大沟中仍存在多余的氢键给体和受体，可与特异性的分子（如蛋白质）结合，形成专一性的复合物，也可以特异性地与单链 DNA 分子结合形成三螺旋 DNA。双螺旋中的大沟区是第三股 DNA 能缠绕到双螺旋上形成三螺旋 DNA 的结构基础。它的组成结构基元是碱基三联体。根据组成不同，三链 DNA 可分为嘧啶-嘌呤-嘧啶型（Py 型）和嘌呤-嘌呤-嘧啶型（Pu 型）。Py 型是以 T·AT 和 C$^+$·GC 为结构基元的；Pu 型是以 G·GC 和 A·AT 为结构基元的。

根据结合在三螺旋 DNA 上的第三条链的序列组成、碱基堆积方式及各条链的相对方向性，三螺旋 DNA 又可以划分为分子内三螺旋（H-DNA），分子间三螺旋及平行三螺旋 DNA。尽管类型不同，但碱基三联体的形成是共同特征的。NMR 的研究证实在碱基三联体中不仅有 Watson-Crick 氢键还有 Hoogsteen 氢键，T（A）和 C$^+$（G）分别与 AT 和 GC 中的嘌呤碱基通过足够维持其稳定存在的 Hoogsteen 氢键结合形成碱基三联体。其中的 Hoogsteen 氢键有两种形式，一种是如同 Hoogsteen 在 A 和 T 共结晶中发现的 Hoogsteen 氢键；还有一种是由第三条链的碱基转动 180° 发现的 Hoogsteen 氢键。另外，由于 C 上少一个氢键供体，为了与 GC 碱基中的 G 形成两个 Hoogsteen 氢键，胞嘧啶必须质子化。这个三螺旋形成机制在我们前面提到的 Mirkin 等的研究中得到验证。他们将含有 Pu·Py 序列的双螺旋片段插入到质粒 DNA 中，扩增后发现这段 DNA 在酸性条件下，受超螺旋负扭转应力的诱导，多聚嘧啶的部分链发生自身回折，并缠绕到双螺旋的大沟区中，这个回折链与 Watson-Crick 双螺旋中的嘌呤链通过 Hoogsteen 氢键形成分子内三螺旋。下面将典型的三类三螺旋 DNA 分述如下。

（一）"嘧啶型"三螺旋 DNA

嘧啶型的三螺旋结构中，第三条嘧啶链以平行于 Watson-Crick 双螺旋中嘌呤链的方向，缠绕到双螺旋的大沟上，特异性地与嘌呤链结合（即 parallel motif），并随双螺旋结构一起旋转。例如典型的 Y·RY 型三螺旋 T·AT 和 C$^+$·GC[8-9]，三链中碱基配对的方式与双螺旋 DNA 相同，即第 3 个碱基仍以 A=T、G=C$^+$ 配对，但第 3 链上的 C 必须质子化，T·AT 和 C$^+$·GC 三螺旋的链 3 和链 2 间的碱基以两个 Hoogsteen 氢键配对，不影响链 1 和链 2 间的相互作用（图 5-2）[10]。

（二）"嘌呤型"三螺旋 DNA

嘌呤型的三螺旋结构中，第三条嘧啶链以反平行于 Watson-Crick 双螺旋中嘌呤链的方向，缠绕到双螺旋的大沟上，特异性地与嘌呤链结合，例如典型的 R·RY 型三螺旋 G·GC、A·AT 和 T·AT，三链中碱基配对的方式除与双螺旋 DNA 配对方式相同的以外，还有大量与之不同方式，如 A=A、G=G 配对，研究发现 R·RY 型三螺旋的第 3 条嘌呤链和 Watson-Crick 双螺旋的嘌呤链以 2 个反 Hoogsteen 氢键连接[11]。

在 R·RY 型三螺旋中，第 3 条核苷酸链的加入引起了扭转角和 X-位移的变化。结果显

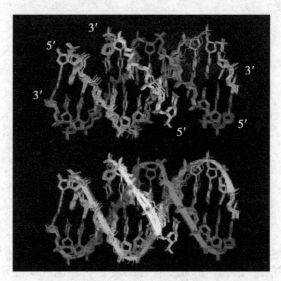

图5-2　"嘧啶型"三螺旋DNA结构图

图中嘌呤链（5′GACTGAGAGACGTA3′）是绿色的，嘧啶链（3′CTGACTCTCTGCAT 5′）是黄色的，
而Hoogsteen链（5′CTCTCT3′）是银色的[2]

示，此三螺旋既不同于通常的A型也不同于B型DNA。双螺旋的碱基对向小沟方向移动了-19nm，以此来容纳大沟上的第3条链。总之，三螺旋中的双螺旋区似乎并未受到第3条链太大的影响，而且双螺旋区的碱基堆积形式有些像A型DNA。然而与A型DNA不同的是双螺旋区的大部分核苷酸的糖环构象是S型而非N型。R·RY型三螺旋的详细结构仍需进一步研究。

（三）RNA-DNA杂合三螺旋

YRY型DNA和RNA杂合三螺旋（RDD）的稳定性有显著不同[12]。第3条链为RNA寡核苷酸链和含有DNA嘌呤链DNA的双螺旋形成的杂合三螺旋是最稳定的，而且当发生$2′-OCH_3$取代$2′-OH$时能增加三螺旋的稳定性。相比之下，第3条链为DNA链和含有RNA嘌呤链的双螺旋形成的杂合三螺旋（DRR）是最不稳定的。显然，DNA和RNA链都能识别含DNA的双螺旋，而含RNA链的双螺旋却只能被RNA链识别[13]。这种杂合型的三链DNA在阻断mRNA的翻译具有潜在应用价值。与A型DNA不同的是，第3条链上的RNA分子几乎垂直于螺旋轴，其X-位移也更加类似于B型DNA。RDD和DDD三链螺旋的最大差异来自于小沟区的宽度，DDD中小沟区的宽度由于第3条DNA在大沟区的结合使螺旋解开而变宽，而在RDD中，结合RNA却使小沟区的宽度变窄。RDD沟区的宽度比DDD和双螺旋DNA的宽度都小。而且RDD中核苷酸的糖环构象是S型和N型的混合体。

二、三螺旋DNA结构、构象的表征

三螺旋DNA结构的阐明经历了较为漫长的历程。构象的表征更值得研究。2D-′HNMR研究表明，大多数三螺旋DNA糖环构象类似于S型。Arnott和Selsing对dT·dAdT三股螺旋和dAdT双股螺旋的X射线衍射分析表明dAdT双螺旋保持着B型结构，而dT·dAdT三螺旋是A型结构，从而推测双螺旋与第三条链的结合诱导了B构象向A构象的转变。A型双螺旋的大沟深，更易容纳第三条链。然而，至今还没有X射线衍射的晶体结构数据来详细描述三链DNA构象的变化以及第三链是否确已进入DNA链等。这是可以通过化学试剂探针的反应活性进行表征的。因为DNA局部变异结构中的碱基可能对一些化学试剂的反应敏感性要比正常B-DNA碱基的敏感性高一些，所以化学试剂探针广泛用于三链DNA结构的研究。现举例如下：

1. Francois 等用能在 DNA 小沟区结合的邻氮杂菲铜切割三链 DNA（polydT·dAdT），发现在第三条链的 3′端，三螺旋与双螺旋的结合交界处断裂作用较强[14]。

Collier 等用能结合在 DNA 鸟嘌呤 N-7 上的 DEPC 与 DMS 作为探针，发现在三股螺旋的形成过程中，鸟嘌呤 N-7 参与形成了 Hoogsteen 氢键，占据了探针的进攻点，使双螺旋的富嘌呤链免受化学进攻。同样是三股螺旋与双螺旋体结合处的碱基被保护性最强。

Kohwi 等通过化学探针的保护和切割类型发现 Pu 型三螺旋中的嘌呤链处于反平行方向。

2. Dervan 小组将能产生羟自由基断裂 DNA 的 Fe（Ⅱ）-EDTA 与 Py 型和 Pu 型的三链 DNA 相连，发现富嘧啶的第三条链与双螺旋的富嘌呤链是平行相连的，这一点也被 Helene 等用一系列可断裂 DNA 的配体如 azidophenacyl、ellipticine 的衍生物等作为探针的研究所证实。而寡聚嘌呤作为第三链则采取反平行方式。Hogan 小组把曙红（eosin）联结到 Pu 型三链 DNA，用氩照射，产生的单线态氧断裂 DNA 的研究也证实了这一点[13,15]。

另外，三螺旋中的碱基堆积方式远比双螺旋 DNA 复杂。由于它含有多种稳定的三碱基体，不像双螺旋只含有 A-T 及 G-C，所以导致了邻近碱基堆积的多样化。

第二节　三螺旋 DNA 的稳定性研究

核酸的稳定性是决定生物活性的关键因素之一。热力学研究表明，三链 DNA 转变为双链及单链 DNA 的解链温度（T_m）值均在 35℃ 左右，这说明三链没有双链稳定。动力学研究表明三链形成过程比双链的形成慢。三螺旋结构的稳定性并不仅仅取决于单个三碱基的稳定性，而是依赖于序列结构、构象及环境条件[16-18]。

一、三链中核酸构成的稳定性

（一）碱基序列

碱基之间的氢键作用，是形成三螺旋的必要因素。三链 DNA 中，多嘌呤或多嘧啶的碱基组成以及含有相同碱基串的长度对其连接双链核酸的能力有显著影响[19]。一般要求相同碱基串至少含有 3～4 个碱基，串长度越长结合力越强。在嘧啶三碱基体中，以 T·AT 和 C·GC 最为稳定，G·TA 和 T·CG 次之。在嘌呤型三碱基体中，G·GC 最稳定，A·AT 和 T·AT 则与离子环境有关。此外，还有其他一些配对方式，但这些方式大多不利于三螺旋 DNA 的形成，我们称之为"误配"。三链 DNA 中，单个误配引起的自由能损失大概在 3～6kcal/mol（12.6～25.2KJ）。对于 aprt 序列，在同样条件下，由 G，A 构成的寡核苷酸链（ODN）会比由 T，C 构成的 ODN 对靶序列具有更高的亲和性和特异性。可见序列对三链的形成是不可忽视的。误配处于中间位置引起的破坏效应比位于末端的效应大，而 3′端的误配效应又大于 5′端。误配碱基两侧的碱基也影响误配碱基的稳定性。另外，空间因素和结构影响也是三螺旋热力学性质的重要方面。三链 DNA 中双螺旋扭曲度对其稳定性也有明显影响。研究显示，与松弛的双链核酸相比，超螺旋和中等程度的扭曲更有利于三链的亲和以及稳定。当第三条核酸链处于双螺旋的大沟，由于碱基的相互作用和糖环骨架的变化，空间限制使得某些三碱基体不能形成，或者在能量上高度不利。实验发现改变 ODN 中某一位点的碱基会导致第三条链的扭曲，从而需要能量补偿。

（二）寡核苷酸链（ODN）的长度

寡聚核苷酸的构成直接决定三螺旋 DNA 能否形成[20]。寡核苷酸序列一般设计在 10～40bp，序列越短，形成三链 DNA 所需时间越短，但其稳定性相对较低；相反，序列较长时，三链 DNA 形成所需时间较长，但稳定性却较好。Hsieh 等发现在大肠埃希菌 RecA 蛋白的存在下，ODN 识别其同源双螺旋 DNA，形成平行三螺旋，至少要有 15 个核苷酸，但其中只要有 8 个是同源序列就够了。如同源序列含有 26 个核苷酸，即使除去 RecA 蛋白，它们之间仍能保持结合的状态。但这并不说明 ODN 越长越好，特别是对由富含 G 碱基所构成的 ODN，它可通过自身的回折形成四聚体而阻止三链的形成。

（三）碱基修饰

寡核苷酸的修饰是增强三链 DNA 稳定性的重要方法。人们一方面致力于研究碱基类似物以提高三螺旋 DAN 的稳定性和识别能力，另一方面则着重研究寡聚核苷酸的主链修饰。

甲基化是最常使用的碱基修饰手段，在胞嘧啶的 5 位点甲基化，不仅能扩大三链存在的酸度范围，还能提高它的 T_m 和亲和常数。这种稳定性很可能来源于甲基化所引起的疏水作用。但并不是所有疏水取代基在胞嘧啶第五位碳原子上的取代都能增加三链的稳定性，例如用溴或丙基在 C 碱基的 5 位点取代就会降低三链的稳定性，但如用它们在 U 碱基的 5 位点取代，则又会对三链的形成起促进作用。这种差异可能与取代后成键原子的电荷密度有关，因为这些取代基不仅仅影响被取代位置的电荷密度，同时还会影响其他邻近位置的电荷分布，如对于吸电子的溴取代基来说，它既会增加嘧啶 3 位点电荷密度使氢键供体能力增强，同时还降低 1 位点电荷密度使受体能力减弱，两种效应对成键原子影响不等，就会对三链稳定性产生两种不同的结果[21]。

（四）寡核苷酸骨架修饰

近年来对寡核苷酸（ODN）进行了大量的化学改性。一类骨架修饰主要针对核糖部分。在嘧啶型三螺旋中，当 ODN 的糖基部分是由 2 位点具有羟基的核糖构成时，它要比相应的由脱氧核糖构成的 ODN 在形成三链时更加稳定。以甲基取代脱氧核糖中的呋喃氧，也能起到增强三链稳定性的作用。另一类骨架修饰主要是磷酸基团的替代，以避免在体内被核酸酶水解。实验发现对磷酸部分进行甲基化修饰后所形成的三链的稳定性与 ODN 长度相关，只有小于 19 个碱基时，才有利于三链的形成。磷酸硫代处理后，稳定性与三链 DNA 的结构相关，当 ODN 是嘧啶链时，会降低它对靶分子的亲和性，而当 ODN 是嘌呤链时，会适当促进它与靶分子的结合。而肽核酸（PNA）的出现，是能形成三链的寡聚脱氧核苷酸（triplex - forming oligode-oxyribo - nucleotide，TFO）的一个突破性进展。以多肽为骨架的核酸模拟物-肽核酸（PNA）在一定条件下可与靶基因形成极为稳定的（PNA）$_2$ - DNA 分子，10 个碱基长度的肽核酸与 DNA 形成的三螺旋的 T_m 值可达 $60\sim90℃$，这使得肽核酸成为该领域的一个研究热点。1991 年，Egholm 等以 N -（2 -氨基乙基）甘氨酸为单元，将 4 个碱基连接在多肽链上，合成了一个结构全新的寡核苷酸，由于这类结构是以肽链取代磷酸二酯键和糖环境部分而被称之为多肽核酸（PNA）[22]。Nelson 等人对这类新型的核苷酸类似物进行了计算机分子图形学的理论计算，发现 PNA 结构中相邻碱基间、碱基与主链骨架键数目与天然核酸中的相似，相邻碱基间间隔 6 个键，碱基与骨架间为 $2\sim3$ 个键。因此可以说 PNA 与 DNA 有着一致的构象，能与 DNA 或 RNA 以 Watson - Crick 碱基配对原则形成双螺旋。不像 DNA 或 PNA 以酰胺基团为骨架，它不与带负电的靶 DNA 发生排斥作用，它们与碱基互补的 DNA、RNA 杂交的亲和性比相应的寡核苷酸高得多，其结合强度是正常核苷酸的 $50\sim100$ 倍。PNA 中 RNA 的构型、构象及电性特征还决定了它们与 DNA、RNA 杂交的高度专一性，能像正常的核苷酸一样区分错配碱基，而且能抗核酸酶的降解，具有在细胞中稳定性高的优点。加之合成费用较低、合成效率高，利用大量制备，所以 PNA 很快就引起了人们极大的研究兴趣，已经成为反义核酸特别是三链核酸中 ODN、TFO 修饰、改造的重要途径之一。现在，Egholm 等已经申请了 PNA 的专利，并将市场销售权转给了 Millipore 等三家公司。

由于 PNA 杂交的高亲和性和特异性，它作为基因治疗药物和体外诊断试剂的潜力是不言而喻的。虽然目前还只是实验室研究阶段，但已发现 PNA 不仅能对序列专一性的基因转录进行正和负的调节，而且能与病毒 mRNA 中的互补序列结合，从而产生序列专一性的翻译抑制作用[23]。

以胍盐为主链代替磷酸二酯键的脱氧核胍（DNG）也是寡核苷酸的类似物，它和肽核酸一样带正电，与互补 DNA 作用形成三螺旋时，对 Watson–Crick 碱基对的相互作用没有影响，且由于静电吸引，与互补 DNA 作用后有利于三螺旋 DNA 的稳定，脂溶性较好，在基因疗法中具有广阔的应用前景。

三链 DNA 中双螺旋扭曲度对其稳定性也有明显影响。研究显示，与松弛的双链核酸相比，超螺旋和中等程度的扭曲更有利于三链的亲和及稳定。另一方面，寡核苷酸的修饰是增强三链 DNA 稳定性的重要方法。人们一方面致力于研究碱基类似物以提高三螺旋 DAN 的稳定性和识别能力，另一方面则着重研究寡聚核苷酸的主链修饰。

二、环境因素的影响

三链 DNA 存在的环境条件包括 pH、抗衡离子、温度、分子嵌入试剂和共聚物的存在等因素，它们对三链 DNA 的影响分述如下[18]。

（一）溶液 pH 值

嘌呤型和部分嘧啶型三链 DNA 的最适 pH 与生理条件下的 pH 一致，与之相反，富含 CGC 三碱基体的三螺旋 DNA 的稳定性强烈依赖于环境的 pH 值，低 pH 环境有利于三螺旋 DNA 的稳定。一般来说，第 3 条链上含胞嘧啶的嘧啶型三螺旋随着 pH 的减小其稳定性增加（但 pH 值不能低于 3）。因为胞嘧啶在酸性溶液中，N 3 位置可以质子化从而通过增加 1 个氢键使三螺旋更加稳定。受 pH 影响较大的主要为 $C^+ \cdot GC$ 型三螺旋，由于它在形成过程中需要对第三条链中的 C 碱基进行质子化，所以在酸环境下其稳定性对 pH 的依赖程度与取决于第三条链中 C 碱基的比例。但是实验显示单链中胞嘧啶可能不是全部质子化，而是部分质子化的，或者是在质子化与非质子化之间存在一个平衡，从而使总的结果表现为部分质子化。嘌呤型三链 DNA 对 pH 变化不敏感。由于体内酸度范围较窄，所以人们希望通过对碱基进行修饰或引入新的非标准的核苷酸来降低 pH 的影响，例如对 C 碱基的 5′ 位点进行甲基化可明显拓宽三链存在的 pH 范围。

（二）盐离子浓度

为了平衡三螺旋磷酸骨架所具有的高负电荷密度，起抗衡作用的阳离子的存在是非常重要的，阳离子能够平衡负电荷或直接与磷酸基团配位。影响三链 DNA 稳定性的盐离子主要为一价、二价和多价的阳离子，它们在溶液中不仅能够降低双链和寡聚核苷酸磷酸集团之间的排斥力，还使它们形成一些疏水区。Mg^{2+}、精胺和亚精胺等阳离子有利于三链 DNA 的稳定，但 K^+ 和 Na^+ 却对其形成有抑制作用。K^+ 则是影响三链 DNA 稳定性最明显的阳离子。在 K^+ 的存在下，三链 DNA 发生立体构型的特殊改变，导致自体二聚体、四聚体的形成。由于在生理状态下这种多聚体结构很稳定，所以导致三链 DNA 的解离。研究显示，这种 K^+ 抑制效应对嘌呤型作用明显，而对嘧啶型的作用却较弱。与之相似，Na^+ 对三链 DNA 分子也有一定的抑制作用。

Py 型三螺旋需要低的电荷/离子半径比的阳离子（如 Na^+），而 Pu 型则需要一个高的电荷/离子半径比的阳离子（如 Mg^{2+}，Ca^{2+}）。但是 Pu 型的分子间三螺旋只要求 Li^+ 的存在。除了钠、镁等金属离子外，还有一类重要的阳离子就是多胺，它对于一些三链 DNA 的影响是其他离子不可替代的。例如当溶液中缺少六胺或精胺时，即使钾离子浓度高达 500mmol/L，也观察不到三链的形成。

（三）配基的结合

许多嵌入剂如溴乙锭、丫啶、亚甲基蓝和喹啉衍生物等对三链都能起到稳定作用。如在梳型共聚物存在时，嘧啶型三螺旋 DNA 在生理 pH 时的结合常数比无稳定剂存在时提高约 100 倍。其中，溴乙锭只对含有单一 TAT 结构单元的三链起作用，而对同时含有 TAT 和 CGC 结构单元的三链则无能为力。苯并吡啶吲哚衍生物能稳定由 TAT 及 CGC 组成的三链结构。Berenil（贝尼尔，二脒那秦）对三链 DNA 稳定性的影响与钠离子浓度有关。但还有一些配基，如与小沟结合的纺锤菌素和偏端霉素，它们可使三链 DNA 解离。

（四）温度

三链 DNA 形成的适宜温度在 20～45℃。在此温度范围中，随着温度的升高，连接力和稳定性增加，但超过 45℃时又开始明显下降。嘌呤型的三链 DNA 在较高温度时的稳定性强于嘧啶型。

（五）其他因素

如水合作用，分子内还是分子间形成三链结构等因素也会对三螺旋 DNA 的形成及稳定性产生影响。

第三节　三链 DNA 的功能及应用

三螺旋 DNA 在分子生物学、疾病诊断和基因治疗方面具有潜在的巨大应用前景。体外实验表明，三螺旋 DAN 的形成阻碍了由 DNA 聚合酶催化的 DNA 的合成，抑制了基因的表达，寡聚核苷酸诱导产生三螺旋 DNA 是进行双螺旋 DNA 序列分辨识别的一种强有力的手段。嘧啶型寡聚核苷酸与 Watson - Crick 双螺旋大沟中的嘌呤段通过专一性的 Hoogsteen 氢键结合而形成三螺旋 DNA，这种识别作用可用于 DNA 基因定位分裂的调控，如 c - fos 原癌基因的转录可通过与寡聚核苷酸形成三螺旋进行调控。在反义核酸中，寡聚核苷酸以双螺旋 DNA 的专一性序列作为靶物，通过与该序列形成三螺旋 DNA，从而阻止基因转录。双螺旋 DNA 与寡聚核苷酸作用形成三螺旋 DNA 后，受到保护而不能被限制性内切酶 HpaⅡ、甲基化酶和 DnaseⅠ酶所作用，或者在寡聚核苷酸片段的一端共价连接上引起 DNA 断裂的小分子配基，如 Fe（Ⅱ）- EDTA，1，10 -二氮杂菲- Cu，Cu（Ⅱ）-甲基肼和抗生素等，可实现在三螺旋和双螺旋的衔接处进行定点切割。Bigey 等将一精胺衍生物连接于寡聚核苷酸上，目标切割 HIV - 1 基因的双链 DNA，结果显示双链切割率高达 80%，显示出用三螺旋 DAN 技术灭活 HIV 的高度可行性。随着三链 DAN 稳定性的提高，三链 DNA 在选择性抑制基因转录和基因调控等方面的研究将会更加深入。由于分子间三螺旋 DNA 的形成能在转录阶段抑制基因表达，因此它在基因组定位、基因克隆、序列分辨药物的传输，以及基因的选择性表达等方面所起的作用会更加突出。

一、三链 DNA 在反基因技术中的应用

反义基因治疗主要有两种途径：一是以 mRNA 为靶分子，反义药物结合到 mRNA 分子的特定部位，在剪接或翻译水平上调节基因表达，称为反义技术。一是以 DNA 为靶分子，反义药物序列特异性地与 DNA 双螺旋相结合，形成三链 DNA，在基因转录或复制水平上调节基因表达，称为反基因技术[24-29]。由于转录是遗传信息放大的过程，因此对抑制基因表达来说，更接近基因表达"源头"的反基因策略可能要比反义治疗更为有效。

反基因技术策略是能形成三链的寡聚脱氧核苷酸（TFO）与 DNA 双螺旋靶序列结合形成三链后，引起 DNA 结构改变，加上 TFO 本身的位阻效应，能够位点专一地干扰转录因子或

RNA 聚合酶与 DNA 的结合，抑制转录起始和链延伸过程；三链结构还可阻碍 DNA 聚合酶沿模板 DNA 的移动，抑制 DNA 的复制。TFO 的序列特异性非常强，1～2 个碱基的错配即导致三链 DNA 的稳定性大大下降，甚至根本不能形成三链 DNA。反基因技术的关键在于寡核苷酸的设计。寡核苷酸的设计，应遵循以下几个原则：

1. 靶基因的优势结合位点应在 15～40bp；

2. 为了形成较高稳定性的三螺旋，与 ODN 结合的双螺旋 DNA 靶序列的富嘌呤链必须含有 65％以上的嘌呤；

3. 能形成三螺旋的 ODN 必须要满足质子化 C、G 对 GC，或 T、A 对 AT 的识别，分别形成 CGC、GGC、TAT 和 AAT 三碱基体；

4. 对于 ODN 的嘌呤-嘧啶对称性较低的和富含 G－G 碱基对的靶位点，占优势的异构体是与双螺旋的富嘌呤链极性相反的 ODN。

基于这几个简单原则，可以设计出能和双螺旋靶序列结合而形成三螺旋的 ODN。目前，这些原则已经成功应用于设计具有单个碱基选择性的专一 ODN。

二、反基因技术对在抗癌抗病毒方面的应用

（一）反基因技术对癌基因的作用

癌症的发生与癌基因的过渡表达有密切的联系。如果能够阻断癌基因的表达则可以有效地阻止癌症的发生。c－myc 癌基因的激活与癌细胞增殖密切相关。根据 c－myc 基因的 P1 启动子区的序列以嘌呤－嘌呤－嘧啶型配对方式合成的寡聚核苷酸，能特异性地与靶序列结合形成稳定的三链结构，抑制启动子启动转录，mRNA 量选择性下降。通过反基因技术抑制肿瘤细胞中原癌基因的表达，有可能结束肿瘤细胞所表现的不受机体约束的无限增殖状况，从而逆转肿瘤细胞的病变过程。已发现 bcl－2 蛋白在许多肿瘤组织中如乳腺癌、结肠癌、肺癌、胃癌、肾癌、神经母细胞瘤、黑色素细胞瘤及慢性白血病等异常增高，在肿瘤治疗中反义抑制 bcl－2 的表达是一个有效的治疗策略，并且已经取得初步成果。能与 dsDNA 形成三链的 PNA 可以有效降低转录，转录产物的减少与 PNA 的量呈显著量效关系，并且随着正常转录产物的减少，出现转录截断片段的增多，当浓度达到一定程度时，转录几乎完全被抑制[30-31]。

肿瘤细胞的耐药性严重影响了化疗、放疗的效果和肿瘤预后，是肿瘤治疗的重要障碍之一。多药耐药基因（multidrug－resistance gene，MDR）过度表达是多药耐药性产生的主要机制。以 mdr－1 编码区-同聚嘌呤-同聚嘧啶为靶序列，设计能形成三螺旋体的寡聚核苷酸可以抑制该基因转录。反基因技术为逆转肿瘤耐药性提供了一个新方法。

Taylor 等证明线粒体 DNA 的复制可以被 PNA 阻断。这种 PNA 介导的线粒体 DNA 复制抑制可能成为一种新的治疗与线粒体异种基因相关的疾病方法。野生型和突变型线粒体 DNA 同时存在于细胞中，实验显示，PNA 在生理条件下能够抑制突变 DNA 的复制，而对野生型 DNA 的复制没有影响。这一发现对于治疗线粒体 DNA 异常造成的疾病提供了新的思路。

（二）反基因技术在抗病毒治疗中的应用

反基因技术除应用在肿瘤治疗方面外，在治疗病毒方面亦得到了一定的应用[23]。有研究证明与 HIV－1 基因的初始位点互补的 PNA 及 PNA－DNA 复合物能够完全抑制 tRNA3Lys 的启动。因此阻断了 HIV－1 基因组在体内逆转录的起始。不仅如此，在体外试验中，PNA 能阻断 HIV－1 的逆转录，而且这种作用具有浓度依赖性。研究数据还表明，在一定的浓度范围内，PNA 能选择性的抑制逆转录而不影响翻译，这就意味着如果选择合适的 PNA 浓度，就能做到专一抑制逆转录活性，而无其他毒性。另外相应的寡聚核苷酸在人免疫缺陷病毒（HIV）的长末段重复序列整合酶的结合位点形成三链 DNA 后可以阻止病毒 DNA 整合到人宿主细胞基因组而间接抑制病毒的增殖。对于其他病毒，反基因技术也能起到显著的抑制作用。

如，三链 DNA 的形成有可能抑制 HBV DNA 的转录。HER－2/ neu 基因的编码序列上，由三链引导的对 DNA 模板链的共价修饰可以抑制转录的延伸。因此，针对病毒基因组关键区域的反义化合物可能是一类非常有潜力的治疗药物，它可以通过干扰包括病毒复制的多个环节起到治疗作用。

三、三螺旋 DNA 对双螺旋 DNA 的特异切割

序列特异性的 DNA 切割技术是分子生物学研究中不可缺少的重要内容。核酸内切酶仅能识别 4～8 个碱基，所以在一个大的 DNA 分子中可能有多个切点，而由 DNA 结合蛋白介导的蛋白因子结合部位引起的特异性切割又往往受一些条件的限制。合成的 ODN 上的碱基可与双螺旋 DNA 的互补碱基通过 Hoogsteen 氢键识别并结合形成三链 DNA。一般把这类能识别双链结构的 ODN 称为 TFO（tripex－forming－oligo）。TFO 与靶 DNA 结合的高度序列特异性是三链 DNA 应用的基础[32-33]。

（一）位点专一性断裂 DNA

EDTA－Fe（Ⅱ）通过所产生的自由基能切割 DNA，但无特异性。Dervan 及 Strobel 利用 TFO 定位点螺旋，发展了识别内源性 DNA 序列的方法。将经过 EDTA－Fe（Ⅱ）修饰的能定位形成三螺旋的 TFO 引入酵母染色体Ⅲ（约 34 000bp）上，能特异性地在其特定位点切割染色体，产生了两个预期大小的 DNA 片段。

（二）AC 切割（Achilles heel cleavage）技术

Achilles 是希腊神话中一个威力无比的神，但唯一不足的是他的脚跟有弱点，Achilles heel 这个英语成语的意思就是从要害处入手解决问题，所以 AC 切割技术可以解释为是一种极其有效的定点切割技术。它是利用限制性内切酶的切割特性和 DNA 分子的识别专一性来实现对基因组 DNA 的定点切割。就是在重叠的靶位点处保护 DNA 免受转甲基化酶的甲基化作用，但不影响转甲基化酶的其它识别位点。这种反基因的战略包括三螺旋的形成、全部甲基化和三螺旋解旋三个步骤，其结果是除了 TFO 结合位点外，其他位点被甲基化而不能被限制性内切酶降解，从而实现了单一位点水平上对大的基因组的切割。

迄今为止，AC 技术得到了广泛的应用，可在表达蛋白、真核转录因子以及通过重组酶（如 RecA 蛋白）媒介三链复合物等 DNA 识别、结合分子所保护的限制性酶切位点处，对质粒和整个染色体 DNA 进行高度专一性的有效切割。

四、三链 DNA 在基因表达调控中的作用

由于寡聚核苷酸介导所形成的三链被认为是在转录水平调节基因表达的非常有效的手段。它通过作用于控制基因转录的转录子、增强子和启动子区，增强或抑制基因的转录，目前已有实验尝试利用上述方法作为一种反基因战略的手段来治疗癌症、艾滋病、病毒性感染等一些疑难病症．

TFO 与双链 DNA 结合形成三链结构后所引起的结合部位 DNA 结构的改变及 TFO 本身所引起的位阻效应将干扰聚合酶、真核转录因子等与 DNA 这一位点的结合，从而可抑制靶基因的表达。这为肿瘤及病毒性疾病的治疗开辟了新途径。由于许多真核生物基因的启动子内都含有起重要作用的同聚嘌呤、同聚嘧啶序列，而这个序列是 TFO 很好的靶点。它们的结合会产生很重要的生物效应。疾病治疗的一个可行性策略是控制一些有关基因的过度表达。TFO 阻断基因表达的研究已经取得了很多有益的结果。

Coony 等发现能与人 c－myc 基因转录起始位点 115bp 处结合形成三链 DNA 的 TFO 也可以在体外转录系统抑制 c－myc 的转录。Pastel 等以证明 TFO 可在 Hela 细胞内抑制 c－myc 的

转录，而且在核内的作用靶点可以抵抗 DnaseI 作用，这可能是由于 DNA 碱基三联体的形成所致。在三联体存在下 c-myc 基因的 mRNA 水平均有下降。Hogan 小组发现 TFO 可通过阻遏与蛋白质的结合来抑制 c-myc 基因的转录。

利用 DNA 三螺旋的形成也可以阻遏转录活化子与真核激活子的结合。重组 SP1 蛋白是通过与启动子基因的结合来提高转录水平的转录因子，使用 DnaseI 足迹分析法监测到了这个过程中三螺旋的形成与 SP1 结合间的竞争反应。进而，研究者在胞外的转录系统中证实了嘧啶型三螺旋能阻断 SP1 结合 DNA 的能力。Maeshan 的研究发现以人免疫缺损病毒 HIV 基因中转录起始位点及 SP1 蛋白的结合位点作为靶序列而合成的两条 TFO 均能抑制急性 HIV 感染。

1994 年，Noonbero 等令富含 G、T 的指定寡核苷酸序列通过竞争性结合阻碍了乳腺癌基因 HER2 转录因子与邻近位点的互补序列结合，抑制了 HER2 癌基因的过度表达。提示我们这很有可能是治疗乳腺癌的有效途径之一。三链 DNA 调控基因表达的主要机制归纳如下：

（一）抑制蛋白质在启动子区的结合

在真核生物中，转录因子与启动子区的解离常数在 $8\sim10$ mol/L 左右，和 TFO 与靶 DNA 的解离常数相当，TFO 能和转录因子竞争而与 DNA 元件作用。Hogan 等证实长 27 个碱基的 ODN 与人体 c-myc 基因 P1 激活子的上游 130bp 处富嘌呤片断结合，抑制了 c-myc 基因的 RNA 聚合酶 II 的转录起始。以后在人 Her/Neu 基因，CSF-1 受体基因，GM-CSF 基因，c-src 等原癌基因的启动子找到了抑制基因转录的 TFO。若再引入共价交联，能增强 TFO 的作用。Lavrovsky 等在体外对 c-fos 原癌基因的启动子区通过带烷化剂的 TFO 引入共价交联，将带有此基因的质粒瞬时转染成纤维细胞，致使报告基因 CAT 的表达大大下降。TFO 的结合位点与基础转录因子的结合位点重叠时可以阻断 RNA 聚合酶的招募，与 SP1、NF-κB 等的结合位点重叠时能阻止这些因子对启动子的活化。

（二）阻断转录的延伸

除了通过分子间三螺旋的形成抑制转录的起始，人们也研究了对转录延伸过程的影响。Young 等用一个 15 聚寡核苷酸与靶 DNA 作用，证实 ODN 对靶 DNA 的结合位点在 RNA 聚合酶 II 激活子下游 180bp 处，是一个长 15bp 的结合位点。在该转录区形成了三链结构，并发现能得到截短的转录物，但加长时间后被截短的转录物能延伸至全长。共价交联对 TFO 的转录延长抑制作用有明显的影响。若形成共价交联，大多数转录物仍是截短状态。Ebbinghaus 等用在 HER-2/neu 编码区形成三链的 TFO 对 T7 RNA 聚合酶和真核 RNA 聚合酶的转录作用分析表明，未修饰的 TFO 不能抑制转录的延伸，只有当与模板链形成共价交联时才有转录抑制作用，与非模板链形成交联没有阻碍作用。由此，三螺旋寡核苷酸结构对转录的作用依赖于 RNA 聚合酶的本质和化合物内共价链接的存在与否。

（三）招募蛋白质因子

我们知道，DNA 的复制或转录不仅仅与转录相关的蛋白质有关，同时也依赖于 DNA 的状态（如核酸甲基化）。TFO 接上能够识别其他蛋白质的物质，如双螺旋 DNA，甲基化酶的配基等，可能对目的 DNA 产生序列特异的修饰或进行 DNA 的包装，使得 DNA 的状态发生改变，例如使 DNA"失活"，从而抑制转录。Svinarchuk 利用带上 c-fos 的增强子 SRE 的 TFO 招募转录因子。利用 TFO 招募酶等使 DNA 发生化学和结构改变从而进入失活状态，将是一个值得深入研究的领域。

（四）引起 DNA 链的断裂

TFO 一端或两端可接上基团，直接或间接的切断 DNA。与限制性内切酶相比，它具有更高的精确性和专一性。第一类是金属螯合剂，如 EDTA，Fe^{2+}、菲咯啉、Cu^{2+} 等，通过产生活性自由基切断核酸。随着三链稳定性的升高，切割效率明显增加。第二种是放射性同位素。在 TFO 的胞嘧啶 C5 位上接上[125]I，可通过放射性衰变切断 DNA。第三种是寡核苷酸与核酸酶的结合物，如多聚嘧啶-小球菌核酸酶的加合物。其他还有烷化剂，光活性反应基团等。

（五）其他机制

TFO 与 DNA 双螺旋结合后，负电荷密度较高，引起螺旋参数的改变，这种几何学上的改变减小了双螺旋的柔韧性；也可能引起组蛋白结合位置的改变，从而影响转录。研究还发现三螺旋与双螺旋的接头区的结构有变化，这可能反映了碱基堆积的不规则性。TFO 还可能诱导 DNA 的突变和重组。但是 TFO 引起的突变率还很低，突变的结果也难以预料，TFO 引入外源基因是相对随机整合，同源重组的频率较低。

以往药物的合理设计需要对生物大分子靶的结构与功能，以及药物与靶分子相互作用的机理均有较深入的了解。而三链 DNA 技术用于药物设计中只需要知道靶基因的一部分或全部核酸序列即可。所以，无论是在治疗病毒感染、癌症或免疫疾病中都有着广泛的应用前景。

在三螺旋 DNA 的应用中除了存在细胞对 TFO 的摄取，降解及 TFO 的毒性之外，需要考虑的问题还有三链 DNA 固定化的碱基配对模式给它的应用带来的限制。有人曾考虑用碱基类似物来识别靶序列或在 TFO 内加入连接结构（linker），以进行"交替链"识别。这样可在一定程度上扩大 TFO 的靶序列范围。另外，三链 DNA 稳定性的提高也是当前最具挑战性的问题。解决的关键是 TFO 的设计及化学修饰，比如将特异性或非特异性的 DNA 嵌插剂与 TFO 共价偶联都能使其 Tm 值增加；用肽核酸（PNA）作为 TFO 不仅能抵抗核酸酶和蛋白酶的降解，而且具有良好的水溶性和稳定性。以 PNA 为代表的反基因制剂虽然显示了对基因表达的强大抑制作用，但是，进一步提高细胞对它们的摄入，以及怎样使其有效的进入细胞核一直是影响其广泛应用于临床的关键问题。人们已摸索了许多方法，但仍需进一步优化。

对 PNA 进行人工修饰可大大提高其对细胞及细胞核的穿透性。PNA 与细胞运输肽（如细胞穿透肽、反向释放肽、疏水肽）相连，或与 DNA 及阳离子脂质体复合物等连接（如 PNA/DNA/脂质体复合物）均可增加 PNA 进入细胞的效率。初步研究表明这些载体能不同程度地将 PNA 导入细胞，为 PNA 的基因治疗开辟了道路[34-37]。

（何梅孜　杨　铭）

参考文献

[1] 凌联生，汪俊，方晓红，等. 三螺旋脱氧核糖核酸的研究进展. 分析化学. 2004，32：1252 - 1255.

[2] 孙雪光，曹恩华. 三链核酸稳定性和生物功能的研究进展. 生物化学与生物物理进展. 1998，25：319 - 323.

[3] 张克斌. 三螺旋寡核苷酸在分子生物学中的应用. 2002，23：235 - 245.

[4] 熊鸿雁. 三螺旋结构寡核苷酸对特定基因抑制作用的研究进展. 国外医学·分子生物学分册. 2000，22：243 - 247.

[5] 杨林静，刘次全，白春礼. 三链 DNA 结构研究的新进展. 动物学研究，1997，18：437 - 446.

[6] 白春礼，方晔，唐有祺. 三链核酸的结构与生物化学. 第 1 版. 北京：科学出版社，1996，109 - 132：202 - 233.

[7] Arnott S, Selsing E. Structures for polynucleotides complexes poly (dA) · poly (dT) and poly (dT) · poly (dA) · poly (dT). J Mol Biol, 1974, 88：509 - 521.

[8] Riley M, Maling B. Physical and chemical characterization of two- and three-stranded adenine-thymine and adenine-uracil homopolymer complexes. J Mol Biol, 1966, 20：359 - 89.

[9] Lee J S, Johnson DA, Morgan AR. Complexes formed by (pyrimidine) n . (purine) n DNAs on lowering the pH are three-stranded. Nuleic Acids Res, 1979, 6：3073 - 91.

[10] Asensio JL，Brown T，Lane AN. Solution conformation of a parallel DNA triple helix with 5′ and 3′ triplex-duplex junctions. Structure with Folding & design，1999，7：1 – 11.

[11] Ji J，Hogan ME，Gao XL. Solution structure of an antiparallel purine motif triplex containing a T×CG pyrimidine base triple Structure with Folding & design，1996，4：425 – 435.

[12] Roberts RW，Crothers DM，Stability and properties of double and triple helices：dramatic effects of RNA or DNA backbone composition. Science，1992，258：1463 – 1466.

[13] Han H，Dervan PB. Sequence-specific recognition of double helical RNA and RNA. DNA by triple helix formation. PNAS，1993，90：3806 – 3810.

[14] Escude C，Francoes J，Sun JS，et al. Stability of a triple helices containing RNA and DNA strands：experimental and molecular modeling studies. Nuleic Acids Res，1993，21：5547 – 5553.

[15] Colocci N，Dervan PB. Cooperative binding of 8-meroligonucleotides containing 5-（1-propynyl）-2′-deoxyuridine to adjacent DNA sites by triple-helix formation. J Am Chem Soc，1994，116：785 – 786.

[16] 刘定燮，王昌才. 三链 DNA 稳定性的影响因素. 生物技术通讯，1998，9：121 – 124.

[17] Eric PG，Daniel SP，Scoff FS，et al. Nucleic acid hybridization：Triplex stability and Energetics. Ann Rev Biophys Biomol Struct，1995，24：319 – 363.

[18] Wilson W P，Hopkins H，Mizan S，et al. Thermodynamics of DNA triplex formation in oligomers with and without cytosine bases：influence of buffer species，pH，and sequences. J Am Chem Soc，1994，116：3607 – 3608.

[19] Panyutin IG，Neumann RD. Radioprobing of DNA：distribution of DNA breaks produced by decay of ^{125}I incorporated into a triple-forming oligonucleictide correlates with geometry of the triplex. Nucleic Acids Res，1997，25：883 – 887.

[20] Ryoiti K，Michio O. Protection of sequences by tripl-bridge formation. Nucleic Acids Res，1995，23：452 – 458.

[21] Gowers DM，Bijapur J，Brown T，et al. DNA triple helix formation at target sites containing several pyrimidine interruptions：Stabilization by protonated cytosine or 5-（1-propargylamino）dU. Biochemistry，1999，38：13747 – 13758.

[22] Egholm M，Buchardt O，Nielsea P E，et al. Peptide nucleicacids（PNA）. Oligonucleotide analogues with an achiral peptide backbone. J Am Chem Soc，1992，114：1895 – 1897.

[23] Lechanteur C，Princen F，Lo Bue S，et al. HSV-1 thymidine kinase gene therapy for peritoneal carcinomatosis. Adv Exp Med Biol，1998，451：115 – 119.

[24] 李细清，周智兴. 三链形成寡核苷酸的反基因作用机制. 生命的化学，2002，22：27 – 29.

[25] 蒋罗化，王新娟. 三链 DNA 与基因治疗. 国外医学遗传分册，1998，21：69 – 73.

[26] 方晔，白春礼. 三链 DNA 与反基因技术的研究进展. 生命科学，1994，6：1 – 3.

[27] 刘定燮，王昌才，黄建生. 反基因策略及其靶序列的选择. 生命的化学，1996，16：6 – 8.

[28] 田长海，李祺福，欧阳高亮. 肿瘤反基因治疗进展. 国外医学·肿瘤分册，2001，28：274 – 276.

[29] 刘定燮，王昌才. 反基因策略—基因治疗的新方向. 生物技术通讯，1996，7：175 – 177.

[30] Cochet O，Kenigsberg M，Delumeau I，et al. Intracellular expression of anantibody fragment-neutralizing p21 Ras promotes tumor regression. Cancer Res，1998，58：1170

－1176.

[31] Guha C, Guha U, Tribius S, et al. Antisense ATM gene therapy: a strategy to increase the radiosensitivity of human tumors. Gene Ther, 2000, 7: 852－858.

[32] Panyutin IG, Neumann RD. Sequence-specific DNA double-strand breaks induced by triplex formation ^{125}I labled oligonucleotides. Nucleic Acids Res, 1994, 22: 4979－4982.

[33] Pascal B, Genevieve P, Bernard M, et al. Cleavage of double-stranded DNA by metallo-porphyrin-linker-oligonucleotide molecules: influence of the linker. Nuleic Acids Res, 1995, 23: 3895－3901.

[34] Raizada MK, Francis SC, Wang HW, et al. Targeting of the rennin-angiotensin system by antisense gene therapy: a possible strategy for the long term control of hypertension. J Hypertens, 2000, 18: 353－362.

[35] Gowers DM, Fox KR. DNA triple helix formation at oligopurine sites containing multiple contiguous pyrimidines. Nucleic Acids Res, 1997, 25: 3787－3794.

[36] Jensen KK, Orum H, Nielsen PE, et al. Kinetics for hybridization of peptide nucleic acids (PNA) with DNA and RNA studied with the biacore technique. Biochemistry, 1997, 36: 5072－5077.

[37] Ryan K, Kool ET. Triplex-directed self-assembly of an artificial sliding clamp on duplex DNA. Chem Biol, 1998, 5: 59－67.

第六章 G-四链体核酸的结构及功能的分子机制

第一节 G-四链体 DNA 的结构

G-四链体 DNA（G-quadruplex）结构最早报道是在 1962 年，但一直没有引起人们的注意。直到 20 世纪 90 年代，人们陆续发现基因组中许多具有重要生物学功能的区域如端粒、免疫球蛋白开关区、一些重要基因如人的肾抑癌基因和 c-myc 基因启动区以及与人类某些疾病有密切关系的序列，都富含鸟嘌呤碱基，并且在体外能形成这种特殊的 G-四链结构，其新颖的结构类型和重要的生物学功能引起了人们极大的兴趣并成为研究热点。

一、G-四链体 DNA 的结构

（一）四分体

G-四链体 DNA 是由富 G 的 DNA 单链，在特定的离子强度和 pH 值条件下，通过单链之间或单链内对应的 G 碱基之间形成 Hoogsteen 碱基配对，从而使 4 条或 4 段富 G 的 DNA 片段聚集形成一段四链体 DNA。其基本结构单元是 G-四分体（G-quartet）[1-3]，它由 4 个鸟嘌呤在一正方形平面内以氢键环形连接而成，每一个 G 碱基既是氢键的受体同时也为配体（图 6-1）。由于富 G 碱基的 DNA 片段中的 G 碱基成串排列，因此 G-四分体平面通过纵向的疏水键相互作用，层层堆积，形成的 G-四链体结构就非常稳定。同时四分体之间是可以相互扭转的，形成螺旋结构。而且四分体的中心有一个由 4 个带负电的羰基氧原子围成的"口袋"，被认为是和 K^+、Na^+ 等阳离子作用的位点，从而使 G-四链体 DNA 的结构更稳定。

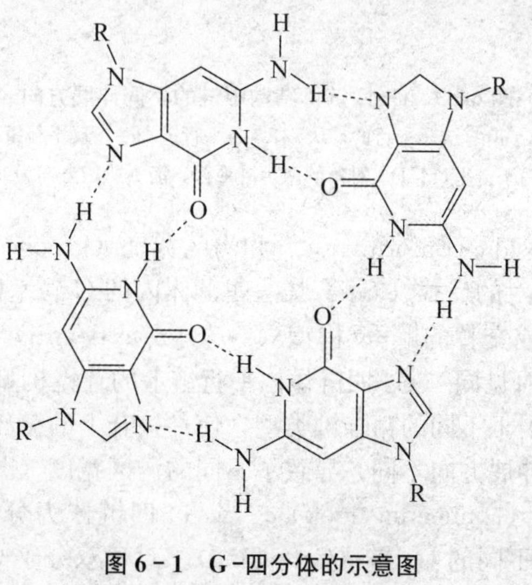

图 6-1 G-四分体的示意图
4 个 G 碱基通过 Hoogsteen 氢键相连[3]

（二）G-四链体结构的多形性

含有两个或更多的四分体就可以堆积形成 G-四链体，其最显著的特点就是具有多形性（polymorphism）[4-5]，可以从以下几个方面来具体说明：

1. 链的数量（strand stoichiometry）　G-四链结构可以由四条单链的富 G 寡核苷酸形成四分子 G-四链体（tetrameric）；也可由两条含有两段富 G 区域的寡核苷酸折叠形成双分子 G-四链体（dimeric）；同时一条单链的含多个富 G 区域的寡核苷酸可以进行分子内折叠形成单分子 G-四链体（monomeric），所以形成 G-四链体 DNA 的单链寡核苷酸的数目可以是不同的（图 6-2）。

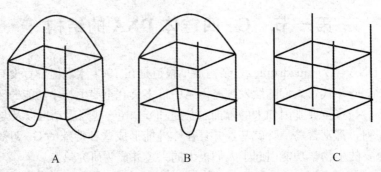

图 6-2　G-四链体可分别由一条（A）、两条（B）或四条（C）单链核苷酸构成[5]

2. 链的方向（strand polarity）　无论 G-四链体由几条单链寡核苷酸形成，根据核酸骨架的 5′端至 3′端的延伸方式，可以分为平行式（parallel）和反平行式（antiparallel）式两种，平行式中四条骨架的延伸方向都相同，而反平行式结构中至少有一条链的骨架方向和其余 3 条不同，多数情况下反平行结构中则是其中两条和另外两条的方向相反，方向相反的两条链可以是临位的也可以是对位的（图 6-3）。

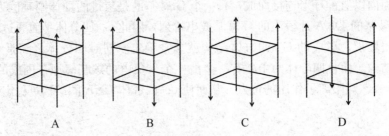

图 6-3　G-四链体结构中链的不同伸展方向
A. 所有链是平行的；B. 有 3 条平行链和一条反平行链；
C. 相邻两条链平行；D. 对角的两条链平行。箭头所指方向为 5′→3′[5]。

3. 糖苷键构型（glycosidic conformation）和沟区宽度（groove width）　对于常见的 B-型 DNA，糖苷键构型是绝对的反式（anti）。G-四链体内的 G 碱基则可采取许多苷键的组合，但目前观察到的多为全反或交替的顺-反构型（syn/syn/anti/anti），也存在其他的苷键构型，如 syn/syn/anti/anti 等。可见同一 G-四链体内平行链上的苷键构型必须相同，而反平行链的苷键构型必须相反。正是由于不同的糖苷键类型，使鸟核苷上的糖环和嘌呤基团的连接有不同的扭转角，使糖环的空间伸展方向不同，导致了不同的沟区宽度（图 6-4）[6]。

4. 环连接的几何构型（connecting loop）　当 G-四链体为分子内和双分子结构时，环（loop）的不同跨域可连接不同的 G-链（G-string）。对于双分子 G-四链，环可以是对位跨越连接，也可以是邻位连接，前者环在 G-四链中的空间位置由于其空间位阻的原因，两个环往往是一上一下，而邻位连接不存在空间位阻的问题，所以两个环的上下位置可以同侧，此时链的伸展方向也有两种，平行或反平行；两环也可异侧，具有两种不同的伸展方向，所以双分子的 G-四链环的连接具有明显的多形性（图 6-5）。

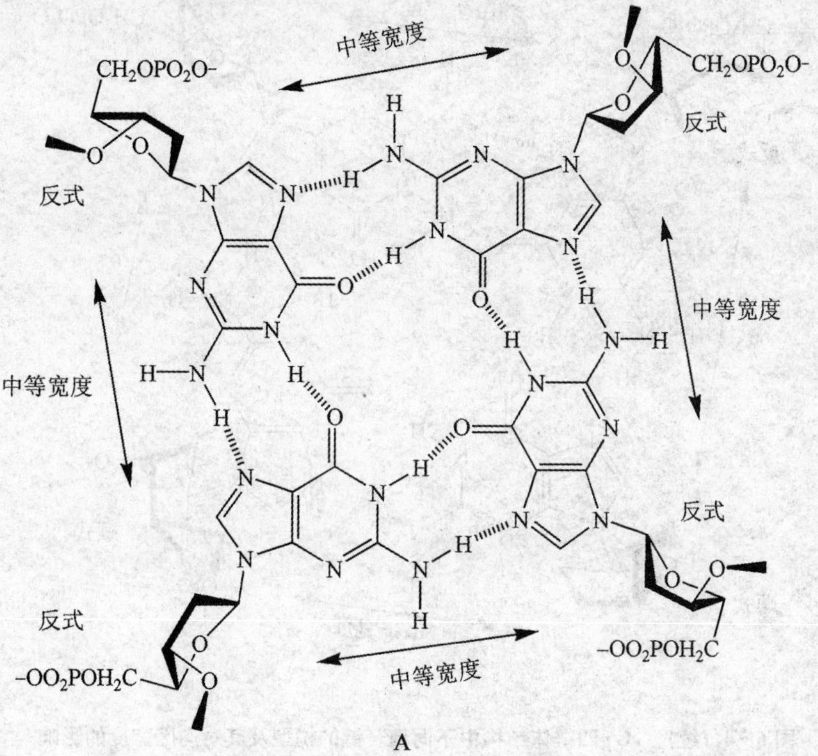

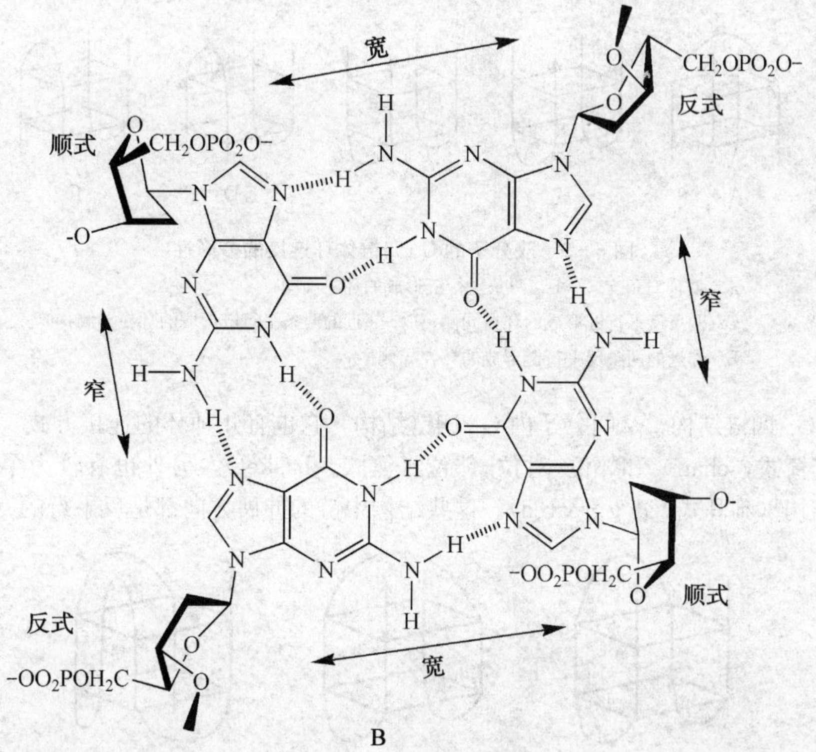

图 6-4　G-四链体结构中不同糖苷键的构型及其对沟区宽度的影响[6]
A. 全反 G-四分体；B. 顺/反/顺/反 G 四分体；

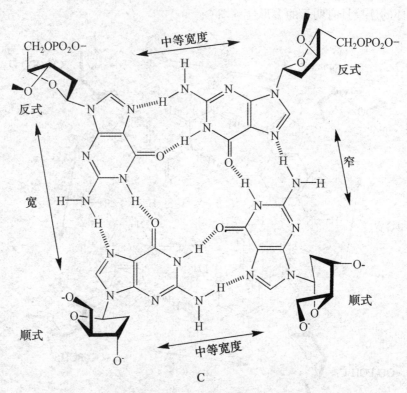

图6-4（续）   G-四链体结构中不同糖苷键的构型及其对沟区宽度的影响[6]
C. 顺/顺/反/反G-四分体

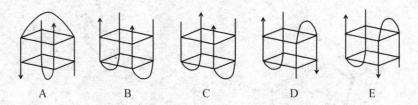

图6-5   双分子的G-四链体环连接的多形性
A. 两环对角交叉；B. 两条平行链形成的环在同侧；
C. 两条反平行链形成的环在同侧；D. 邻近的两条平行链形成的环在异侧；
E. 邻近的两条反平行链形成的环在异侧[5]

单分子G-四链结构，又叫分子内G-四链结构，它也有几种环的连接方式，主要有邻位-邻位-邻位（椅式，chair）和邻位-对位-邻位（篮式，basket），另外也有较为罕见的邻位-外侧-邻位的结构（狗耳式，dog-eared）。这些结构中链的伸展方向都是反平行的（图6-6）。

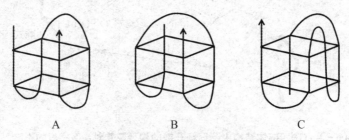

图6-6   单分子的G-四链体环连接的多样性
A. 三环均从邻位在侧面形成椅式结构；
B. 有两个环邻位相连在侧面，一个环对位相接，整个结构成篮式；
C. 有一个环突出于四分体的外部，形成狗耳式结构[5]

对于单分子G-四链的结构研究近年来已取得突飞猛进的成果。Gary等于2002年首次测定了人端粒重复序列d(TAGGGTTAGGGT) 和d[AGGG (TTAGGG)₃] 的晶体结构[7]，证明在K⁺存在下所形成的结构中所有环都是外侧连接，形成所谓螺旋桨形（propeller）的独特结构，很有趣的是形成的四条链的伸展方向相同，为平行型，同样的情形也在由序列d（TAGGGTTAGGGT）所组成的双分子G-四链结构中（图6-7）。Patel等用NMR方法也得到人c-Myc基因启动子上的TGAGGGTGGGGAGGGTGGGGAA等序列也有类似的平行结构[8]。

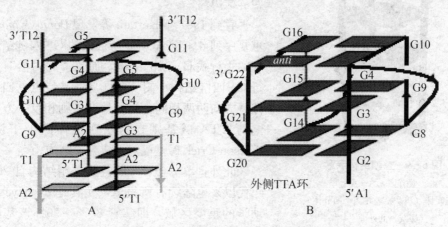

图6-7　人端粒重复序列的折叠示意图

A，B分别为单分子和双分子的G-四链体结构，所有糖苷键均为反式扭曲，所有环均在外侧形成"螺旋桨"结构[9]

以上所述的环的组成多为T、A等碱基，Plavec等又报道由序列d(G₃T₄G₄) 构建的更为奇特的G-四链体结构(图6-8)[9]，这种结构的独特性表现在以下几个方面：①其环上的组成没有规则，对位连接的环由5个碱基组成，还包括G碱基，此时G碱基并未形成四分体；另一方面，G19和G20之间的环上却没有碱基，直接由两个G碱基的磷酸骨架连接。这种环的

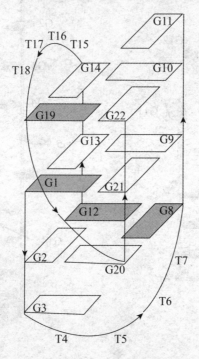

图6-8　d(G₃T₄G₄)₂ G-四链体的折叠示意图[9]

连接在 G-四链的构成中非常罕见。②环的连接方式有邻位、对位和外侧等多种方式。③四分体上糖酐键构型为同时链的伸展方向为三条平行和一条反平行。④在 K$^+$、Na$^+$、和 NH$_4^+$ 溶液中均只形成一种结构，而没有其他异构体。

5. 盖帽结构（capping base）　对于多数由四条较短的单链（如 TG$_4$T、TG$_2$TG$_2$C、TG$_3$CG$_2$T、AG$_3$T 等）形成 G-四链体 DNA，NMR 和晶体结构都同时证明了它的单一结构，即形成四条单链形成了平行式 G-四链结构。

直到 1997 年 Kettani 等发现 *Bombyx mori* 端粒的重复序列 d（TTAGG）所形成的 G-四链结构并非常规的平行式 G-四链结构，而是"三明治"式的反平行 G-四链结构（图 6-9）[10]。其特点是四条单链的伸展方向两两相同，与另外两条则相反，方向相同单链的 TTA 碱基则在两层四分体的上下两端通过 Watson-Crick 碱基配对形成盖帽结构。

此外，单分子 G-四链的盖帽结构自 20 世纪 90 年代以来也陆续有所报道，尤其是 c-Myc 基因上启动子的重要区域，即掌管 85%～90%该基因转录的 NHEⅢ 部位的富 G 链（Pu27），可以形成篮式的盖帽

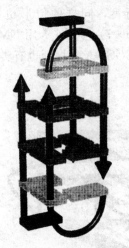

图 6-9　盖帽结构示意
两个 T-A-A
三联体（浅灰）盖在两个四分体
（深灰）的外面[10]

结构，它一共有三层 G-四分体，中间夹有 2 个 K$^+$。2002 年，Hurly 等发现在 K$^+$ 存在条件下，Pu27 除了可以形成篮式结构外，并且能够形成椅式构型[11]，两者在溶液中能达到平衡，从动力学和生物相关性来看，椅式构型更为优越。因为它只有两层 G-四分体平面（图 6-10），其结合力小于三层 G-四分体，所以其热力学稳定性不如篮式构型，但却更容易形成，

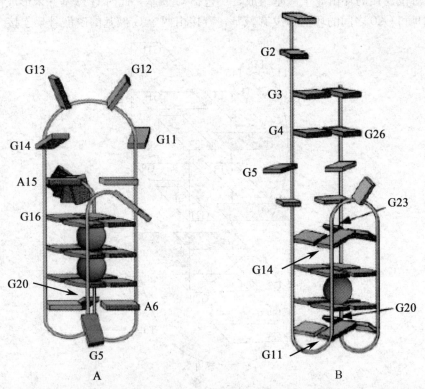

图 6-10　Pu27 在 100mol/L KCl 中，37℃下温浴 48 小时后形成单分子 G-四链体结构[11]
A. 篮式结构；B. 椅式结构

使 c-myc 基因启动子的转录活性增加 3 倍。此外，凝血酶结合因子（TBA）和 HIV 整合酶抑制剂 T30695 都和 Pu27 一样，更趋于形成椅式的盖帽结构，三者的比较（图 6-11）。

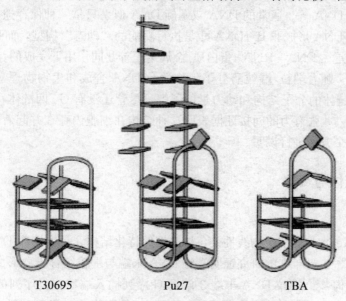

T30695　　　　　Pu27　　　　　TBA

图 6-11　T30695、Pu27、TBA 的结构示意图[11]

6. 阳离子的精确配位（precise coordination of cations）　G-四链体 DNA 对阳离子类型有强烈的依赖性，不同的阳离子可以不同数量及不同作用方式与 G-四链体 DNA 相互作用[12]。比如人端粒重复序列 d〔AGGG（TTAGGG）$_3$〕在 K$^+$ 中形成全平行的螺旋桨结构的四链体，而同样的序列在 Na$^+$ 溶液中则为反平行的篮式结构[7]，另一方面 d（G$_4$T$_4$G$_4$）、d（G$_3$T$_4$G$_4$）和 d（G$_4$T$_4$G$_3$）在 K$^+$、Na$^+$ 和 NH4$^+$ 溶液中形成 G-四链体的构型却相差无几。这些单价阳离子和 G-四链作用的方式与其离子半径和水化能有关。Na$^+$ 的半径较小，它存在于四分体平面的中心，K$^+$ 和 NH4$^+$ 的离子半径稍大，故存在于两层四分体中间的口袋里。离子大小、电荷密度及配位性质都极大地影响离子交换的速度。

与 DNA 双螺旋结构相比，G-四链体结构具有两个不寻常的特点。一是它的稳定性对离子类型具有强烈依赖性[13]。单价离子稳定 G-四链体的作用大小为：K$^+$＞Na$^+$＞Cs$^+$＞Li$^+$。这些离子的半径不同，因此似乎只有与 G-四链体中心"口袋"内径相匹配的离子才能较好地与 G-四链体作用，离子的稳定作用可能只是简单的静电效应，因为与 K$^+$ 半径相似的 Sr^{2+} 对 G-四链体的稳定效果好于单价离子。G-四链体的另一特点是它在热力学和动力学上都很稳定。如在含 K$^+$ 溶液中，d（TTGGGGG）$_4$ 在 85℃仍可稳定存在。对 d（TTTTGGGG）形成的平行四链体螺旋的热力学计算显示，它在 K$^+$ 存在下 25℃时的 ΔG$_0$ 为-47kcal/mol。另一方面，G-四链体 DNA 的折叠及解链速度又非常慢。纤毛原生动物端粒结合蛋白的结合实验显示，d（TTTTGGGG）$_4$ 在 K$^+$ 溶液中的解链速度为 10^{-5} s^{-1}，折叠速度为 0.02s^{-1}。在 Na$^+$ 溶液中，d（TTGGGGTT）四链体的解链速度估计为 0.01s^{-1}。因此在测定端粒 DNA 热力学参数尤其是温度变性实验中，研究者必须有足够的时间使反应达到平衡，这样才可能获得较准确的结果。

综上所述，G-四链体 DNA 从多个层面上都具有多型性。由于生物体内很多重要的基因都具有能形成 G-四链体的序列，这些序列的立体结构和生物功能之间存在什么样的关系已经引起人们极大的关注并成为研究热点，因此研究 G-四链体 DNA 结构的多样性具有非常重要的意义。

第二节　G-四链体的生物学功能

最常见的 DNA 是由两条互补链通过碱基配对的方式所形成的 B-型双螺旋结构。然而当人们研究不同的重组质粒、人工合成寡核苷酸链及 DNA 的限制酶酶切片段时，发现在不同条件下，这些 DNA 片段可能在不同条件下形成不同的非 B-DNA 结构：单链、Z-型、十字型、三链螺旋及四链体 DNA 等。通常的 DNA 双螺旋 DNA 似乎只是一种保存遗传信息的"静态"结构，而打破双链 DNA 形成非 B-DNA 才是执行功能的"动态"构型，而且 DNA 行使功能时的这种动态变化是在 DNA-RNA-蛋白质-金属离子等共同作用下完成的。

过去十多年中，随着端粒/端粒酶分子生物学及 DNA 合成和生物物理学的迅速发展，提高了人们对 G-四链体的分子结构和动力学的了解。尽管还没有 G-四链体在体内存在的直接证据，但已经发现一些强有力的间接证据表明这种结构在细胞内存在并起着非常重要的作用。我们可以从以下几个方面进行说明。

一、G-四链体与端粒

（一）端粒

端粒（telomeres）是真核生物线性染色体末端的特化结构，是由端粒 DNA 和端粒相关蛋白组成的复合物[14-15]。近年来的研究证明端粒 DNA 末端与端粒结合蛋白形成的是环套结构而不是单纯的线性结构[16]。端粒 DNA 末端 3′端富 G 序列插入端粒重复序列的双链之间置换形成环状结构称为 T 环。端粒结合蛋白如 TRF1、TRF2 等可能参与 T 环的形成与保持该结构的稳定（图 6-12）。

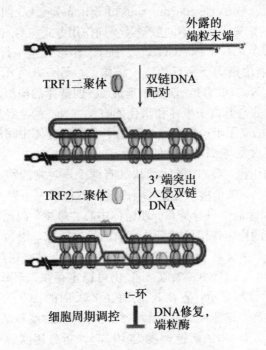

图 6-12　t 环可能的结构、形成及功能

A. 哺乳动物端粒末端 DNA 结构及 t 环可能形成的构型；

B. t 环形成的可能机制以及 TRF1，TRF2 对 t 环的稳定[16]

端粒 DNA 由许多随机重复序列组成，富含 GC 碱基对，其中双链 DNA 的 3′端伸出一段富 G 单链，成为"端粒尾"。第一个被发现的端粒末端序列是原生动物四膜虫 *tetrahymena*，其重复序列为 C_2A_2/T_2G_4，很多原生动物、真菌、植物、脊椎动物和无脊椎动物的末端序列可以总结为：$C_{2-4}T_{0-1}A_{2-4}/T_{2-4}A_{0-1}G_{2-4}$，大多数末端重复序列由 6～8 个碱基组成，不同生物的"端粒尾"重复序列见表 6-1。它们的长短由于种类不同而差别很大，比如纤毛虫中的重复序列数为 2～3，总共碱基数为 20～30 个，而鼠类中则重复数多达 10 000，共有 60～100kb。人的端粒有长达 15kb 的 2000 个重复序列。相同细胞的不同染色体的重复序列数也不相同，在细胞生长期，重复序列在一定范围内呈现渐进或随机的变化。端粒的实际长度是其增长和缩短活性相互作用的结果[15]，见表 6-1。

表 6-1　端粒末端的重复序列

生物体	重复序列
原生动物（Protozoa）	
四膜虫	T_2G_4
尖毛虫	T_4G_4
游仆虫属	T_4G_4
黏菌类（Slime moulds）	
网柄菌属	AG_{1-8}
片灰霉属	T_2AG_3
真菌（Fungi）	
白色念珠菌	$ACG_2ATGTCTA_2CT_2CT_2G_2TTGT$
酵母菌	$(TG)_{1-6}TG_{2-3}$
植物（Plants）	
小球藻	T_3AG_3
衣藻	T_4AG_3
无脊椎动物（Invertebrates）	
蛔虫属	T_2AG_2C
副蛔虫属	T_2GCA
脊椎动物（Vertebrates）	T_2AG_3

　　端粒相关蛋白是直接或间接与端粒相结合的蛋白。Raplp 蛋白和 Ku 蛋白是 2 类具有重要意义的酵母端粒结合蛋白。端粒结合蛋白 Raplp 与端粒 DNA 形成非核小体结构。Ku 蛋白是由 Ku70/Ku80 形成的二聚体蛋白，缺失 Ku 蛋白的酵母在 37℃ 培养时会使端粒异常变短，并出现衰老表型等现象。迄今为止已经克隆的人类端粒相关蛋白主要有 TRF1、TRF2、Tankyrase 和 UP1 等。

　　端粒的功能主要在于维持染色体的稳定，抑制染色体之间的融合和降解（如果没有端粒，染色体末端就会被误认为有双链缺口而进行"修复"，导致染色体融合及基因的不稳定）并参与核中一系列与细胞增殖有关的活动。此外，端粒结合蛋白在维持端粒稳定和抑制细胞凋亡方面具有重要作用。

　　在大多数正常人的体细胞中，端粒 DNA 会随着每次细胞有丝分裂而缩短，而当其缩短到一定程度以后，编码区基因被破坏就丧失了对染色体末端的保护能力。与此相反，在永生化细胞（包括癌细胞）中端粒的长度是相对稳定的。这可以用 Harley 等于 1991 年提出的端粒-端粒酶假说来解释[17]。该假说认为正常细胞的端粒缩短到一定程度时会启动中止细胞分裂的信号，使细胞进入第一死亡期 M1 并退出细胞周期而老化，而极少数细胞（包括癌细胞）却激活了端粒酶，从而使端粒不再缩短，获得无限增殖能力而成为永生细胞。

　　端粒的长度和细胞衰老密切相关，最有力的证据是年轻人成纤维细胞内端粒的平均长度为 18~25kb，而老年人成纤维细胞内端粒的平均长度为 8~10kb，估计细胞每分裂一次，端粒缩短 50~100bp。端粒的长度一方面由于 DNA 的末端复制、端粒的加工和端粒的重组等原因而缩短，另一方面端粒酶的催化作用、端粒的特异性扩增等因素有使其延长，两者处在一种精确的平衡当中。

　　端粒酶由端粒酶 RNA（TR）、端粒相关蛋白和端粒酶催化亚基（TERT）三部分组成，其主要功能在于合成染色体末端的重复序列，以维持端粒的长度和稳定性。端粒酶以 RNA 为模版，在 TERT 的作用下催化合成端粒 DNA，其结构和催化机制都与逆转录酶相似，因此人们把它归属于逆转录酶家族。

大多数正常的人体细胞缺乏 hTERT 而没有端粒酶活性，使得细胞的端粒逐渐缩短而最终衰老。另一方面在 84%～95% 的恶性肿瘤细胞中可以检测到端粒酶活性，而良性肿瘤及正常组织的检出率只有 4% 左右，越来越多的研究表明抑制端粒酶的活性可以导致肿瘤细胞的凋亡和衰老，因此端粒酶抑制剂的研究也日益成为抗癌药领域的研究热点。

（二）G-四链体在端粒中的作用

端粒 3′ 末端突出的单链 DNA 可以形成各种折叠结构，以维持单链突出的完整性，来避免端粒的降解、融合、重排和丢失而引起的基因不稳定和细胞衰老。其中形成 G-四链体结构是最为稳定的折叠构型，这种结构在生理离子浓度条件下就可以形成，所以起到保护端粒末端结构的功能[18]。有以下三种模型可以说明：①富含 G 的 3′ 单链重复序列（TTAGGG）可自身折叠，通过 G-G 碱基对，形成发卡型结构，来自不同染色体的发卡型结构相互结合形成 G-四链体。②3′-末端突出通过几次折叠形成分子内的自身折叠型 G-四链体，这种结构很可能在 DNA 复制阶段中一段较长的单链重复末端短暂存在时出现。③双链重复序列折叠成 T 环，其末端单链和双链富 G 区形成分子间的 G-四链体结构。

G-四链体与端粒酶引起的端粒延长有一定关系。端粒酶往往以其 RNA 组分的 43～51 序列为模板，以端粒 3′-端末端为引物，合成端粒重复序列。令人感兴趣的是端粒酶仅用 9 个碱基片断的 RNA 为模板就可增加数以百计的端粒重复序列。一种可能的模型是端粒酶的延长作用涉及到一易位步骤，在此步骤中，延长了的端粒 DNA 从 RNA 上被置换出来。其可能的机制是：端粒 DNA 短暂地形成自身折叠型 G-四链体结构，从而提供牵引力以帮助 DNA 底物和 RNA 模板所形成的碱基对向后移动一个重复序列；其后在端粒 DNA 和 RNA 重新配对进行下一个延长循环前，G-四链又解聚为一单链。人们发现 G-四链体不能作为端粒酶的引物，其结构稳定剂（如 K^+）在每延长 4 个重复序列后可引起周期性短暂停顿，而抑制端粒酶的活性，该试验结果支持了上述端粒延长的模型设想[19-20]。因此，由端粒 DNA 所形成的 G-四链体已成为开发端粒酶抑制剂的新靶点。二酰胺蒽醌类化合物、阳离子卟啉类化合物、苊类化合物都被证明能与 G-四链体有较强的结合作用，能够稳定 G-四链体结构，从而抑制端粒酶的活性，我们将在后面进行详细讨论。

此外，至少有三个方面的试验结果表明 G-四链体可能参与端粒 DNA 的复制：①酵母端粒 3′ 突出单链末端的长短与细胞周期相关；②纤毛原生动物端粒结合蛋白的 β 亚基能催化 G-四链体螺旋结构的形成；③存在 G-四链体结构的特异性核酸内切酶，它们是从某些原生动物、动物肝细胞、酵母的染色质中提取的一类具有脱氧核酸酶（DNases）活力的端粒结合蛋白，这类蛋白在 Mg^{2+} 存在的条件下，其活力是依赖 G-四链体结构的，它不结合也不切割富 G 单链 DNA，可是一旦形成 G-四链后，它们便能和 G-四链体结合并切割四链体 5′ 侧的单链 DNA。既然生物细胞中有能够特异性结合并切割 G-四链体的酶，这就说明 G-四链体是基因组中执行功能时的一种存在形式。

二、G-四链体的其他生物学功能

G-四链体在基因重组中可能有极其重要的作用。研究发现酵母的 SEP1 基因编码蛋白是一种 DNA 链交换蛋白，该蛋白能够促进单链 DNA 与同源染色体中双链 DNA 的配对和转移，并具有 G-四链体依赖型 DNase 活力。如果该基因完全缺失，那么它在接合生殖过程中，两个细胞核就不能融合（核配），子囊孢子也无法形成，基因重组频率会急剧下降。酵母的减数分裂过程就会停滞在 4N 期。由上可推测 G-四链体可能参与染色体的重组。

富 G 重复序列不仅提供了重组过程中染色体排列的机制，同时也会促使 DNA 发生异常重组。两类重组因子——人 BLM 解旋酶和酵母 Sgs1 解旋酶已被证实具有解旋 G-四链体的作用，在缺乏这些解旋酶的细胞中，显示同源染色体之间相互交换水平的升高和染色体的不稳定。这些发现说明细胞内解旋酶可能被用来分解不需要的 G-四链体，以防止异常重组和其他基因的不稳定性。

某些重要基因的启动区，例如人或鸡 β-珠蛋白基因、鼠前胰岛素原Ⅱ基因、腺病毒学清型 2、视网膜神经实质瘤敏感性基因、人肾癌基因和 c-myc 基因中，皆发现富含 G 的重复序列，因此它们都具有形成 G-四链体结构的可能性，这些发现促使研究人员推测 G-四链体在基因转录过程中起一定作用。

另外，G-四链体能阻断 RNA 聚合酶。当基因密码区的富 G 重复序列形成 G-四链体而又不易解聚时，可能会起到抑制 RNA 聚合酶的作用，从而引起早期转录的停止。

比如 c-myc 基因是与人和动物的多种恶性肿瘤，如乳腺癌、直肠癌、宫颈癌、小细胞肺癌等密切相关的致癌基因，该基因启动区的上游部分就是由富 G 碱基序列组成，实验证明该基因在一定条件下能形成分子内 G-四链结构，并且其椅式构型比篮式构型更有动力学优先性和生物学相关性，实验发现 c-myc 基因启动区上特定的 G-四链结构就是基因转录的负向调节剂，该部位的单链结构可使 c-myc 基因的表达增加 3 倍；同时能够稳定 G-四链结构的阳离子金属卟啉化合物 TMPyP4 可以抑制该基因的转录活性而降低了基因表达[21]。

三、G-四链体结合蛋白

的确，G-四链体结构参与了细胞内的多种生物学事件，但越来越多的研究结果证明生物体内 G-四链体结构的形成和稳定及其生物学功能都离不开与之相关的结和蛋白[22]。酵母阻遏物-活化剂蛋白 1（PAP1）被证明不仅具有与端粒末端双螺旋 DNA 结合的功能，而且能够在极低的 DNA 浓度条件下，促进端粒末端的 G-四链体的形成并与之结合。尖毛虫端粒结合蛋白 β 亚单位也能促进 G-四链体的形成，四膜虫 G-四链体结合蛋白却选择性地结合平行型的 G-四链体结构。小鼠肝核蛋白 uqTBP25 则表现最优先结合分子内 G-四链体结构，其次是双分子 G-四链体，而完全不与四分子的平行型 G-四链体结合。

人的拓扑异构酶Ⅰ（Top1）在 DNA 的复制、转录和染色体的缩合方面起着非常关键的作用。已经发现 Top1 能够结合已形成的分子内和分子间的 G-四链体结构，并且使 69bp 的双螺旋 DNA 的螺旋打开形成稳定的分子内 G-四链体结构，Pommier 等发现 Top1 同样也能和富 G 的单链 DNA 和 RNA 有较强的结合，并发现富 G 的单链寡核苷酸和 G-四链体结构都能抑制 Top1 对特定序列位点的断裂。

巨噬细胞清除剂受体（MSR）是一个在动脉粥样硬化中起关键作用的膜蛋白，MSR 结合氧化的或乙酰化的低密度脂蛋白，同时也结合 G-四链体 DNA。虽然该蛋白质在膜上的位置说明它与 G-四链体的结合对它的正常功能无关紧要，但 MSR 却似乎涉及了用于治疗作用的反意核酸的清除。

两类重组因子——人 BLM 基因（与人的 Bloom's syndrome 有关）解旋酶和酵母 Sgs1 解旋酶已被证实具有解旋 G-四链体的作用，在缺乏这些解旋酶的细胞中，显示同源染色体之间相互交换水平的升高和染色体的不稳定。这些发现说明细胞内解旋酶可能被用来分解不需要的 G-四链体，以防止异常重组和其他基因的不稳定性。

老鼠的 pc-1 基因包含 d（GGCAG）的重复序列，体外实验证明在生理条件下可以形成分子内 G-四链体结构，而且从 NIH 3T3 的细胞核中提取的一种 DNA 结合蛋白（UP1）对该 G-四链体有解旋作用，它也可以和单链 DNA 结合，同时对 d（TAGGG）$_4$ 也有解旋作用，消除了 DNA 合成时在 d（GGG）$_n$ 位点时的停滞效应。UP1 的这种功能预示了 DNA 生物合成过程中G-四链体的解旋过程是必需的。

　　上述例子都说明相关蛋白与G-四链体的形成或解旋是密不可分的，它们之间"精确"的相互作用，即在什么情况下形成G-四链体结构，什么情况下又适宜的打开，正是许多生物学事件得以发生的前提，研究G-四链体与相关蛋白的相互作用过程将对进一步了解生命现象的本质有重大意义。

第三节　G-四链体在药物研究中的分子识别

一、以G-四链体为靶点的端粒酶抑制剂

　　如前所述，端粒末端的重复序列富含G碱基，可以通过Hoogsteen氢键形成G-四链体，由于端粒酶引物不需要任何折叠，因此形成G-四链体可以抑制端粒酶的活性，在体内可能是端粒酶的反向调节因子。同时由于端粒酶大多存在于肿瘤细胞中，因此可以以G-四链结构为靶点进行药物设计，凡是有利于G-四链体形成和稳定的小分子化合物都有可能因为抑制端粒酶的活性而成为抗癌药[18-20]。有三种途径可以影响小分子药物对G-四链体结构的干预：①药物分子模拟结合蛋白来加速G-四链体的形成；②药物分子能结合到G-四链体上并改变它的分子识别特性和抑制阻断其信号通路；③药物分子阻止解旋酶对形成的G-四链体结构解螺旋。已经发现一些小分子能催化G-四链体的形成，并选择性地结合在G-四链体上，并抑制解旋酶的解螺旋作用。

　　涉及G-四链体为靶分子的药物设计，首先应考虑一个典型的G-四链体的结构以及与之进行特异性识别的方式，简言之就是考虑药物是嵌插在内部G-四分体平面之间，或是外部或末端的堆积，或是沟区结合，或是两种或多种作用方式的结合。也要考虑阳离子配体和G-四链体阴离子骨架之间的离子相互作用，以及两个或更多个离子相互作用的适宜空间距离，下面对已经研究的以G-四链体为靶点的药物小分子进行总结。

（一）二酰胺蒽醌类化合物

　　酰胺蒽醌（-AQ）及芴酮类（-FO）化合物可以以线形方式与G-四链体结合[6,20]。1997年Sun等第一个报道了以G-四链体为靶点的小分子端粒酶抑制剂——2,6-二酰胺蒽醌衍生物BSU-1051（图6-13）。用NMR氢谱研究了其结合模型，发现该化合物可使分子间G-四链体d[T$_2$AG$_3$T]$_4$的解链温度升高约20℃，即可以稳定G-四链体结构而抑制端粒酶活性，其IC$_{50}$为23μmol/L。Hurley实验室应用非Taq聚合酶阻滞实验（Taq polymerase arrest assay）也证实该化合物可以与d[(TTGGGG)$_4$]和d[(TTAGGGG)$_4$]形成的G-四链体相互结合并稳定其结构。

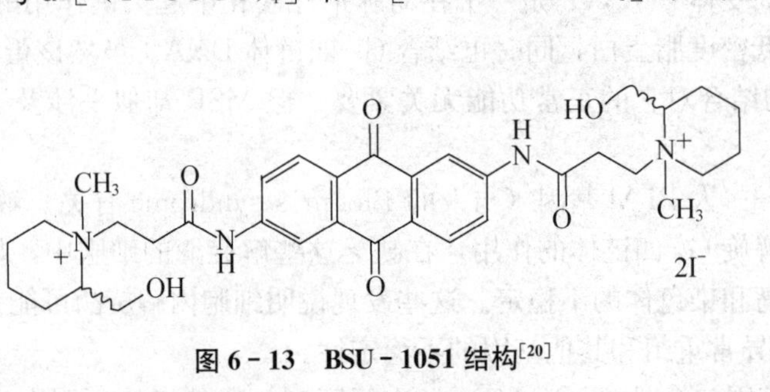

图6-13　BSU-1051结构[20]

　　随后人们对多种蒽醌衍生物进行了端粒酶活性实验。Perry等合成了近百个1,4-、1,5-、1,8-、2,6-及2,7-取代的酰胺蒽醌化合物（图6-14），采用改进的TRAP（telomeric repeat amplification protocol）分析方法测定了这些化合物对端粒酶的抑制活性，其中一些化

合物的 IC$_{50}$ 值为 1~5μmol/L，是到目前为止所报道的活性较强的化合物（表 6-2）。虽然酰胺蒽醌类化合物具有较高的端粒酶抑制活性，但由于它也能与双链 DNA 作用，表中可见活性最高的几种酰胺蒽醌化合物的 IC$_{50}$ 与 EC$_{50}$ 同在 μmol 级，因此细胞毒性较大，限制了这类化合物的进一步发展。为了降低其毒性，Perry 等对芴酮类化合物进行了研究（图 6-14，2，7-FQ）。芴酮与蒽醌结构类似，但少了一个氧原子，不能进行氧化还原循环，因此细胞毒性较类似的蒽醌类衍生物小，但其端粒酶抑制活性最高的化合物的 IC$_{50}$ 值在 8~12μmol/L，即药物活性相应也降低了。分子模拟研究表明芴酮中心为五元环，分子结构接近弯月形，两条侧链与 G-四链体沟槽结合时，引起了四链体结构的扭曲。

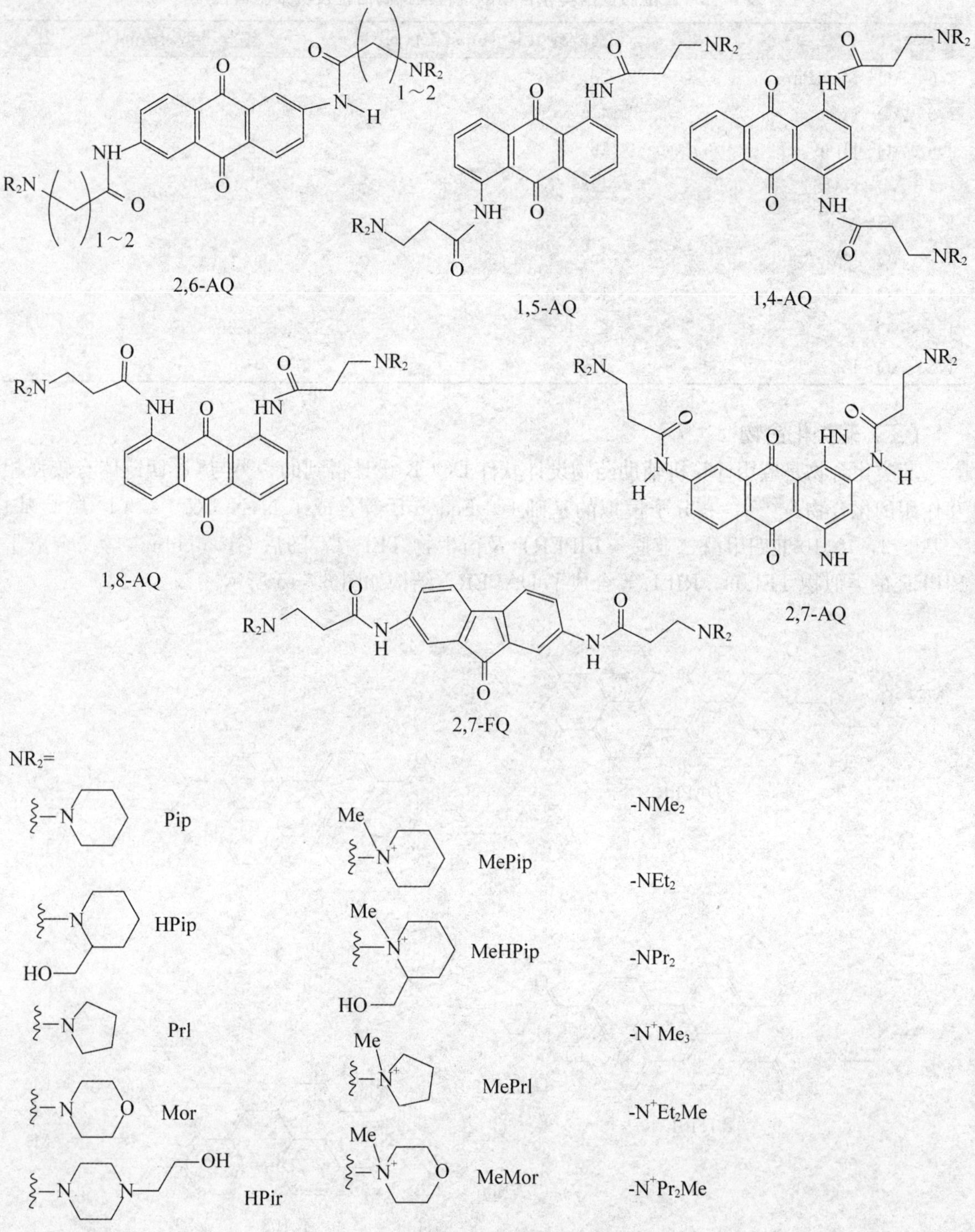

图 6-14 二酰胺蒽醌类及芴酮类化合物的结构[19]

在以上研究基础上，研究人员总结了蒽醌类化合物作为端粒酶抑制剂的构效关系[6]：①化合物应至少带有两条侧链，侧链中氨基与带正电荷的氮原子通过—$(CH_2)_2$—相连时，化合物的活性较高；②侧链中引入的两个酰胺基团使蒽醌稠环的长度由 0.75nm 增至 1.2nm，更接近 G-四分体的大小，对活性的提高有一定作用；③侧链末端所带的正电荷对化合物的活性起着重要作用；④侧链的取代位置对活性影响较小；⑤末端基团的大小和性质具有重要作用，哌啶或四氢吡咯作为末端基团时活性较高；⑥化合物对端粒酶的抑制活性与其细胞毒性之间没有明显的相关关系（表 6-2）。

表 6-2　二酰胺蒽醌类化合物的端粒酶抑制活性及其细胞毒性

化合物	端粒酶 IC_{50}（μmol/L）	细胞毒型（μmol/L）
2,6-AQ-MeHPip	23	1.2～2.3
2,6-AQ-Pip	4.5	1.3～5.9
2,6-AQ-HPip	16.5	7～11
1,4-AQ-NMe₂	1.8	0.01～0.3
1,4-AQ-Mor	33.5	1.9～21
2,7-AQ-NMe₂	4.7	2.1～4.4
1,5-AQ-NMe₂	1.3	0.3～0.6
1,5-AQ-Mor	>50	>25
1,8-AQ-Pip	3.7	0.5～2.3

（二）苝类化合物

苝类化合物是应用计算机辅助药物设计软件 DOCK 设计得到的一类与 G-四链体有较强相互作用的化合物[6,20,22]。在分子模拟的基础上，Fedoroff 等合成了 N,N'-双［2-(1-哌啶基)乙基］-3,4,9,10 苝四甲酰二亚胺（PIPER）及衍生物 TEL01，随后 Grootenhuis 等又合成了 PIPER 的类似物 TEL03，RILL 等合成了 DAPER，结构如图 6-15 所示。

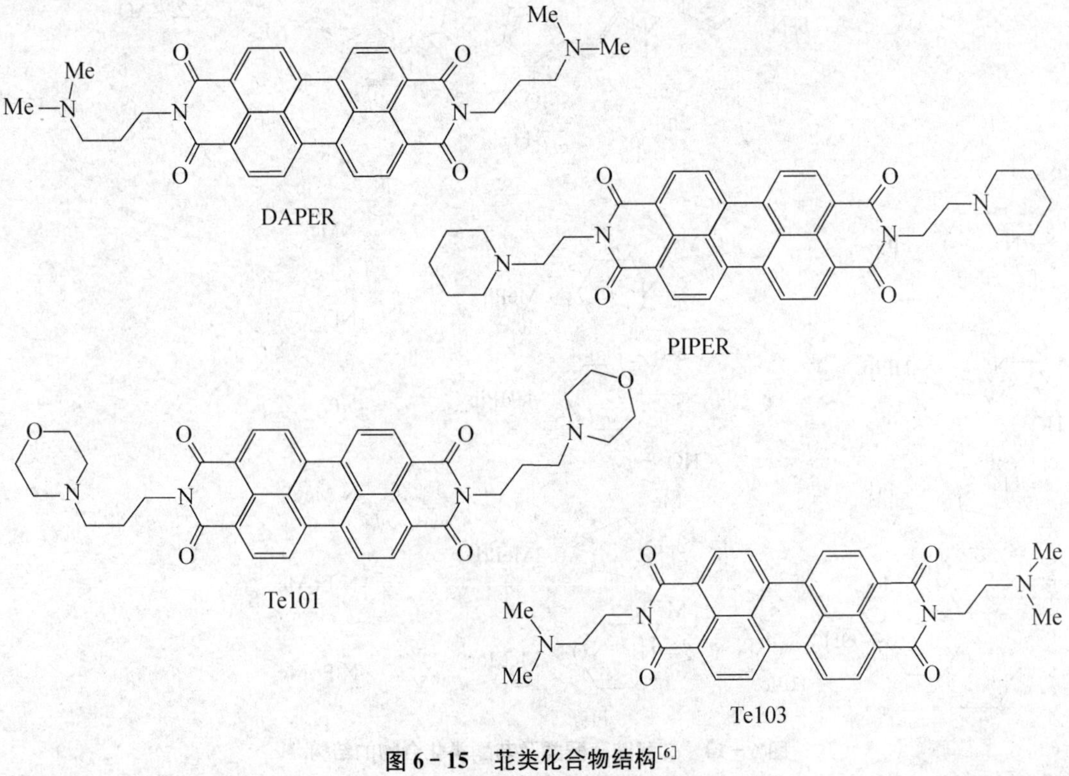

图 6-15　苝类化合物结构[6]

在芘类化合物当中，人们研究最深入的就是 PIPER。Han 等的研究发现它可使发卡型双分子 G-四链体的形成速度提高了约 100 倍，这说明除了被动结合和稳定 G-四链体，其还可能在细胞内诱导 G-四链体的形成，同时 PIPER 还能够抑制 Sgs1 解旋酶对 G-四链体的解旋。PIPER 可以以 1∶2，1∶1 和 1∶2 的比例与不同的 G-四链体结合，结合方式依赖于 G-四链体的 DNA 序列。NMR 结果显示低浓度 PIPER 和 [d (TTAGGGG)]₄ 或 [d (TTAGGGT-TA)]₄ 以 1∶1 的模式结合，但是在配体浓度还未到达 1∶1 的化学计量时，就已存在 G-四链体与 PIPER 以 2∶1 的方式结合了。PIPER 与 G-四链体的结合模型与卟啉类化合物相似，即外向堆积在四分体上。此外，溶液的 pH 对 PIPER 的选择性也存在一定影响，在 pH 较低的条件下，它与双链 DNA 及 G-四链体的结合情况大致相同，选择性不高；但在 pH 较高的条件下，则对 G-四链体的选择性明显提高。

实验证实这类化合物能选择性地与 G-四链体结构有强特异性的相互作用，而与单、双链 DNA 之间的作用甚微，并具有良好的端粒酶抑制活性。其中 PIPER 和 TEL01 的 G-四链体选择作用最强，细胞毒性最低；TEL03 的选择性差一些，具有中等细胞毒性。另一方面，此类化合物的侧链对其诱导 G-四链体形成的能力有一定影响。侧链与四链体沟槽间的静电作用不仅影响到 G-四链体形成的数量，还影响到所形成的 G-四链体的构型。如 PIPER、DAPER 和 TEL03 均能诱导 G-四链体的形成，但 DAPER 和 TEL03 专一性地诱导双分子四链体的形成，而 PIPER 不仅能诱导双分子 G-四链体的形成，还能诱导平行型四链体的形成。

（三）阳离子型卟啉类化合物

卟啉类化合物是双螺旋 DNA 结合试剂，已有实验证明它们能够和某些双链 DNA 有较强的嵌插作用，这类化合物在肿瘤组织中能蓄积达到较高浓度，而在正常组织中却代谢很快，以致长期以来它们在肿瘤治疗方面倍受关注。这类化合物含有芳香环平面结构，其大小和 G-四分体大小接近，它们可以通过与 G-四分体堆积作用而结合到 G-四链体结构上。

Sen 及合作者报道了 N-甲基-中卟啉 IX（NMM，图 6-16）和一系列 DNA 适体的亲和作用，发现它与 G-四链体的亲和作用要远远大于和双链 DNA 的作用。Hurley 等及 Sheardy 等分别独立报道了用 NMR、UV 滴定、CD、荧光共振能量转移及 Taq 聚合酶终止实验方法研究四（N-甲基-4-吡啶基）卟啉（TMPyP4）与各种类型 DNA 作用的结果。实验表明 TMPyP4 能通过外部堆积而非插入的方式与 G-四链体结合，并稳定该结构。同时，TMPyP4 对 G-四链体有一定选择性，其对四链体的亲合性是对双链 DNA 的 2 倍，而且对不同类型的 G-四链体也有不同的选择性，其亲和性强弱的顺序是：单分子椅式 G-四链体＞单分子篮式 G-四链体＞双分子 G-四链体＞四分子 G-四链体，而且不同的缓冲体系中结合作用也有很大的差异。TMPyP4 与各种 G-四链体的热力学常数见表 6-3。正是由于 TMPyP4 与 G-四链体的结合，使其具有抑制 MCF7 细胞端粒酶活性，而对正常细胞的影响不大，采用引物延伸技术得到的 IC_{50} 值为 $6.5 \mu mol/L$。

表 6-3　TMPyP4 与各种 G-四链体的热力学数据

G-四链	缓冲液	Ka [x10⁴ mol/L⁻¹]	ΔG (kcal/mol)	ΔH (kcal/mol)	TΔS (kcal/mol)
AG₃（T₂AG₃）₃	K-BPES	2.8	−6.1	−4.2	+1.9
[d(T₄G₄)]₄	K-BPES	7.7	−6.7	−9.1	−2.4
[d(T₄G₄)]₄	Na-BPES	162	−8.5	−6.7	+1.8
d(G₂T₂G₂TGTG₂T₂G₂)	K-BPES	17.8	−7.2	−9.6	−2.4
d[(GC)₂ATAT(CG)₂]₂	Tris-K-Mg	1300	—	—	—

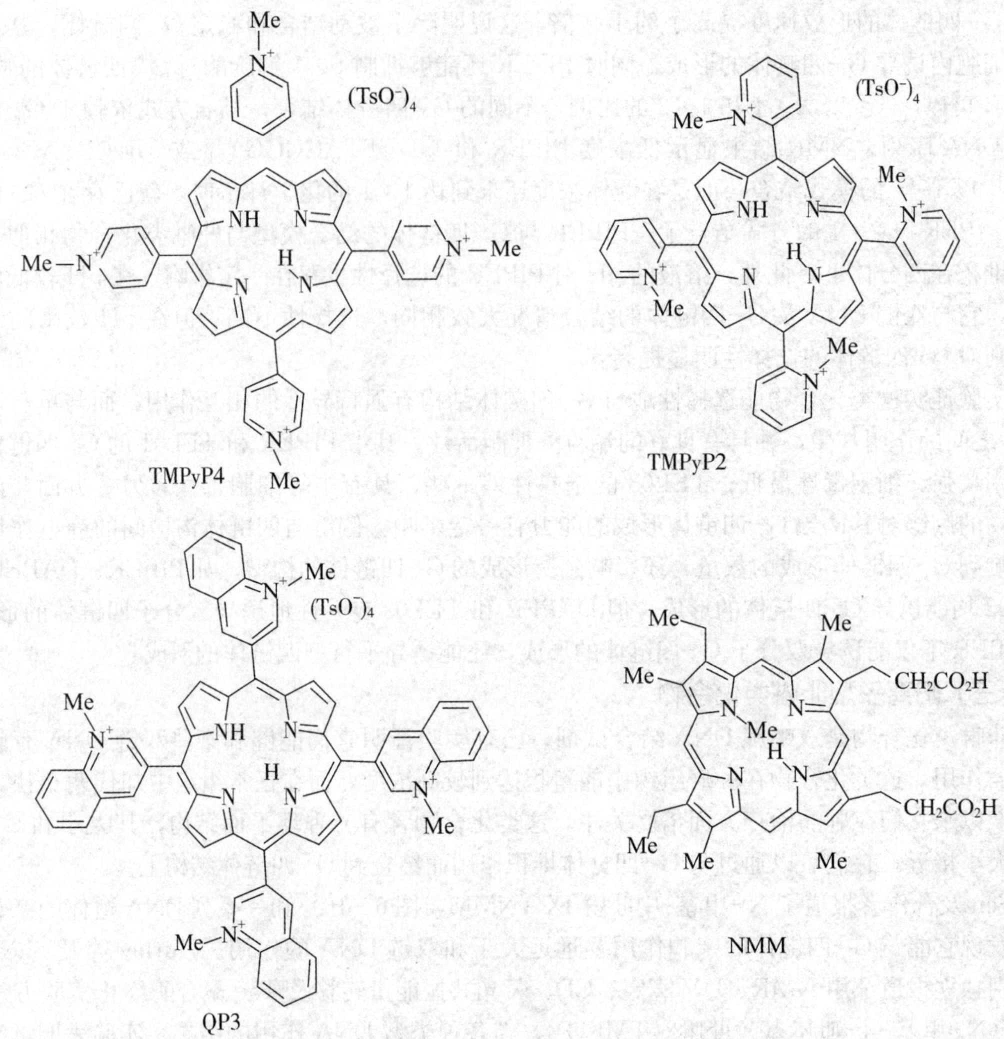

图 6-16　阳离子型卟啉类化合物结构[6]

Hurley 等又研究了 TMPyP4 的异构体 TMPyP2 与 G-四链体 d [AG₃ (T₂AG₃)₃] 的相互作用，发现虽然两者结构很相似，都能稳定 G-四链体结构，但结合部位却存在差异[20]。TMPyP4 通过外部堆积方式与 G-四分体发生作用，而 TMPyP2 是与 TTA 环相结合，这可能是两者活性差异的主要原因。根据理论推测，由于 2-位异构体存在较大的空间位阻，使得整个结构在与 G-四链体相互作用时难以形成平面而嵌入其中，需要较高的能量。此外，Izbicka 等研究了 TMPyP4 及其类似物 QP3 以及它们的金属络合物对癌细胞及端粒酶的影响，发现对端粒酶活性的抑制从强到弱的顺序为：TMPyP4 ＞ QP3 ～ TMPyP4-Cu（Ⅱ）＞ TMPyP4-In（Ⅱ）～ QP3-Cu（Ⅱ）＞＞ TMPyP2，TMPyP2 几乎没有端粒酶的抑制活性，而 TMPyP4 具有较强的抑制细胞生长作用，并且可以诱发后期染色体桥，而 TMPyP2 无此作用。这些结果一方面说明与 G-四链体相互作用的化合物在细胞内可能直接作用于端粒，另一方面也说明卟啉衍生物的结构与活性有着密切关系，这类化合物的构效关系如下：①卟啉芳香平面与 G-四分体之间的堆积对其活性起着非常关键的作用，平面型结构有利于插入 G-四链体结构中；②带有正电荷的侧链取代基是必需的，且电荷数目影响其相互作用的活性：4⁺＞3⁺＞2⁺；③侧链取代应该位于卟啉环的中位，而且取代基的大小要与四链体沟槽相匹配；④氢键的引入以及边链的长度影响其活性；⑤某些不对称基团的引入可增强与反平行或自身折叠型 G-四链体的相互作用。

以上化合物是最主要的三类以 G-四链体为靶点设计的小分子药物，Hurley 分别称酰胺蒽醌类化合物、苊类化合物及卟啉类化合物为第一代、第二代、第三代与 G-四链体相作用的化合物，并用简图表示了分子的大小和电荷的分布（图 6-17）。基于药物毒性及细胞内浓度等因素，他们认为阳离子卟啉类化合物比其他两类更适于成为药物用于体内。

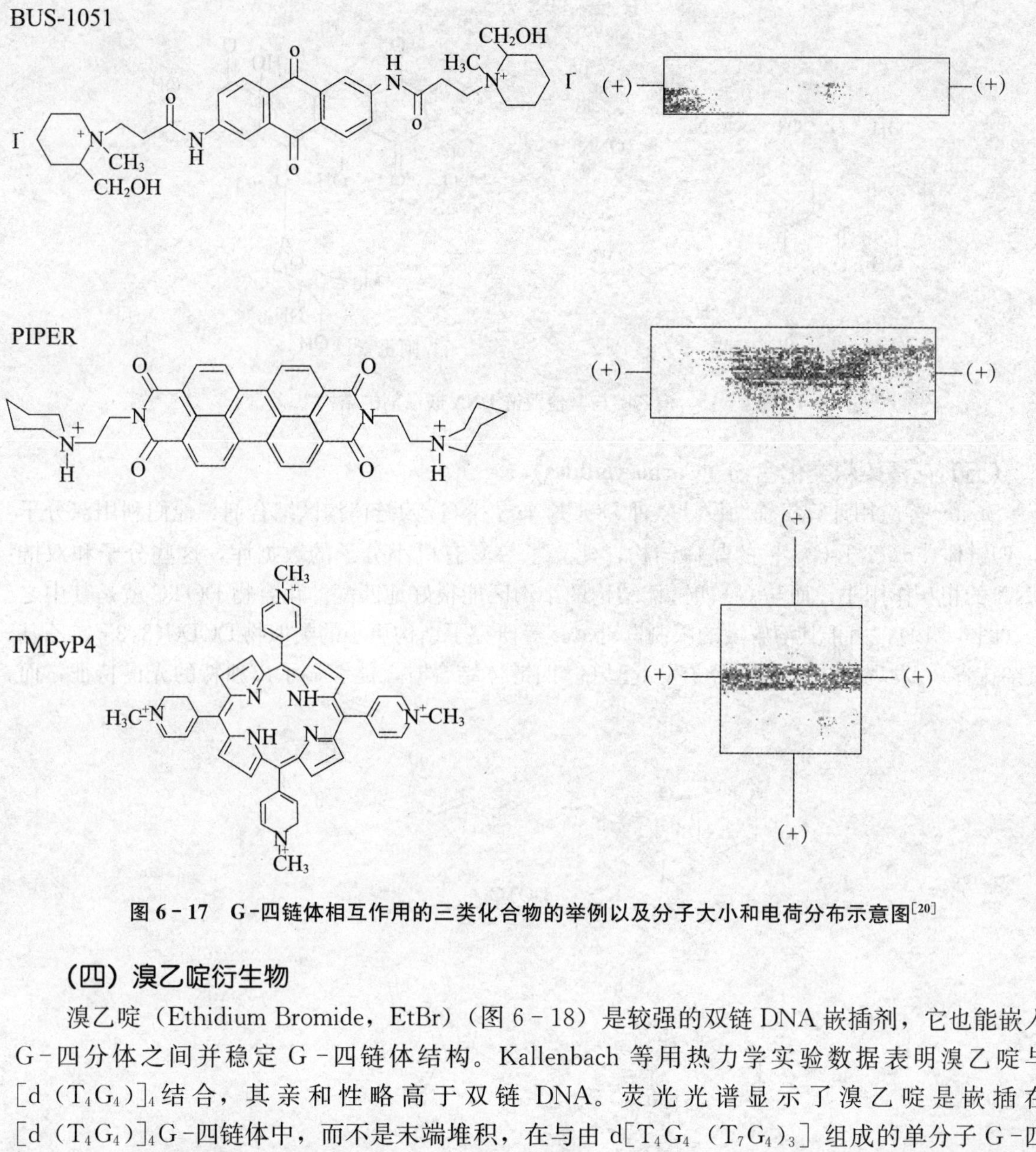

图 6-17　G-四链体相互作用的三类化合物的举例以及分子大小和电荷分布示意图[20]

(四) 溴乙啶衍生物

溴乙啶（Ethidium Bromide，EtBr）（图 6-18）是较强的双链 DNA 嵌插剂，它也能嵌入 G-四分体之间并稳定 G-四链体结构。Kallenbach 等用热力学实验数据表明溴乙啶与 $[d(T_4G_4)]_4$ 结合，其亲和性略高于双链 DNA。荧光光谱显示了溴乙啶是嵌插在 $[d(T_4G_4)]_4$ G-四链体中，而不是末端堆积，在与由 $d[T_4G_4(T_7G_4)_3]$ 组成的单分子 G-四链体的作用中也呈现相同的作用模式。同时 PAGE 的电泳结果显示 EtBr 还能促使单链 $d[T_4G_4]$ 形成四分子 G-四链体 $[d(T_4G_4)]_4$。Borisova 等报导了 EtBr 和 $d(GT)_n$ 重复序列的相互作用，发现 EtBr 嵌插在 $d(GT)n$ 形成的具有间歇 T 碱基突出的四分子 G-四链体的 G-四分体平面之间。一系列溴乙啶衍生物对 G-四链体结构具有较高的亲和性和选择性，它们不仅能提高分子内四链体的解链温度，而且能够促进分子间四链体的形成。这些化合物与四链体结合后荧光增强，可以作为G-四链体结构的荧光探针。

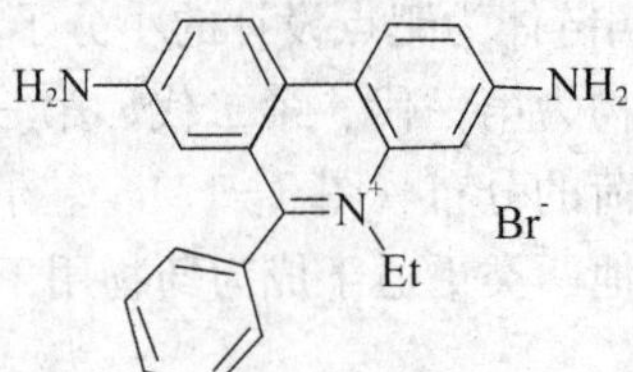

EtBr

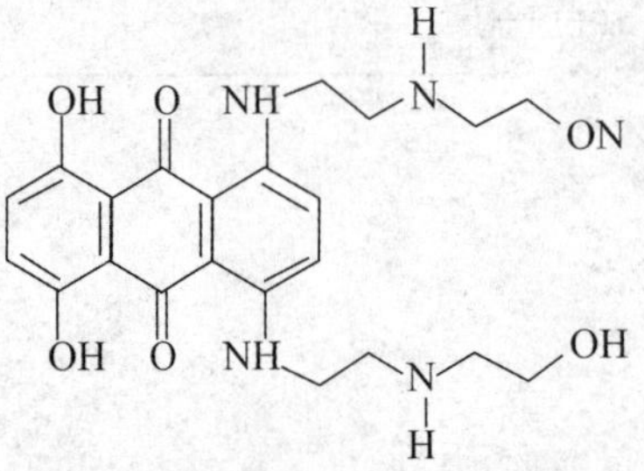

米托蒽醌

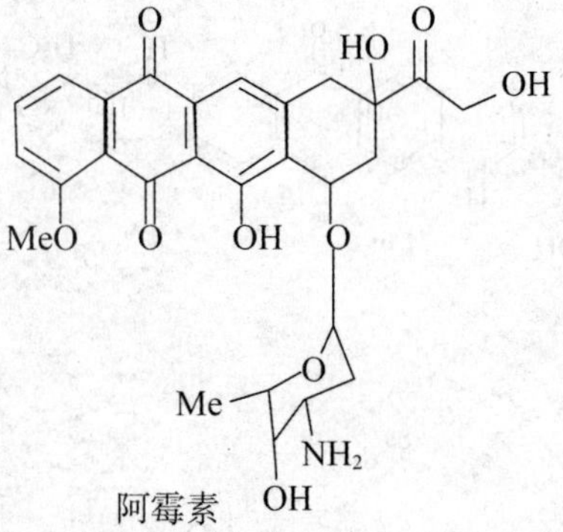

阿霉素

图 6-18　溴乙啶与其他双链 DNA 嵌插剂的结构[6]

（五）花青染料类化合物（Carbocyanines）

Shafer 等应用计算机辅助设计软件 DOCK 来寻找 G-四链体沟区结合剂，他们利用双分子 G-四链体 [d($G_4T_4G_4$)]$_2$ 的晶体结构，建立了一套有机小分子的数据库，这些分子和双链 DNA 的相互作用小，而与 G-四链体结构的小沟区能很好地匹配。化合物 DOTC 就是其中之一（图 6-19），由于其溶解度的限制，Shafer 等研究了结构更小的类似物 DODC(3,3′-二乙基氧杂花青)，发现 DODC 与双分子发卡型 G-四链体结合时，能够显示出独特的光谱特征，而

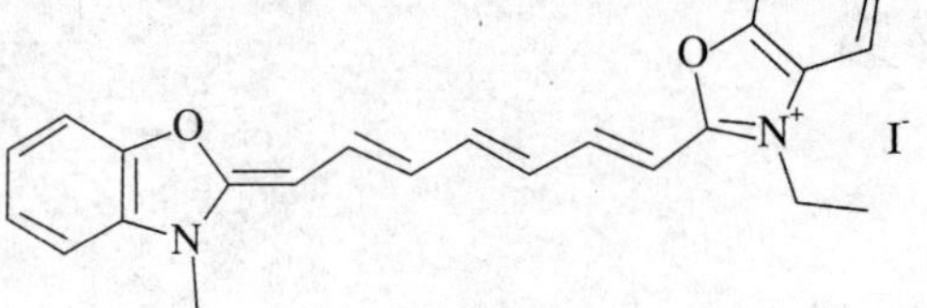

DOTC

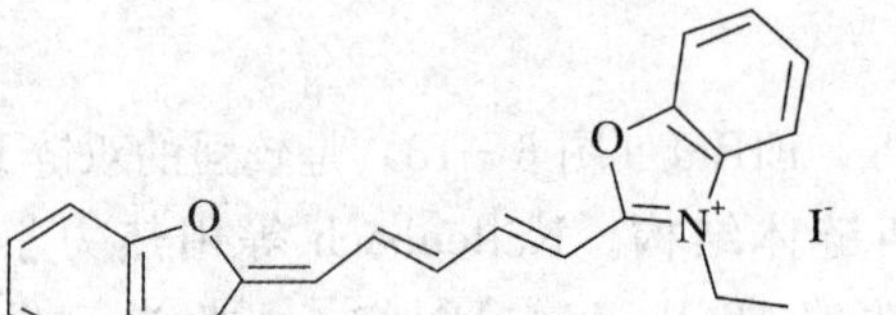

DODC

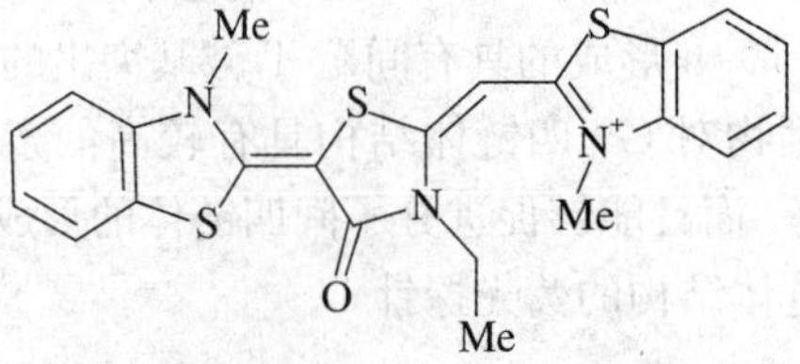

MKT-077

图 6-19　花青染料类化合物与端粒酶抑制剂 MKT-077 的化学结构[6]

与单链、双链或平行型 G-四链体结合时则无此特征，因此可以作为发卡型 G-四链体的特殊探针。实验还发现在浓度较低时（$50\mu mol/L$），DODC 并没有端粒酶的抑制作用，随着浓度升高，展现出较弱的抑制活性。Naasani 等报道了另一个类似物 MKT-077，它对端粒酶的抑制作用可能与它和 G-四链体的相互作用有关。MKT-077 已作为抗癌药应用于临床实验阶段，它能选择性地作用于肿瘤细胞，可能是因为它能选择性地聚集在癌细胞的线粒体中。

（六）丫啶类化合物

Harrison 等合成了一系列 3,6-二取代丫啶类衍生物，结构与蒽醌类相似，母核皆为三元环平面刚性结构，但其对端粒酶的抑制作用比蒽醌类化合物强，IC_{50} 为 $1.3\sim8.0\mu mol/L$，这可能是由于丫啶稠环中的 N 原子质子化所带的正电荷使其更准确地堆积在 G-四分体的中心位置，而与四分体平面的负电荷产生静电相互作用所致。之后又用计算机模拟设计了一系列 3,6,9-三取代丫啶，它们能与 G-四链体有更好的选择性作用，其中化合物 A（图 6-20）对 G-四链体的亲和性比对双链 DNA 的亲和性高 30 倍，对端粒酶的抑制作用显著，IC_{50} 值达 $0.06\mu mol/L$。

Heald 等合成的一系列甲基化五环喹诺丫啶盐中，化合物 B 和 C 的端粒酶抑制活性较高，IC_{50} 值分别为 $0.25\mu mol/L$ 和 $0.33\mu mol/L$（图 6-20）。其中化合物 C 由于在丫啶稠环的 3 位和 11 位上的取代基是吸电子的 F 原子，使其对三链和四链 DAN 结构的选择性更高，并且该化合物具有良好的水溶性和稳定性，活性强而细胞毒性小，是非常具有潜力的端粒酶抑制剂，具有很好的应用前景。

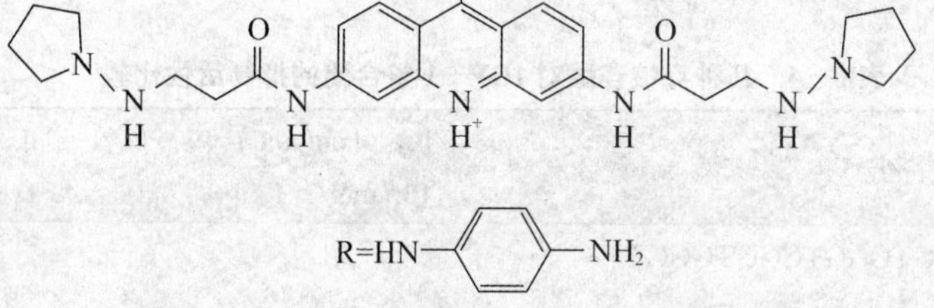

$R=HN-\!\!\!\bigcirc\!\!\!-NH_2$

A

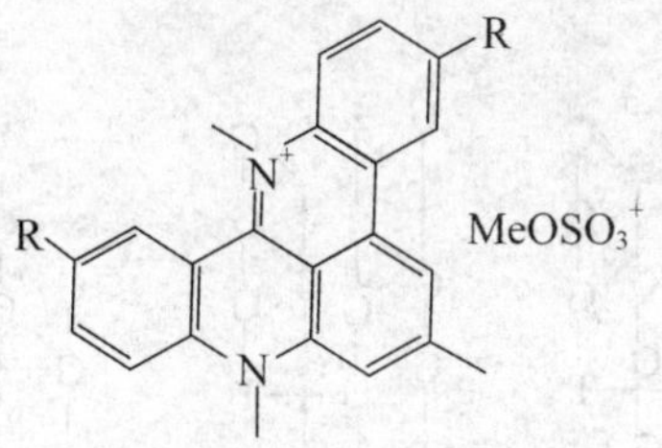

B. R=Me; C. R=F

图 6-20　丫啶类化合物的化学结构[6]

（七）其他化合物

除了以上几类主要的作用于 G-四链体的小分子化合物外，二苯邻二氮杂菲衍生物、三丫嗪衍生物、氟代喹诺吩噁嗪及 ATP（三磷酸腺苷）等都对 G-四链体均有较高的选择性，显示了不同程度的端粒酶抑制活性[6-22]。此外，传统的抗癌药博莱霉素的 Ni（Ⅲ）络合物，即 BLM-Ni（Ⅲ）能选择性地断裂单分子 G-四链体而对双分子 G-四链体没有作用。

综上所述，DNA 二级结构 G-四链体可能是药物设计，尤其是端粒酶抑制剂设计的新的合适的靶点，与其他以端粒酶本身为靶点的抑制剂相比，以 G-四链体为靶点的小分子化合物直接破坏了端粒酶的催化位点，因而能更为迅速地减缓细胞增殖。然而，目前人们对小分子化合物与 G-四链体以及端粒酶之间的作用机制尚未完全清楚,从现有的 G-四链体结构信息和生物学结果来看,有可能所设计的药物最终仍可能作用于 G-四链体-蛋白质复合物,同时小分子化合物的选择性、特异性还有待进一步提高。

二、作为 HIV 整合酶抑制剂

如前所述,用一些小分子化合物来稳定 G-四链体的结构可以抑制癌细胞中端粒酶的活性或通过阻止 RNA 聚合酶的功能来抑制 c-myc 癌基因的转录,这样这些小分子药物就可以作为抗癌药来使用。然而,G-四链体本身也可以作为一些功能蛋白如 HIV1-整合酶或凝血酶的抑制剂,特别是对于艾滋病,由于 G-四链体所具有的药物潜力,其结构和活性关系的研究成为许多实验室的研究课题[23,26]。

Jing N 等发现只含有 G 和 T 碱基的寡核苷酸序列 T30695 ($G_3TG_3TG_3TG_3T$)、T30177 ($GTG_2TG_3TG_3TG_3T$)(图 6-21 和图 6-22)对艾滋病 HIV-1 型病毒的整合酶有抑制作用,在 nmol 水平上就具有很强的活性,并且抑制作用的强弱和寡核苷酸形成的结构有密切关系(表 6-4)。研究结果表明:在 K^+ 存在时形成的结构对 HIV 整合酶有强烈抑制,反之在 Li^+ 存在时却只有较弱抑制,这是因为在不同金属离子中寡核苷酸序列形成的 G-四链体的具体结构不一样,Li^+ 存在时线形的寡核苷酸只能形成末端打开的 G-四链体结构,只有两层 G-四分体;而在 K^+ 存在时,末端的 T 碱基也参与了 G-四分体的形成,使整个 G-四链体为末端封闭的结构,具有近似四层的 G-四分体。这种结构和活性的关系说明 G-四链体的形成及其四分体的数量在抑制 HIV 方面起了非常重要的作用。

表 6-4   几种寡核苷酸对 HIV-1 整合酶的抑制活性比较

寡核苷酸	5'-序列-3'	IC_{50} (nmol/L) 10mmol/L KCl	IC_{50} (nmol/L) H_2O (含 Li^+)
T30695	GGGTGGGTGGGTGGGT	31	530
T30177	GTGGTGGGTGGGTGGGT	26	480
TBA	GGTTGGTGTGGTTGG	470	790

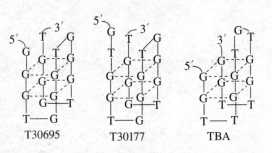

图 6-21   T30695、T30177 以及 TBA 的折叠模式[23]

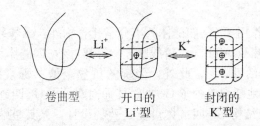

图 6-22   T30695 在 K^+ 和 Li^+ 存在下的不同折叠模式[23]

迄今为止，绝大多数已报到的 G-四链体结构都由一条、两条或四条富 G 碱基 DNA 链形成的四分体构成。这些 DNA 链的伸展方向可以是全-平行型，全-反平行型，平行与反平行交错的混合型，并且结构中可以没有环（loop），或者环以对角或同侧的方式存在[24-25]。例如：由 Patel 团队命名为 93del 的 DNA 适体（aptamer）结构上是一种新的在 K+ 条件下形成的双分子 G-四链体，93del 在体外浓度为 nmol 水平时就具有了很强的抑制 HIV1 整合酶的活性。同时 93del 具有非常独特的拓扑学结构，具体表现在以下几个方面：①该结构由两个相同单分子 G-四链的第一个 G-碱基伸入到对方结构中与其他三个 G-碱基形成四分体 G′- G6 - G2 - G13，形成互锁的二聚体，因此结构异常稳定。这种结构特征很少在其他 G-四链结构中出现，但确实是由几个内部-亚单元（inter - subunit）的 NOEs 结果所支持。②该结构中每跨越一个 G-四分体堆积层，就有三个逆转环，并且每个环上只有一个碱基。三个逆转环使分子内的 G-四链结构均采取全-平行型的 DNA 链的伸展方向。③在二聚体结构四分体核心的外面有四个残基的结构特征对药物设计非常重要，因为环上残基的改变不会影响中心的核心结构[26]。

虽然 93del 和 T30695 在结构上都是 G-四链体结构，但两者的拓扑学却差异很大。在 K+ 溶液中，T30695 结构包括四个像 G-四分体一样的堆积层，并有四条平行伸展的 DNA 链和三个邻位环，环上没有任何碱基而使环高度扭曲，因此 G-T-G-T 的四分体并不是平面的。这个 T30695 结构可能需要更精确的测定，因为其亚氨基的质子峰很宽并有交叠现象，说明又有两个或更多个拓扑结构同时存在。然而，基于广泛的来自环上碱基替换以及 G-四分体躯体长度变化的生物学数据分析，Jing 等提出了 T30695 - HIV-整合酶复合物模型，这个模型提示了 T30696 的 T-G-T-G 环的区域和 HIV1 整合酶催化部位 Asp64，Asp116 和 Glu152 的重要氨基酸残基以"面对面"的方式相互作用。

与之相比，Phan 等却对 93del 进行了对接实验研究，把圆筒状的 93del G-四链体对接在由 HIV—IN 整合酶四聚体所形成的腔道中，其机理在于 93del 和四分子 HIV1 整合酶结构上相互匹配，93del 刚好位于四分子 HIV1 整合酶形成的内部空隙中，阻止了对整合酶功能非常重要的几个催化氨基酸残基，从而具有抗 HIV1 的活性。然而这样一个模型和许多实验结果不相符。如果这一假设是正确的话，结构中外围环上的碱基就是和 HIV1 整合酶接触的主要部位，因此也是决定其抗 HIV1 整合酶活性的主要部位。然而，替换环上的碱基或进行结构改造，其活性并无太大的改变。

意识到 G-四链体结构的柔性是非常重要的，DNA 序列或溶剂系统的轻微改变都可使其拓扑结构发生巨大改变。因此即使 93del 和 T30695 有相似的序列特征，它们可能采取不同的结构。而且模型中 HIV1 整合酶亚单位的数目也有待确定。重要的是，G-四链体在与 HIV1 整合酶结合后的结构有可能由于"诱导-适应（induced - fit）"机制而与非结合的游离态的结构不一样，因此，为解决这个复杂问题，更精细的实验方法，无论是 NMR 或者 X-射线衍射，对此都有必要进行研究。

虽然具有 G-四链体结构的 DNA 适体比较容易制得，而且在体外展示了极好的抗 HIV1 整合酶的活性，但作为药物人们所关注的是如何有效地把这种高电荷的大分子输送到感染的细胞中。Jing 等已经开始探索这个问题，他们把 G-四链体变性后形成了 lipofectin - DNA 复合物，再把 DNA 分子运送到细胞内，然后被输送的 DNA 分子由于体内高浓度的 K+ 浓度而自动形成具有抑制 HIV1 整合酶功能的 G-四链体结构。通过这种方法，另一个 DNA 适体 T40214，也是高效的 HIV1 整合酶抑制剂，被成功地输送到几种细胞株的核内并有效地抑制了 HIV1 的复制。不过，这种细胞内输送系统的有效性依赖于富 G 碱基的寡核苷酸的序列。因此，93del 通过该系统能否成功地运送到感染细胞还有待于进一步的研究。

总之，具有抗 HIV1 整合酶活性的 G-四链体结构（DNA 适体）已经成功地被高分辨率的 NMR 确证了，对接研究提出了其高效抑制 HIV1 整合酶活性的可能机制。利用细胞内输送系统，DNA 适体因此可能成为有效的抗艾滋病药物。然而，由多次静脉给药后造成的耐药性还是一个有待解决的问题。利用 DNA 作为抗艾滋病的最大优势可能在于：当艾滋病毒整合酶一旦发生变异，用 SELEX 的方法就能立即筛选出有效的序列来对抗，人们将从中看到治疗艾滋病的新希望！

（周田彦）

参考文献

[1] Belmont P, Constant JF, Demeunynck M. Nucleic acid conformation diversity: from structure to function and regulation. Chemical Society Reviews, 2001, 30: 70 - 81.

[2] Asensio JL, Brown T, Lane AN. Solution conformation of a parallel DNA triple helix with 5′ and 3′ triplex-duplex junctions. Structure, 1999, 7: 1 - 11.

[3] Han H, Hurley LH. G-quadruplex DNA: a potential target for anti-cancer drug design. Trends Pharmacol Sci, 2000, 21: 136 - 142.

[4] Ghosal G, Muniyappa K. Hoogsteen base-pairing revisited: Resolving a role in normal biological processes and human diseases, Biochem Biophy Res Commun, 2006, 343, 1 - 7.

[5] Tomas S. G-quadruplex DNA structures-Variations on a Theme. Biol Chem, 2001, 382: 621 - 628.

[6] Kerwin SM. G-quadruplex DNA as a Target for Drug Design. Current Pharmaceutical Design, 2000, 6, 441 - 471.

[7] Parkinson GN, Lee MPH, Neidle S. Crystal structure of parallel quadruplexes from human telomeric DNA. Nature, 2002, 417: 876 - 880.

[8] Phan AT, Modi YS, Dinshaw J. Patel Propeller-Type Parallel-Stranded G-Quadruplexes in the Human c-myc Promoter. J Am Chem Soc, 2004, 126: 8710 - 8718.

[9] Åket P, Ärnugelj M, Plavec J. d (G3T4G4) forms unusual dimeric G-quadruplex structure with the same general fold in the presence of K^+, Na^+ or Formula Not Shown ions. Bioorganic and Medicinal Chemistry, 2004, 12: 5735 - 5744.

[10] Kettani A, Bouaziz S, Wang W, et al. Bombyx mori single repeat telomeric DNA sequence forms a G-quadruplex capped by base triads. Nature Structural Biology, 1997, 4 (5), 382 - 389.

[11] Siddiqui-Jain A, Grand CL, Bearss DJ, et al. Direct evidence for a G-quadruplex in a promoter region and its targeting with a small molecule to repress c-MYC transcription. PNAS, 2002, 99: 11593 - 11598.

[12] Primoz S, Martin C, Janez P. d (G3T4G4) forms unusual dimeric G-quadruplex structure with the same general fold in the presence of K^+, Na^+ or NH^{4+} ions. Bioorganic & Medicinal Chemistry, 2004, 12: 5735 - 5744.

[13] Keniry MA. Quadruplex Structure in Nucleic Acids. Biopolymers Nucleic Acid Sci, 2001, 56: 123 - 146.

[14] Mills M, Lacroix L, Arimondo PB, et al. Unusual DNA conformations: implications for telomeres. Curr Ded Chem, 2002, 2: 627 - 644.

[15] Wellinger RJ, Sen D. The DNA structures at the ends of eukaryotic chromosomes. Euro J Cancer, 1997, 33 (5), 735 - 749.

[16] Griffith JD, Comeau L. Mammalian telomeres end in a large duplex loop. Cell, 1999, 97: 503 - 514.

[17] Harley CB. Telomere loss: mitotic clock or genetic time bomb? Mutation research, 1991, 256zz: 271 - 282.

[18] Cairns D, Anderson RJ, Perry PJ, et al. Design of telomerase inhibitors for the treatment of cancer. Current Pharmaceutical Design, 2002, 8: 2491 - 2504.

[19] Jean-Louis M, Helene C. G-quadruplex DNA: a target for drug design. Nature Medicine, 1998, 4: 1366 - 1367.

[20] Hurley LH. Secondary DNA structures as molecular targets for cancer therapeutics, Biochemical Society Transaction, 2001, 29, 692 - 695

[21] Attila A, Chen D, Dai J, et al. Solution Structure of the biologically relevant G-quadruplex element in the human c-myc promoter: implications for G-quadruplex stabilization. Biochemistry, 2005, 44: 2048 - 2058.

[22] Han H, Hurley LH, Salazar M. A DNA polymerase stop assay for G-quadruplex-interactive compounds. Nucleic Acids Res, 1999, 27: 537 - 542.

[23] Jing N, Hogan ME. Structure-activity of tetrad-forming oligonucleotides as a potent anti-HIV therapeutic drug. J Bio Chem, 1998, 273: 34992 - 34999.

[24] Naijie J, Clercq D, Rando E, et al. Stability-activity relationships of a family of G-tetrad-forming oligonucleotides as potent HIV inhibitors. A basis for anti-HIV drug design. J Bio Chem, 2000, 275: 3421 - 3430.

[25] Lyonnais S, Gorelick RJ, Mergny JL, et al. G-quartets direct assembly of HIV-1 nucleocapsid protein along single-stranded DNA. Nucleic Acids Res. 2003, 31: 5754 - 5763.

[26] Chou S, Chin K, Andrew HJ. DNA aptamers as potential anti-HIV agents. Trends Biochem Sci, 2005, 30: 231 - 234.

第七章 小分子干扰 RNA 生物效应中的分子识别

　　人类基因组计划（HGP）的科学家们公布了人类基因组工作草图的序列、拼接和分析。这是人类历史上的一块里程碑！它使我们第一次看到了人类基因组的全貌，可以去体会人类基因组的生物构建艺术，也可以更深刻地观察、分析组成我们细胞核心的染色体的 DNA 分子。但是获得基因组序列仅仅是开始，人们更想知道基因在疾病的预防、诊断和治疗中所起的作用，这就推动了结构基因组学（structural genomics）和功能基因组学（functional genomics）的诞生和发展。这也标志着生命科学研究进入了一个崭新的时代——后基因组时代（post - genome era）。这个时代的发展将对疾病基因的发现及药物的合理设计带来新的契机；特别是对扩展药靶的范围，发现与确认新的药物靶点方面更是开拓了巨大的空间。最近的权威统计表明，人类利用药物对疾病治疗所涉及的药物靶标不到 500 个，90％的靶标为蛋白质。虽然目前核酸仅占所有已发现的药物靶点总数的 2％，但由于与人类疾病相关基因的识别、鉴定及结构与功能的研究的日趋重要，以核酸为靶的药物研究也越来越受到人们的重视[1]，特别是近十年来分子生物学领域最突出的进展之一——小分子 RNA 的发现更是拓宽了核酸作为药物靶标的范围。长久以来，人们一直认为蛋白质是调节基因表达的主要因子，而 RNA 则被认为仅仅是 DNA 和蛋白质之间的"过渡"——它从 DNA 获取遗传信息，并将信息传递给蛋白质；而且对 RNA 的研究也主要集中在对长链大分子 RNA 上。然而，20 世纪尤其是近几十年来的一系列的研究打破了这种观念，RNA 家族增加了许多新的成员。细胞核内小分子 RNA（small nuclear RNA，snRNA）是小核糖核蛋白颗粒（small nuclear ribonucleoprotein particle，snRNP）的组成成分，参与 mRNA 前体的剪接以及成熟的 mRNA 由核内向胞浆中转运的过程。核仁小分子 RNA（small nucleolar RNA，snoRNA）是一类新的核酸调控分子，参与 rRNA 前体的加工以及核糖体亚基的装配。胞质小分子 RNA（small cytosol RNA，scRNA）的种类很多，其中 7S LRNA 与蛋白质一起组成信号识别颗粒（signal recognition particle，SRP），SRP 参与分泌性蛋白质的合成，这说明小分子 RNA 实际上也可以干扰"遗传信息的流动"。近年来的研究表明，将与 mRNA 对应的正义 RNA 和反义 RNA 组成的双链 RNA（dsRNA）导入细胞，可以使 mRNA 发生高效特异性的降解，导致相应的基因沉默。这种转录后基因沉默机制（post - transcriptional gene silencing，PTGS）被称为 RNA 干扰（RNAi）。RNA 干扰现象的发现是近十年来生命科学研究的重大突破之一，它不仅加深了人类对生命过程的认识，而且提供了一个干预生命过程的便利途径。正因为如此，RNAi 研究被 Science 杂志评为 2001 年的十大科学进展之一，并名列 2002 年十大科学进展之首。本章中将介绍 siRNA 在生物制药方面的长足进展以及 miRNA 在调控生命过程方面的重要发现。

第一节 RNA 干扰的机制

　　1998 年，华盛顿卡耐基研究院的 Andrew Fire 和马萨诸塞大学医学院的 Craig Mello 报道，将特殊的双链 RNA（正义链和反义链的混合物）引入线虫体内可以特异性抑制线虫特定基因的表达，他们将这种现象称为 RNA 干扰（RNA interference，RNAi），即由双链 RNA（dsR-

NA）引起的序列特异性的转录后基因沉默（post - transcriptional gene silencing，PTGS）过程。随后，人们发现 RNAi 广泛存在于生物界中，如植物、真菌、果蝇以及哺乳动物。

随着研究的不断深入，RNAi 的机制正在被逐步阐明，而 RNAi 如今同时作为功能基因组学研究领域中的有力工具，在发育生物学、基因调控、基因功能以及肿瘤和病毒的研究等方面发挥了重要作用，并有望在未来帮助科学家开发出疾病治疗的新方法。Andrew Fire 和 Craig Mello 也因他们对 RNAi 作出的突出贡献而获得 2006 年度诺贝尔生理学或医学奖[2]。诺贝尔奖评审委员会发布的公报说，他们两人"发现了控制遗传信息流动的基本机制"，这一机制为控制基因信息提供了基础性的依据。诺贝尔奖评审委员会还指出，RNA 干扰机制将来有望应用于临床医学和农业等众多领域，用来开发针对病毒感染、心血管疾病和癌症等的新疗法。

现在，随着 RNAi 研究的深入和展开，越来越多的小分子 RNA 展现了独特而重要的作用，它们广泛的参与多种基因表达的调控。而在这一大家族中，目前研究最为深入、应用最为广泛的是小干扰 RNA（small interfering RNA，siRNA）和微小 RNA（microRNA，miR-NA）[3-4]。

一、RNAi 的作用机制研究

在最近的 5 年中，涉及 RNAi 分子的研究掀起了一个高潮。现在已经非常清楚，与靶基因互补的 dsRNA 是启动 RNAi 的基础，而单股 RNA 不能诱导 RNAi。通过基因工程合成的 dsRNA，仅需非常少的 dsRNA 拷贝就可完成 RNAi，导致基因表达沉默。其它研究也表明，虽然开始时细胞制造非常长的 dsRNAs，但其最终被分解为 21～25 核苷酸长度的片段，这些片段才真正诱导了 RNAi。

通过生化和遗传学研究表明，目前比较公认的 RNA 干扰机制是转录后基因沉默机制，如图 7-1 所示，其过程至少包括两个阶段：起始阶段和效应阶段。也有学者认为有大致 3 个阶段，即还包括有 siRNA 扩增阶段。

（一）起始阶段

在起始阶段（initiation step），进入细胞的长的 dsRNA 被具有核酸酶功能的"Dicer"特异识别，逐步切割形成长约 21～23 个核苷酸的双链小干扰 RNA（small interference RNA，siRNA），这些 siRNA 具有 5′磷酸、3′羟基末端，每个片段的 3′端都带有 2 个碱基突出，多数为 UU。两个游离碱基的突出在 RNAi 调控途径中起着关键的作用。这些 dsRNA 可以是外源的，如病毒复制的中间体或人工导入的 dsRNA，也可以是内源的，如细胞中的单链 RNA 在 RNA 依赖的 RNA 聚合酶（RNA - dependent RNA polymerase，RdRP）的作用下形成的 dsR-NA 或具有茎环结构的单链 RNA。Dicer 属于 RNA 酶Ⅲ核糖核酸酶家族，是一种 ATP 依赖性核酸内切酶，它是 dsRNA 特异的 RNA 酶Ⅲ家族中的一员，在植物、真菌、蝇类和哺乳动物中均是高度保守的。Dicer 的活性状态是二聚体，它不仅将 dsRNA 处理成为 siRNA，也参与处理内源性 miRNA。已经发现有多种蛋白质辅助 Dicer 识别和处理 dsRNA，例如：RDE - 1 和 RDE - 4 等。不同种属生物有不同数量的 Dicer 同源体[5]。例如，果蝇体内的 Dicer - 1 处理 miRNA 的前体，Dicer - 2 则处理长链的 dsRNA。但到目前为止，在哺乳动物中仅发现了一个 Dicer 基因，而调节 Dicer 功能的结合蛋白则尚不明确。现在已经在 Dicer 上发现了不同的功能区，包括 dsRNA 结合区、RNA 酶Ⅲ活性区、解旋酶活性区和一个 PAZ 区（Piwi - Argonaut - Zwille domain，一个大约上百个氨基酸大小的区域，其介导底物与一个被称为 argonaute 的蛋白质相互结合）。

（二）效应阶段

在 RNAi 效应阶段（effector step），siRNA 双链结合一个核酶复合物从而形成 RNA 诱导沉默复合物（RNA induced silencing complex，RISC）[6]。通过细胞内其他蛋白质的参与形成

RNA 介导的 RISC。RISC 实际上是介导 mRNA 序列特异性裂解的核酸内切酶复合物，是由 siRNA 中的反义链指导形成的一种核蛋白体。该复合物由多个亚单位构成。根据生物种属和 dsRNA 的不同，可形成不同的复合物，最终影响到目标 RNA。RISC 具有解旋酶、核酸外切酶、核酸内切酶和同源搜索区。最初 RISC 处在失活状态，直到其被非卷曲的 siRNA 双链激活，转化为活化状态。

在 ATP 作用下，RISC 中解旋酶将小分子 RNA 双链解旋。dsRNA 分子失去其正义链，其反义链通过碱基配对特异性地与细胞中具有同源序列的 mRNA 结合，RISC 中的内切核酸酶在 mRNA 分子间与 siRNA 互补的区域进行切割，切割部位大约距离 siRNA 3′端 12 个碱基的位置，这种降解是通过活化的 RISC 中核酸内切酶的作用所实现的。切割后的 mRNA 由于没有 5′帽结构和 poly（A）尾巴的保护，很快被其他的核酸酶降解。

（三）siRNA 扩增阶段

线虫中关于 RNAi 研究的最有意义的发现之一，就是使用微量的 dsRNA，RNAi 的沉默信号即可遍及整个机体，且可以传递给下一代，而在植物中也有类似现象。对此合理的解释是在整个 RNAi 过程中存在起始信号不断扩大的机制。研究表明，在线虫中 siRNA 特异性地与 mRNA 结合，siRNA 作为引物在 RNA 依赖的 RNA 聚合酶（RNA - dependent RNA polymerase，RdRP）作用下扩增（amplification），再次形成 dsRNA，新的 dsRNA 既可以传给其他细胞，也可以被 Dicer 内切酶切割产生 siRNA，反复循环构成 siRNA 的信号放大。

除了上述的转录后基因沉默机制，参与 RNAi 可能还有其他的途径，如调节蛋白表达水平、基因组甲基化等（图 7 - 1）。

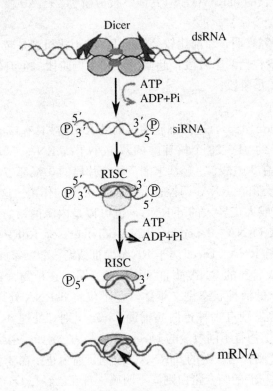

图 7 - 1　siRNA 的生成及主要作用途径

二、miRNA 的发现及其生理功能

从前面的叙述中，我们可以看到，RNAi 是生物用于对抗"恶意"基因（如入侵的病毒基

因）的一种自我保护机制。那么，细胞中同为核糖核酸的内源 RNA 是否也有具有基因调控作用呢？答案是肯定的[7]。2000 年，科学家在线虫幼虫体内发现了一类由 20 多个核苷酸组成的单链微小 RNA，并将其命名为 microRNA（miRNA）。此后，科学家又发现了 miRNA 调控基因的功能，但小 RNA 起如此大的作用还是首次发现。在 2005 年 1 月 14 日发表于美国 Cell 杂志的论文中，Whitehead 生物医学研究所的 Benjamin P. Lewis 等研究人员提出，小 RNA 能通过阻断蛋白质合成的方式调控基因表达。

在真核细胞中，存在一类长度约为 22 个核苷酸，参与基因转录后水平调控的非编码小分子单链 RNA，它能通过与靶 mRNA 特异性的碱基配对引起靶 mRNA 的降解或抑制其翻译，从而对基因进行转录后的表达调控，人们把这一类 RNA 称为 miRNA。

miRNA 的生成过程如图 7-2 所示。首先，在细胞核内，编码 miRNA 的基因由 RNA 聚合酶 II 转录生成长度约为几百到几千个碱基的单链 RNA——miRNA 原初转录物（pri-miRNA），随后被 RNA 酶 III 家族中的一员——Drosha 切割，形成 60~70 个核苷酸长度，具有茎环结构的前体 miRNA（pre-miRNA），其 5′末端具有磷酸基，3′末端具有二核苷酸突出。然后，转运蛋白 Exportin-5 通过识别前体 miRNA 的 3′端突出的二核苷酸而与前体 miRNA 结合，依赖 Ran-GTP 将前体 miRNA 输出至细胞质。然后，另一种核酸酶 Dicer（双链 RNA 转移性 RNA 内切酶）识别前体 miRNA 双链的 5′末端磷酸及 3′末端突出，在距茎环大约 2 个螺旋转角处切断螺旋体的双链，形成 21~25 个核苷酸长度的双螺旋 miRNA，其中成熟的 miRNA 来自于前体 miRNA 的一条臂，而与之长度相同的互补链 miRNA* 则来源于前体 miRNA 的另外一条臂。随后，miRNA：miRNA* 二聚体被 RNA 解旋酶解旋，其中成熟 miRNA 进入 RNA 诱导的沉默复合物（RNA-induced silencing complex，RISC）中，形成非对称 RISC 复合物（asymmetric RISC assembley），称为 miRNP，该复合物会结合到目标 mRNA 上。在大多数情况下（例如在动物中），复合物中的单链 miRNA 与靶 mRNA 的 3′UTR 不完全互补配对结合，指导 miRNP 复合体对靶基因 mRNA 进行切割或者翻译抑制发挥调控作用，miRNA 则被立即降解（图 7-2）。

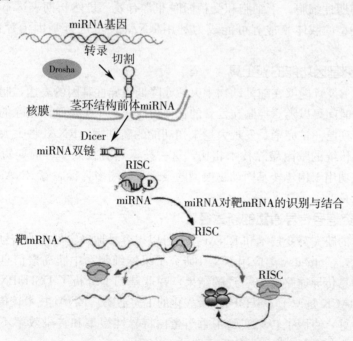

图 7-2　miRNA 的生成及主要作用机制

miRNA 到底是抑制还是切割取决于 miRNA 与靶序列互补配对的程度，互补配对高的可能进行切割，而配对低的只是抑制。植物的 miRNA 与靶基因配对程度高，多数是进行切割，而动物中 miRNA 与靶序列的配对性不好，多数进行翻译抑制。由于 miRNA 这种允许一定程度错配的性质，使得在生物体内一个 miRNA 可作用于多个靶基因，如 lin24 作用于 lin14 和 lin28，let27 作用于 lin41 和 Hbl21，这就是人们提出的"多个靶点"的假说。也有学者提出可能多个 miRNA 调控一个靶基因。因此，miRNA 的调控作用很可能是一种调控网络，它需要接受多种信号的刺激。

从以上内容我们可以发现，miRNA 和 siRNA 的作用机制中既有差异也有共同之处，通过对它们的深入研究和比较，我们可以更好地对 RNAi 技术进行开发和应用，例如开发短发卡 RNA（short - hairpin RNA，shRNA）。研究发现将 21 碱基长度的 siRNA 导入细胞，可以在哺乳动物中成功地实现 RNAi[8]。但是，自然条件下在哺乳动物体内 RNAi 导致的基因表达抑制是暂时的，这种表达抑制现象会在细胞数次分裂后消失，这很像是由于 siRNA 被稀释而引起的。

三、RNAi 与基因表达

为了这个目标，学者们建立了一种可以稳定表达 siRNA 的系统。根据从内源 miRNA 结构上获得的线索，设计了一种可以在哺乳动物细胞内表达 siRNA 的质粒。在该质粒中插入一个与目标基因相同的 19 个核苷酸的片段，紧接着是一小段空白基因片段，再接一段与相同目标基因互补的反义序列。一旦被转录，就可产生一个 19 个碱基长度的发卡型结构，称之为短发卡 RNA（short - hairpin RNA，shRNA）。shRNA 可以被 Dicer 降解产生 siRNA，其可以通过 RNAi 机制抑制目标基因的表达。在这些 RNAi 载体上还包括选择性标记，通过它可以选择被成功转染的细胞，并且也包括可诱导元件用于调节 siRNA 的表达。在某些转染效率非常低的情况下，设计了表达 shRNA 的病毒质粒。以慢病毒（lentivirus）为基础的病毒载体在感染非周期性细胞、干细胞和受精卵时非常有效。虽然长期表达不稳定的问题依旧存在，但是这种类型的载体非常有可能成为利用 RNAi 技术进行基因治疗的基础[9]。分述如下。

（一）作为研究基因功能的新工具

已有研究表明 RNAi 能够在哺乳动物中灭活或降低特异性基因的表达，制作多种表型，而且抑制基因表达的时间可以随意控制在发育的任何阶段，产生类似基因敲除的效应。线虫和果蝇的全部基因组序列已测试完毕，发现大量未知功能的新基因，RNAi 将大大促进对这些新基因功能的研究。与传统的基因敲除技术相比，这一技术具有投入少、周期短、操作简单等优势，近来 RNAi 成功用于构建转基因动物模型的报道日益增多，标志着 RNAi 将成为研究基因功能不可或缺的工具。

（二）开辟研究信号传导通路的新途径

联合利用传统的缺失突变技术和 RNAi 技术可以很容易地确定复杂的信号传导途径中不同基因的上下游关系，Clemensy 等应用 RNAi 研究了果蝇细胞系中胰岛素信号传导途径，取得了与已知胰岛素信息传导通路完全一致的结果，在此基础上分析了 DSH3PX1 与 DACK 之间的关系，证实了 DACK 是位于 DSH3PX1 磷酸化的上游激酶。RNAi 技术较传统的转染实验简单、快速、重复性好，克服了转染实验中重组蛋白特异性聚集和转染效率不高的缺点，因此 RNAi 技术将可能成为研究细胞信号传导通路的新途径。

（三）开展基因治疗的新策略

RNAi 具有抵抗病毒入侵，抑制转座子活动，防止自私基因序列过量增殖等作用，因此可以利用 RNAi 现象产生抗病毒的植物和动物，并可利用不同病毒转录序列中高度同源区段相应的 dsRNA 抵抗多种病毒。

肿瘤是多个基因相互作用的基因网络调控的结果，传统技术诱发的单一癌基因的阻断不可能完全抑制或逆转肿瘤的生长，而 RNAi 可以利用同一基因家族的多个基因具有一段同源性很高的保守序列这一特性，设计针对这一区段序列的 dsRNA 分子，只注射一种 dsRNA 即可以产生多个基因同时剔除，也可以同时注射多种 dsRNA 而将多个序列不相关的基因同时剔除。

尽管目前 RNAi 技术在哺乳动物中的应用还处于探索阶段，但它在斑马鱼和老鼠等脊椎动物中的成功应用预示着 RNAi 将成为基因治疗中重要的组成部分，人工合成的 dsRNA 寡聚药物的开发将可能成为极具发展前途的新兴产业[10]。

第二节　RNAi 在抗肿瘤抗病毒应用中的分子识别

随着研究的深入，人们发现 miRNA 在基因表达中起着无可替代的重要作用，它广泛地参与细胞增殖、凋亡、分化以及个体发育等重要生物生理过程的调控，当然，也包括对癌基因的调控。目前的研究已经发现，多种癌症的发生与 miRNA 的调节紊乱相关。miRNA 可以抑制癌基因表达，也可能通过抑制抑癌基因的表达而充当癌基因的角色。Calin 等发现超过 50％的 miRNA 的基因所处的位置是癌基因相关区等。目前发现大多数 miRNA 在肿瘤样本中出现下调，少部分 miRNA 表达水平上调。

现在已经有大量的报道显示 miRNA 能起到肿瘤抑制的作用。半数以上的 B 细胞慢性淋巴白血病（B-CLL）都会发生 13q14 位染色体缺失，在这段缺失的染色体中，包括 miR-15 以及 miR-16 的编码基因。更详细的研究标明，几乎所有的 CLL 都存在 miR-15 以及 miR-16 的缺失或表达水平下调，而且它们的表达水平与肿瘤的体积呈负相关。以上种种数据显示，miR-15 和 miR-16 具有肿瘤抑制作用。另一类目前公认的抑癌 miRNA 是 let-7。正常的肺部细胞中有丰富表达的 let-7。Johnson 等研究发现 let-7 家族负向调节 RAS 信号转导通路，而 RAS 信号通路与细胞的恶性化倾向有着密切的联系。实验发现，肺癌组织中没有 let-7 表达，而在人肺癌细胞 A549 中大量表达 let-7，可以抑制肺癌细胞的生长。肺癌中 let-7 表达降低常常提示预后不良。相反，在 B 细胞淋巴瘤、Hodgkin's 淋巴瘤、Burkitt 淋巴瘤和乳腺癌中则发现了 miR-155 的高表达，意味着 miR-155 可能起癌基因的作用。此外，miR-21 也被认为是癌基因，在恶性脑瘤等癌组织中，它都过量表达 miRNA，而将这一段基因敲除则导致起细胞凋亡。Iorio 等运用基因芯片及 Northern blot 等实验方法，检测到乳腺癌组织中 miR-125b、miR-145、miR-21 和 miR-155 等多种 miRNA 的表达紊乱。其中 miR-10b、miR-125b 和 miR2145 高表达，而 miR-21 和 miR-155 低表达。如表 F1 所示，到目前为止，人们发现多种肿瘤的发生与 miRNA 有关。miRNA 通过对抑癌基因和（或）癌基因的调控与肿瘤的发生关系，可能同时具有癌基因和抑癌基因的双重作用。通过内源性 miRNA 及其产物的研究，可以更深刻地阐明基因的调控作用，了解肿瘤的发生、发展以及 RNAi 技术运用于临床治疗的潜力。

在基因沉默方面，RNAi 较反义寡核苷酸、核酶等有着无法比拟的特点和优势：①高特异性，RNAi 只降解同源 mRNA，而其他 mRNA 的表达则不受影响。②高稳定性，以 3′端悬垂 TT 碱基的 dsRNA 尤为稳定，无需像反义核酸那样进行广泛化学修饰。③高效性，siRNA 能在低于反义核酸几个数量级的浓度下，显著抑制基因表达甚至完全敲除，从而产生缺失突变体表型，比基因敲除更快更简单。④浓度依赖性，dsRNA 效应的 RNAi 强度随着其浓度增高而增高。⑤可传播性，siRNA 可在 RdRP 的作用下大量扩增，并转运出细胞，在不同细胞间长距离传递和维持，使 RNAi 扩散到整个机体并可以传代。

　　然而，首次尝试在人类细胞中引入 RNA 干扰机制，结局是失败的。双链 RNA 的导入引起了干扰素的抗病毒反应，所有基因的表达都受到抑制，细胞迅速死亡。当大于 30 个核苷酸的双链 RNA 进入哺乳动物的成体细胞后，会非特异地阻断基因的表达。这是由于长双链 RNA 进入哺乳动物成体细胞后，细胞内的病毒防御机制被激活。细胞内干扰素产生增加，蛋白激酶 PKR 激活，使转录因子 E2F 被抑制，非特异地阻断基因的转录，并诱导细胞凋亡。另一方面，RNA 酶 L（RNase L）被激活，产生非特异的 mRNA 降解。而未分化的胚胎细胞中，上述防御病毒的机制存在缺陷，因而双链 RNA 能特异地阻断基因的表达。相反，大量的研究报道小的 dsRNA 能导致特异性的靶基因降解。尽管最近的研究报道，即使是小 dsRNA 也可引起干扰素反应。但在绝大多数报道中，siRNA 介导的靶基因的降解是有效的和特异的，用于治疗人类疾病是有可能的。

一、RNAi 用于病毒感染的预防及治疗

　　在人类难以治愈疾病中，病毒感染占了很大一部分。病毒可以将自身遗传物质整合到宿主细胞核，使一般药物难以直接发挥作用。由于 siRNA 可以介导沉默病毒相关基因，而且其高特异性使其对宿主细胞其他功能的影响较小，所以 RNAi 很可能成为最后攻克病毒的工具之一。自首次报道 RNAi 以来，RNAi 技术由于其特有的优越性而被迅速地应用于抗病毒及其相关方面的研究中。目前的研究主要集中在沉默病毒特定基因、抑制病毒复制、抑制病毒重要蛋白的合成或沉默介导病毒入胞的细胞受体，从而干扰病毒的侵袭作用，以达到预防病毒感染的目的。其主要用途是通过直接合成特异的 siRNA 降解病毒 RNA 或其 mRNA，也有通过 RNAi 抑制参与病毒复制过程的宿主细胞的某些基因的表达而发挥抗病毒作用。

　　人免疫缺陷病毒（human immunodefficiency virus，HIV）是严重危害人类健康的逆转录病毒。Novina 等转染针对 CD4 受体合成的 siRNA 能使 HIV-1 感染 Magi-CCR5 细胞的能力降低 75%；沉默 gag 能使 p24 表达下降 75%；nef-siRNA 则能使 nef 转录产物减少为原水平的 10%，p24 水平下降为原水平的 4%。这些实验都能大大降低游离病毒水平，可见 RNAi 沉默基因表达的强大效力。Jacque 等应用针对 LTR、vif 和 nef 基因的 siRNA 使 $CD4^+$ Hela 细胞内病毒复制下降 95% 以上。除了针对 HIV 自身基因的研究之外，对辅助受体的研究也为我们提供了新的思路。人群中 CCR5 受体纯合子突变的结果提示 CCR5 的缺失不会引起人免疫功能严重损害，却可有效防御 HIV-1 感染。Martinez 等用 CXCR4-siRNA 和 CCR5-siRNA 转染细胞时发现 CXCR4 和 CCR5 表达分别减少到原来的 63% 和 48%，且均不影响 CD4 细胞的功能，而使 HIV-1 侵袭减少 50%～60%。以慢病毒为载体的实验也证明，CCR5 水平降低 90%，被侵染的细胞减少为原水平的 10%～30%，但相对直接抑制 HIV 基因组来说，抑制辅助受体的效果稍差。HBV 和 HCV 在我国发病率相当高，危害严重。McCaffrey 等选择 7 个 HBV 基因组保守位点，用一个发夹结构 RNA（small hairpin RNA，shRNA）抑制多个基因的结果显示，HBsAg-siRNA 使表面抗原降低了 90%，HBV RNA 水平下降了 77%，HBcAg（+）细胞数目下降了 99%。进一步的实验证明，RNAi 可以抑制 HBV 复制的各个阶段，shRNA 可以对抗病毒基因，并能抑制肝纤维化与肝硬化。Song 等首次采用尾静脉注射 Fas-siRNA 的方法证明，对 Fas 特异性激动抗体诱导的重症肝炎，siRNA 能保护肝细胞，延长生存时间。应用一种针对 HCV 5′非翻译区域的 siRNA 结果表明，siRNA 在 2.5nmol/L 就可抑制 80% 的 HCV 复制。针对其他 HCV 基因组的 siRNA 可以使病毒复制受抑制 90% 以上，HCV RNA 水平下降 95%，作用时间超过 72 小时（表 7-1）。

表 7 - 1　抗病毒 siRNA 的作用靶点

病毒	siRNA 靶点	病毒	siRNA 靶点
HIV - 1	LTR, vif, nef, Rev, Tat, Gag, CCR5, CD4, Gag (p24), Pol, Env	鲁氏肉瘤病毒	gag
		呼吸道合胞病毒	Fusion protein (F)
		疱疹病毒	RTA, ORF45
		流感病毒 A	NP, PA, PB1, PB2, M, NS
肝炎病毒 C	EMCV - IRE5, NS3, Core, NS4B, NS5A, NS5B, 50 UTR, NA	轮状病毒	VP4
		腺病毒（B）	CD46
		肝炎病毒 B	Core region

二、RNAi 用于抗肿瘤治疗

RNAi 技术在疾病特别是肿瘤基因治疗上有广阔的应用前景[11-12]。众所周知，肿瘤的发生是一种多基因协同作用的结果，主要涉及癌基因的激活、肿瘤抑制基因的失活以及凋亡相关基因的异常表达过程，产生一些促进肿瘤生长的生长因子。利用 RNAi 技术可同时阻断多个癌基因的转录表达，从而有效抑制肿瘤的生长，达到治疗肿瘤的目的。

癌基因的激活认为是肿瘤发生的根本原因之一。大量研究表明，利用 RNAi 技术特异地抑制癌基因、癌相关基因或者突变基因的过度表达，使这些基因保持在静寂或者休眠状态，从而有望达到抗肿瘤作用。多种癌基因可以作为靶点设计相对应的 siRNA。Chijver 等使用高度特异的 RNAi 技术，沉默人前列腺淋巴腺癌（LNCaP）细胞中的 FASE 的表达，FASE 低表达导致了甘油三酯和磷脂的合成减少，从而使细胞产生显著的形态学变化，包括细胞体积变小、细胞与细胞之间的联系消失和蜘蛛状突起形成。而且，FASE 的沉默抑制了 LNCaP 细胞的生长并最终导致其凋亡，而不会影响非恶性的上皮成纤维细胞的生成能力。细胞凋亡在整个多阶段致癌过程中起主要作用。Bcl - 2 基因有抑制细胞凋亡的功能，在许多不同类型的肿瘤细胞中表达水平均升高。Holle 等利用带 T7 启动子的 siRNA 表达载体系统在人乳腺癌细胞 MCF - 7 中表达针对 Bcl - 2 mRNA 设计的 siRNA，结果显示在转染了该载体系统的 MCF - 7 细胞中，Bcl -2 蛋白表达下降，细胞增殖减缓，凋亡细胞增加，提示该系统在肿瘤基因治疗中的应用潜力。Bohula 等在应用 siRNA 引起 IGF2 IR 的基因沉默时发现，siRNA 能序列特异性地抑制基因表达，阻断 IGF 信号，增强肿瘤细胞对射线的敏感性。针对肿瘤耐药这一肿瘤化疗中的主要问题（MDR1）编码的 P 糖蛋白在多药耐药性中发挥重要作用。Stege 等用 RNAi 技术完全抑制了多耐药基因 MDR1 mRNA 及其蛋白水平的表达，有效逆转了胃癌细胞的耐药。利用基因家族中多个基因具有同一段同源性很高的保守序列这一特性，针对这一区段序列设计相应的 siRNA，通过体外合成或构建在体内表达 siRNA 的载体的方法，转入细胞中可以特异性的封闭这些基因的转录产物。Brummelkamp 等用逆转录病毒载体将 siRNA 导入肿瘤细胞中，特异性抑制了癌基因表达。对急性髓性白血病的研究已经取得了乐观的结果。Salvi 等用 RNAi 技术沉寂肝癌细胞中 u - PA 的表达，结果转染靶向 u - PA 的 siRNA 的肝癌细胞其侵袭、转移和增殖能力显著下降。Pardridge 等以人表皮生长因子受体（hEGFR）为靶点，应用 RNAi 技术干扰其表达从而抑制颅内肿瘤的生长。此外，还有存在许多环节被认为可以用作 RNAi 的靶点，表 7 - 2 对其中部分进行了归纳。

表 7-2　癌症治疗中 siRNA 作用靶点

靶点	细胞功能	癌症类型
B-raf	丝氨酸/苏氨酸激酶	黑色素瘤
Cyclin E	细胞周期调控	肝癌
Gp210	核小体组装	腺癌
c-Kit	信号转导	胃肠道癌
MDR	多重耐药	腺癌
Bcl-2	抗细胞凋亡	食道癌
Livin	抗细胞凋亡	腺癌
Survivin	抗细胞凋亡	腺癌
Rho C	细胞迁移	癌症转移

三、问题与展望

基于 RNAi 技术的抗病毒抗肿瘤治疗药物开发潜力巨大，然而仍有一些问题阻碍了 RNAi 治疗应用的快速发展，有待未来解决[13]。例如体内普遍存在的核酸酶会迅速降解外源性 RNA。因此，如何使 siRNA 到达靶器官进入细胞而不被分解便成为一大难题[14]。

以往多数学者认为 RNAi 是高度精确的，即使仅有一个碱基错配亦能使其效应明显下降。但近来研究证实 RNAi 还存在所谓的"脱靶现象"（off target），指 siRNA 能造成非完全同源 mRNA 降解的现象。因为 siRNA 可能产生一种类似 miRNA 的效应，即可以分解存在 4~5 个错配碱基的 mRNA，这是造成一些靶外基因沉默的主要原因。另一类就是激活了干扰素相关基因，引起非特异性抑制基因表达。过去一直认为 30 个碱基以上的核苷酸链才会激活干扰素系统，而今已发现高浓度的 siRNA、包含 5'-UGUGU-3' 和其他可能激活免疫反应的基序都可以引起非特异性反应。对于抗病毒治疗，病毒的高变异性可能是最终导致 siRNA 失去作用的主要原因。研究已证明，1nt 的错配可引起 RNAi 的抑制程度大大降低；长时间的 siRNA 抑制也可引起病毒点突变的积累，最终造成耐药。针对保守区域设计 siRNA 和同时应用针对多个区域设计的 siRNA 是两种主要的应对策略。

虽然 RNA 干扰技术的研究历程较短，但由于分子识别研究技术的推进，作为 RNA 靶向技术如反义核酸和核酶技术的延伸，其发展速度却超乎人们的想象。目前，该项技术还在不断地演进和完善。RNAi 在各物种中的调控机制复杂，许多涉及 RNAi 机制的新基因、蛋白质及其功能仍未鉴定等，将 siRNA 真正地应用于人类疾病治疗仍然面临很多困难，这些问题的解决，仍有待于人们的进一步探索。但我们相信随着各种技术的完善，RNAi 将有望进入临床应用，为战胜疾病提供一个全新的有力武器。

（肖苏龙　何梅孜）

参考文献

[1] Opalinska JB, Gewirtz AM. Nucleic acid therapeutics: basic principles and recent applications. Nat Rev Drug Discov, 2002, 1: 503-514.

[2] 宋德懋. RNAi 的生物学机制及其应用—2006 年诺贝尔生理学或医学奖及其相关工作介绍. 生理科学进展, 2007, 38: 89-95.

［3］Couzin J. Breakthrough of the year. Small RNAs make big splash. Science，2002，298：2296 – 2297.

［4］Mello CC，Conte D Jr. Revealing the world of RNA interference. Nature，2004，431：338 – 342.

［5］Lee YS，Nakahara K，Pham JW，et al. Distinct roles for Drosophila Dicer-1 and Dicer-2 in the siRNA/miRNA silencing pathways. Cell，2004，117：69 – 81.

［6］Martinez J，Tuschl T. RISC is a 5-phosphomonoester-producing RNA endonuclease. Genes Dev，2004，18：975 – 980.

［7］Bartel DP. MicroRNAs：genomics，biogenesis mechanism，and function. Cell，2004，116：281 – 297.

［8］Elbashir SM，Harborth J，Lendeckel W，et al. Duplexes of 21-nucleotide RNAs mediate RNA interference in cultured mammalian cells. Nature，2001，411：494 – 498.

［9］Florie B，Richard van L，Annemart K，et al. In vivo knock-down of multidrug resistance transporters ABCC1 and ABCC2 by AAV-delivered shRNAs and by artificial miRNAs. J RNAi Gene Silencing，2011，7：434 – 442.

［10］Soutschek J，Akinc A，Bramlage B，et al. Therapeutic silencing of an endogenous gene by systemic administration of modified siRNAs. Nature，2004，432：173 – 178.

［11］Tong AW，Zhang YA，Nemunaitis J. Small interfering RNA for experimental cancer therapy. Curr Opin Mol Ther，2005，7：114 – 124.

［12］Gleave ME，Monia BP. Antisense therapy for cancer. Nat Rev Cancer，2005，5：468-479.

［13］Tiemann K，Rossi JJ. RNAi-based therapeutics-current status，challenges and prospects. EMBO Mol Med，2009，1：142 – 151.

［14］Hede K. Blocking cancer with RNA interference moves toward the clinic. J Natl Cancer Inst，2005，97：626 – 628.

第八章 酶学研究中两个重要进展和分子识别

20 世纪 80 年代以来，酶学研究中具有突破性的进展是核酶（ribozyme）和抗体酶（abzyme）的发现。本章将对这两项重大发现分别进行介绍。

第一节 核酶

一、核酶的发现

美国科罗拉多大学的 T. Cech[1] 等在研究四膜虫的 tRNA 的加工过程中发现，在没有任何蛋白质存在下，该 rRNA 可以自身剪接加工，并最终分离得到一段具有催化活性的内含子（IVS）。它具有转磷酸、转核苷酸和水解等多种催化功能[1]。几乎是同时，美国耶鲁大学的 Altman 也发现参与 tRNA 转录后加工的核糖核酸酶 P（RNase P）是由 M1 RNA 和 C5 蛋白两部分组成的。起催化作用的是 RNA 部分，而蛋白质只是起调节作用的辅基。这两位科学家从不同的研究中发现的这同一类具有酶催化功能的 RNA 就是核酶，又被称为酶性核酸。它具有核酸的结构但可发挥酶的功效；它既能储存和转运遗传信息又能发挥蛋白质的催化功能。T. Cech 和 S. Altman 因这一重大发现而获得 1989 年诺贝尔化学奖。主要原因是：首先，这一重大发现打破了酶是蛋白质的经典观念。第一次发现 RNA 有酶的催化功能，从根本上改变了我们对于 RNA 在化学上和生物学上功能的传统看法。过去一直认为 RNA 是仅携带遗传信息和提供结构框架的被动分子，而这一发现已经说明：RNA 分子能催化它们自己和其他 RNA 分子的分子转化，对有机体的许多生化功能十分重要。这充分表明核酶是一种既能携带遗传信息又有生物催化功能的生物大分子。其次，这一重大发现对生命的起源提出了挑战，传统观念认为生命起源于蛋白质。蛋白质是功能分子，核酸仅是信息分子，是生命中的遗传物质。核酶的发现形成了 RNA 既是信息分子又是功能分子的概念，且提示很可能是生命起源中首先出现的生物大分子，而一些有酶活性的内含子可能是生物进化过程中残存的"分子化石"。核酶的发现促进了分子水平上的生命起源的研究。

二、天然核酶的类型及生物功能

核酶是以植物类病毒和病毒类似物的 RNA 演变而来[2]，由两个结构域组成。一个是能与靶 RNA 互补结合的功能区域；一个是能切割靶 RNA 的酶催化区域。近几年来，已相继发现几十种核酶[3]。按其作用底物可分为自体催化和异体催化两类。区分标准就是看所结合和切割的底物是其分子本身的一部分还是另一个 RNA 分子。按核酶的作用方式可分为剪切型（cleavage）和剪接型（splicing）。迄今为止，在原核生物和真核生物中发现的最常见的天然核酶中，多数具有复杂的结构而且缺乏识别特异性，因而使其研究及应用受到了很大的限制。然而在 Symons 等提出"锤头（hammer head）结构"模型（HH ribozyme）之后，大大推动了对核酶研究应用的发展。HH ribozyme 分子较小，结构简单。而且，它的 RNA 切割位点的序列限制少，在 RNA 中的出现率较高。特别是核酶催化中心的保守序列已经明确，人工设计相对容易，易于用化学方法合成，所以研究也较多[3]。我们将主要介绍 HH ribozyme 催化作用的分子机制及人工设计、化学改造及药用修饰等方面的研究。

三、HH ribozyme 催化作用的分子机制

HH ribozyme 由两臂和中间催化部分组成[4-5]。两侧单链 RNA 分子特异性地与底物通过严格的碱基互补形成杂交双链而结合，促使中间极端保守的酶催化活性区与底物结合，通过酯化作用或水解反应使磷酸二酯键断裂而实现酶的催化切割作用。剪切后的 mRNA 表达水平下降，造成靶基因的功能被抑制。而核酶在切割靶 RNA 分子以后又可以从杂交链上解脱下来再和新的靶序列结合发挥切割作用。核酶活性中心（环区）的核苷酸序列极为保守，任一碱基的错配都可使之丧失活性，经 DNA 变换后，活性也几乎完全丧失。另外，通过 X-射线衍射，已经在 HH ribozyme 的晶体结构中发现一潜在的功能性金属离子的存在，说明核酶是一种新的金属依赖性酶[3,10]。研究还发现，许多二价金属阳离子如 Mg^{2+}、Ca^{2+}、Pb^{2+}、Zn^{2+} 等的存在不仅对核酶结构的稳定起重要作用而且还参与核酶的催化作用。其中一些金属离子可使 HH ribozyme 结构折叠成特定的三级结构，诱导产生酶活性构象。

四、HH ribozyme 的设计

根据 HH ribozyme 的分子识别特征，针对病毒或肿瘤的 mRNA 序列可以设计并合成自然界不存在的、结构稳定且具有高催化活性的核酶[6]。Hornann 曾在一段反义 RNA 中插入一个 HH ribozyme，结果它对 HIV 复制的抑制提高了 4～7 倍。由于 HH ribozyme 结构简单，体外设计 30～40 个核苷酸长度即可切割底物，人工设计相对容易，所以除了少数发卡型核酶，一般都是按锤头型结构模型设计。它的中间部分是酶活性必须结构、两端是引导序列，要求与底物互补，可随靶序列碱基组成而变，但两臂的长度及核苷酸的组成对核酶与底物的杂交率，从底物上解脱下来的难易以及避免与切割产物的再结合等都有影响，所以引导序列必须选择合适的长度。当然设计时更要特别注意典型的锤头型二级结构的许多保守碱基的特点，严格按照必须碱基的种类和位置设计。总的说来，HH ribozyme 的设计一般要注意三个区域：①被切 RNA 的切断位点 GUC 及附近序列。②维持特定锤头二级结构的保守序列。③能够稳定活性结构并与合适的碱基配对的引导序列。还要注意选择合适的 RNA 为靶，以设计核酶底物结合区。根据以上原则，针对 C-ras 癌基因第 12 位密码子点突变（GGC—GUC）而设计的核酶能选择性地切割突变癌基因，抑制其表达而对正常 ras 基因不起任何破坏作用、显示了人工设计核酶的高度特异性及识别作用。

五、HH ribozyme 的化学修饰

未经改造的核酶不能直接作为药用。因为 RNA 在生物体系中不稳定，能迅速被核酸酶降解。为克服这些缺点必须对其进行化学改造，分两个方面进行[7]。

（一）糖环上 2′-位羟基的修饰

主要有 2′-脱氧，2′-氟，2′-氨基，2′-甲氧基及 2′-丙烯基取代。对其构效关系的研究结果表明当 2′-羟基被上述各基因取代后，核酶对核酸酶的稳定性明显增加。

（二）磷酸酯键的修饰

主要包括在底物结合部位用 DNA 代替 RNA 和在保守碱基以外引入硫代磷酸酯。经过如

此修饰的核酶的稳定性都有不同程度的提高，但有些修饰后，其催化活性往往低于相应的RNA。人们又进行了改进，Taira 首先报导了他们通过硫化及 DNA 嵌合化的合理修饰使酶活性上升了 3～5 倍。并认为经硫化修饰及 DNA 嵌合化使 Mg^{2+} 形成更稳定的过渡状态，使酶的稳定性及催化活性都有所提高。因为核酶是金属依赖性酶，Mg^{2+} 是核酶剪切活性的真正催化剂。

六、非经典的化学键修饰核酶研究新进展

（一）微型核酶的合成

为了能快速、便宜及大量地用传统的固相方法合成核酶，希望其分子越小越好，于是开始合成微型核酶[8]。目前，人工合成的最小的核酶 RNA 是十三聚核糖核苷酸[9]。它与一般的核酶，在性质上有很多相似之处，差别仅在于断裂底物的速率常数有所不同。

（二）多位点核酶的研究

为了增加切割效率，最近又设计了多位点核酶。主要是使用多个核酶分子或制备串状核酶切割 RNA 不同部位，使其在保持特异性切割特性同时又使核酶切割效率大大提高。Leopoed 等针对能够诱发慢性骨髓细胞白血病的 bcr－abl 融合基因 mRNA 设计的 HH ribozyme，3 个切割位点位于 bcr－abl 结合区附近的三个 GUX 序列（X＝C、U 或 A），该核酶同时作用于这 3 个切割位点。通过 ^{32}P 标记的 bcr－abl mRNA 放射自显影分析显示 3 个切割位点的核酶与单位点、双位点核酶相比，切割效率明显提高，所以被称为第二代核酶分子。

（三）核酶转导研究

由于核酶分子大，不能穿过细胞膜，所以如何将核酶有效地转运到靶细胞内就是核酶作为药用的重要问题之一。目前，转运方式有两种，一是外部转运，主要针对化学合成的核酶，将其与各种微型载体形成复合物进行转运。可用脂质体、电穿孔、显微注射等方法将核酶导入细胞，这不仅大大提高了转运效率，还可使包含在复合物中的核酶免被核糖核酸酶降解，而且当核酶与适当的抗体或底物结合时，则有可能将它定向地导入某一特定的组织和器官，真可谓"一举多得"。但由于未修饰的脂质体容易被巨噬细胞及网状内皮系统清除而不能长期存在，单独也不能特异定位，现在多采用受体介导方法。以上这些都属于非病毒载体传导。而另一种方式为内部转运，是利用病毒将核酶转运至特定的细胞，甚至特定细胞隔室。核酶在体内随着细胞的分裂而进行复制，利用细胞内 RNA 聚合酶使核酶得以在体内高水平表达，达到足够的浓度发挥剪切效果，从而阻断目的基因的表达。常用的表达载体有逆转录病毒、腺病毒、单纯疱疹病毒、疫苗病毒等，其中以逆转录病毒作为载体最为普遍。

综上所述，由于核酶对靶序列的高度专一性识别的特殊优势，使其在药物设计、基因治疗方面都存在极大的潜力。比如，在抑制突变基因、被激活的原癌基因的过度表达，抑制病毒的复制及在肿瘤治疗上的应用，都说明新的高效、特异性核酸酶的设计，它的核酸序列的分子识别性质在药物设计和分子生物学研究中都有重要意义。

核酶是一种金属酶[10]，但本身又是具有催化功能的 RNA 分子，在本质上与反义核酸一样是抗基因的。二者都是利用碱基互补原则与靶序列杂交，从而在基因水平上抑制 mRNA 的转录和翻译。但它们的作用方式不同，反义核酸与 RNA 杂交，RNA 可以被活性 RNase H 切割、清除。这一过程需要反义核酸、靶 RNA 和 RNase H 三个分子共同作用来实现有效的切割。反义核酸与靶序列之间一般以计量反应形成复合物作用后，反义核酸也被消耗掉。而核酶与靶序列反应是一个自身催化反应，它切割 mRNA，阻断遗传信息的传递，而本身并不在此过程中被消耗掉，这是核酶催化效率高的重要分子基础。

由于核酶作用机制的高度专一性，作为抗癌、抗病毒药物比起普通的小分子药物有更大的优越性。与依赖 RNase H 作用且不稳定的反义核酸相比具有较稳定的空间结构，不易被酶降

解，从而在抑制突变基因表达方面具有高效性、低副作用、高特异性的优势，展示出诱人的前景。但迄今为止，所有核酶的表达都是在体外培养的细胞水平，还没有动物整体水平的报道。作为治疗药物，仍需要在不影响杂交专一性和核酶催化活性的前提下，进行大量的结构改造工作，以提高它们对核酸酶的稳定性及对细胞膜的通透性，使核酶技术研究不断深入。

第二节　抗　体　酶

一、抗体酶的发现

生物体内的化学反应都是在酶的催化下进行的。各类精细化工，特别是药物合成中的催化化学反应都需要精确底物专一性及立体专一性的酶催化。传统的酶是一些结构复杂的蛋白质，常带有金属离子的辅基，通过分子的构象变化以及催化中心与底物的相互诱导契合作用来使催化反应向一定方向进行[11]。

1986 年，美国的 Lerner 等在进行抗体抗原相互作用的机制研究中发现某些抗原决定簇并非原来就处于抗原分子的表面，而是当抗原与抗体作用时才转位到抗原分子的表面。这与酶和底物的诱导契合作用非常相似。酶在催化化学反应的时候，它与底物之间形成一个过渡态中间产物，从而降低反应的活化能。由此想到抗体和抗原的结合也可能存在一个过渡态[12]，使抗原分子的某些化学键断裂或形成新的化学键。于是 Lerner 小组的 Tramontano 等人根据金属肽酶的研究成果合成了一个含有吡啶甲酸的磷酸酯化合物作为半抗原，得到一单克隆抗体 6D4 用来催化不含吡啶甲酸的相应碳酸酯的水解反应，发现此抗体竟能使酯的水解反应加速 1000 倍[13]。

接着 Schultz 等把对硝基酚磷酸胆碱看作对硝基酚碳酸酯水解反应的过渡态类似物，以其作半抗原诱导产生单克隆抗体 MOPCI 67，可使上述碳酸酯的水解反应加快 15 000 倍。推测上述两个反应的机制可能是抗体与此半抗原识别后，发生诱导契合作用，使形成类似于酶-底物过渡态的构象，从而催化其水解。鉴于这类抗体又有酶的基本特征，如底物特异性、pH 依赖性和可被抑制性等，故命名为抗体酶。Lerner、Tranontano、Schultz 的工作宣告了抗体酶的成功。与核酶一起开创了酶学发展的新时代。几年来，抗体酶以惊人的速度所取得的开拓性的成果正是免疫识别的精确的分子机制的体现。下面仅就抗体酶研究中的分子识别问题进行简要论述。

二、抗体酶的分子识别基础

机体的每个 B 淋巴细胞都可以产生 100 000 000 个不同的抗体分子。这么多不同的抗体分子之间都存在着差异，这种抗体分子的多样性正是抗体能与靶分子精确匹配而与之发生高特异性结合的条件；而抗体对底物的精确的分子识别是免疫识别的分子基础。

抗体分子的 X 射线衍射的晶体数据揭示了抗体分子的三维结构[14]，这无疑对于了解抗体抗原识别的本质有很大帮助。抗体如何识别抗原是由抗体结合位点的氨基酸顺序来决定的。抗体分子的特异性取决于结合部位的分子形状及其表面的化学基团的性质。

Pauling[15]在提出催化反应的"过渡态"结构理论时曾指出，模拟反应过渡态结构的底物都能识别相应的酶。酶是选择性地结合一个化学反应的过渡态；而抗体则是结合一个基态分子，而且每种抗体都有其各自结合的特异性。想象一下，如果一个抗体能够结合过渡态，它一定能具有催化活性，这实际上与酶有惊人的相似之处。Landsteiner 由血清反应特异性研究引出的"半抗"的概念，不仅成为设计免疫方案及抗体特异性研究的重要概念；而且第一次发掘出免疫系统[17]的化学潜力，对免疫学与化学两个完全不同的领域实行了实质性的沟通。所谓半抗原，指的是一类小分子物质，其本身不能诱导免疫应答。只有当它共价结合到大分子蛋白质上时，才能诱导产生出针对该小分子抗原的抗体。这种结合了过渡态的抗体具有很高的催化活性。它巧妙地将抗体的高度选择性和酶的高效催化能力结合在一起。从本质上讲是一类具有高催化活力的免疫球蛋白，所以也称为催化性抗体（catalytic antibody）。

三、抗体酶设计中的分子识别问题

催化抗体的设计一般采用诱导法或引入法[16]。

诱导法合理设计抗体酶的途径是先设计出合适的模拟态类似物的小分子作为半抗原，再与载体蛋白连接，通过生物的免疫系统产生针对半抗原的抗体。由于此针对半抗原的抗体在立体构型和电性特征上与此反应的过渡态互补，因而能有效识别反应过程中真正的过渡态，同时对过渡态起稳定化的作用。而且在与底物结合后，由于空间及电性作用都有利于稳定反应的过渡态，从而降低反应的活化能而使反应加速。能够模拟一个酶催化反应过渡态结构的稳定物质被称为过渡态类似物，它能与相应的酶竞争性紧密结合而成为该酶的抑制剂。所以可以用已知的酶抑制剂诱生抗体酶。

在半抗原的合理设计中，分子识别的互补性原则得到了充分体现。因为抗体与半抗原的相互作用是极其精确的，抗体常含有与底物功能互补的特殊功能基。结构研究表明半抗原的特异性能够诱导出抗体结合位点上互补的结构特异性。所带正电的半抗原常能诱导出结合部位带负电的抗体；具有极性 π 系统的半抗原可以诱导产生在相应部位可与芳香基团互补的抗体，根据过渡拓扑性地模拟可以使抗体与底物的形状选择性识别唯妙唯肖，天衣无缝。Schultz 首次利用这种互补性制备了针对带正电半抗原的抗体。在抗体结合部位上诱导产生一个互补的带负电荷的羧基作为消除催化作用的活性中心碱。这个半抗原的设计不仅使抗体酶催化消除反应获得了广泛的成功，有的甚至可使反应加速 100 000 倍。而且通过成功催化酮的顺-反异构化反应证实了半抗原-抗原诱导制备抗体酶可以广泛适用于多种反应如缩合、水解、异构化等。

酶和底物的诱导契合反应本身也是分子识别的预组织原则的实际应用。典型例子是利用模拟底物扭曲构型所设计的扭曲卟啉作为半抗原诱导产生抗体来催化卟啉的金属螯合作用。它是分子识别的预组织原则在诱导法制备抗体酶中的体现。其中所设计的甲基取代物由于空间拥挤所造成的弯曲结构与亚铁螯合酶催化血红素生物合成的过渡态构象类似，在卟啉金属螯合催化反应中大环体系的扭曲使起螯合作用的孤电子对取向更利于与金属发生螯合，所以反应的过渡态呈扭曲结构。1990 年 Schultz 等利用与底物扭曲构象相似的扭曲卟啉作半抗原，模拟了铁螯合酶催化卟啉金属络合物的过渡态结构，获得了成功，所产生的抗体表现出与螯合酶相似的性质，相似的米氏常数。针对甲基卟啉的抗体可以催化平面结构原卟啉的金属螯合，也说明抗体结合能可用来扭曲一个底物的结构，这是分子识别中的预组织现象。

引入法是在抗体和抗原的结合位点上引入催化基团和辅基来赋于抗体以特异催化活性来制备抗体酶。具体有两条途径：一是借助于基因工程[17]和蛋白质工程将具有催化活性的辅因子引入到已有底物结合能力的抗原-抗体结合位点；另一途径是用选择性化学修饰法（半合成法）将催化基团引入到抗体-抗原的结合部位上。在第一条途径中的一个成功的例子是，Schultz 等将起催化作用的组氨酸残基插入到已有底物结合能力的抗体（MOPC315）和抗原（对二硝基苯）的结合位点上，取代了原处在结合部位的酪氨酸，通过这种定点突变的方法得到有显著活力的抗体酶，反应速度提高 100 000 倍。第二条途径一般分两步进行：先利用一个可裂解的亲和标记将一个能起连接臂（1ink）作用的活性基团选择性地引入到抗体的结合部位，引导各种催化基团和辅因子更准确地识别抗体结合部位。应用此法可以引入天然的或非天然的各种辅因子。目前已成功地制备了含有活性部位的巯基和咪唑基的水解性抗体酶[18]。

总之，抗体酶的发现不仅是酶学领域里的一个丰碑，而且为分子识别研究又揭开了一个新的画面，可以说是分子识别研究的催化剂。预示着一个综合了化学、免疫学、基因学的理论和技术的新的学科——抗体酶学（abzymology）的崛起[19]。

（王　文　杨　铭）

参考文献

[1] 祁国荣. 核酶的 22 年. 生命的化学，2004，24（3）：262-264.

[2] Kennedy AB，Liang JC，Smolke CD. A versatile cis-blocking and trans-activation strategy for ribozyme characterization. Nucleic Acids Research，2013，41（2）：41.

[3] Wrzesinski J，Blaszczyk L，Wrońska M，et al. Mapping the interactions of selected antibiotics and their copper（Ⅱ）complexes with the antigenomic delta ribozyme. FEBS Journal，2013，280：2652-2664.

[4] Carlomagno T，Amata I，Codutti L，et al. Structural principles of RNA catalysis in a 2′-5′ lariat-forming ribozyme. Journal Of The American Chemical Society，2013，135（11）：4403-11.

[5] Gabryelska MM，Wyszko E，Szymański M，et al. Prediction of hammerhead ribozyme intracellular activity with the catalytic core fingerprint. Biochemical Journal，2013，451：439-451.

[6] Penchovsky R. Computational design and biosensor applications of small molecule-sensing allosteric ribozymes. Biomacromolecules，2013，14（4）：1240-1249.

[7] Kirk SR，Luedtke NW，Tor Y. 2-Aminopurine as a real-time probe of enzymatic cleavage and inhibition of hammerhead ribozymes. Bioorg Med Chem，2001，9（9）：2295-301.

[8] 赵辉，彭明，曾会才，等. 核酶的特征及技术研究进展. 热带作物学报，2006，27（2）：112-119.

[9] Nashimoto M. Correct folding of a ribozyme induced by nonspecific macromolecules. Eur J Biochem，2000，267（9）：2738-2745.

[10] Sumita M，White NA，Julien KR，Hoogstraten CG. Intermolecular domain docking in the hairpin ribozyme：Metal dependence，binding kinetics and catalysis. RNA Biology，2013，10（3）：425-435.

[11] Cavallo MF，Kats AM，Chen R，et al. A Novel Method for Real-Time，Continuous，Fluorescence-Based Analysis of Anti-DNA Abzyme Activity in Systemic Lupus. Autoimmune Diseases，2012.

[12] Takahashi-Ando N，Kakinuma H，Fujii I，et al. Directed evolution governed by controlling the molecular recognition between an abzyme and its haptenic transition-state analog. Journal of Immunological Methods，2004，294（1-2）：1-14.

[13] Ben Naya R，Matti K，Guellier A，et al. Efficient refolding of a recombinant abzyme：Structural and catalytic characterizations. Applied Microbiology Biotechnology，201397：7721-7731.

[14] 史伟，张世鲜，田甜. 抗体酶研究新进展. 内蒙古农业科技，2011，1：26-27.

[15] Pavlovic M，Cavallo M，Kats A，et al. From Pauling's abzyme concept to the new era of hydrolytic anti-DNA autoantibodies：a link to rational vaccine design? - A review. International Journal of Bioinformatics Research and Applications，2011，7（3）：220-238.

［16］ 吴文婷，邹国林. 抗体酶的制备与应用进展. 化学与生物工程，2004，5：13－15.

［17］ Le Minoux D，Mahendra A，Kaveri S，et al. A novel molecular analysis of genes encoding catalytic antibodies. Molecular Immunology，2012，50（3）：160－168.

［18］ Li JW，Xia L，Su Y，Liu H，Xia X，et al. Molecular imprint of enzyme active site by camel nanobodies：rapid and efficient approach to produce abzymes with alliinase activity. Journal Biological Chemistry，2012，287（17）：13713－13721.

［19］ Suchkov SV，Alekberova ZS，Paleev FN，Naumova TE，et al. Achievements and prospects of clinical abzymology. Vestn Ross Akad Med Nauk，2005，（9）：38－43.

第九章　以蛋白酶为靶的合理药物设计中的分子识别

第一节　概　　述

现代合理的药物设计是以生物信息为基础，借助于分子生物学的手段，以药物小分子与生物大分子相互作用中的分子识别为中心，运用计算机辅助设计、组合化学及高通量筛选三大新技术进行药物设计研究（图 9-1）所示。

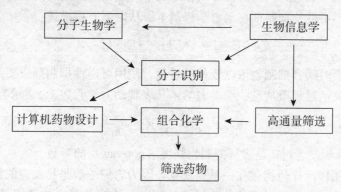

图 9-1　现代合理药物设计

由于生命科学中各学科的相互渗透及飞速发展，目前的药物设计主要集中在基于机制和基于结构两个方面向纵深发展。也就是说基于疾病发生、发展的关键环节；以生物大分子，包括蛋白质、核酸、糖和脂类为靶；以生物靶分子三维空间结构的运动性为基础进行药物设计。当然也包括在药物作用靶和作用机制还不甚明了的情况下，以具有生物活性的先导化合物为基础，结合定量构效关系研究及组合化学技术设计、寻找新药的方法。近年来，人们更多地将基于结构和机制两种设计思想结合起来，即基于机制并通过结构辅助进行药物设计。

以蛋白质为药物作用的生物靶分子，主要是以酶和受体的结构与功能为基础。本章将主要介绍以蛋白酶为靶，以其作用机制和酶的晶体结构为基础的合理药物设计中的分子识别。下面将基本原则分别概述如下。

一、基于酶学机制的药物设计基础

酶和受体是疾病的发生和治疗的关键环节，因而也就成为药物设计的重要的靶分子。由于酶分子的主要功能是催化化学反应，为了达到最大速度，酶分子具有与底物弱结合而与过渡态中间产物强结合的特点。这与受体紧密结合底物的方式不同。从某种意义上说，未结合的受体可以看作是一种没有活性的"酶的前体"，受体与底物之结合如同酶与其辅酶的结合，从而导致活性催化分子的产生。因此类似酶结合辅酶，受体与其底物结合是非常稳定的。就受体而言，可以基于其活性中心的结构有效设计抑制物的分子结构[1]。但对于酶分子来说，基于酶的作用机制进行抑制物设计则显得更为重要。在已经获得了不少体内有重要生理作用的酶的晶体数据的基础上，药物化学家正在开展着越来越多的基于酶的结构的药物设计研究。然而，仅仅利用酶的静态结构很难直接设计出有效的酶抑制剂，因为生物体内所有化学反应几乎都是在酶的催化下进行的，酶是生物催化剂，所以要设计酶抑制剂一定要进行酶促反应动力学分析，这就要分析反应的催化部位；要检测可能的中间产物。注意到这些问题，药物化学家们更致力于发现酶活性中心的构象互补物及反应的过渡态类似物来深入了解酶与底物的结合机制，基于酶与底物的结合机制来设计酶抑制剂。这样设计出的化合物的抑制作用常会比基于酶的静态结构设计的抑制剂的活性高出几个数量级。事实上现在已经获得了50多种有效的酶抑制剂。

　　酶的抑制物可分为可逆和不可逆抑制剂。通常是可与酶的自然底物相竞争结合的分子。大多数竞争性抑制剂并不具备发展成为治疗药物的意义，因为它们与酶的结合作用较弱（K_i值较大）。而底物的过渡态类似物可以充分利用酶-过渡态的互补性，获得与酶较强的结合能力。通常过渡态类似物与靶酶有着专一性的结合，而其解离常数较自然底物要小得多。弄清靶酶的催化机制，设计合成稳定的过渡态类似物是基于机制药物设计的一个重要方面。

　　另一方面，专一性很高的不可逆的酶抑制剂是非常重要的，因为它们最有可能成为治疗药物。不可逆酶抑制剂一般通过共价修饰导致靶酶的不可逆失活，或者使酶长期陷于一种无活性的分子构象之中。不可逆酶抑制剂在动力学机制上服从以下方程描述：

$$E+I \underset{k_{-1}}{\overset{k_1}{\rightleftharpoons}} EI \overset{k_2}{\longrightarrow} E-I$$

因此，酶失活是一个时间和抑制物浓度依赖的过程，使用可逆性抑制剂或酶的自然底物可降低酶的失活速度。酶失活过程服从准一级动力学；其表观动力学常数 k_{obs} 表示为以下公式：

$$k_{obs} = \frac{k_2 \, [I]}{[I] + K_i} \quad K_i = \frac{k_{-1}}{k_1}$$

k_2/K_i（有时也可用 $k_{obs}/[I]$）是表征抑制物强度（potency）的参数。

　　不可逆抑制剂用作治疗药物存在一系列缺点，因为它们一般是易反应的化合物，其选择性依靠与靶酶活性部位的结合。尽管这种选择性对于专一修饰纯蛋白的活性部位是完全合适的，但是在体内，亲和标记试剂可能与其他蛋白质和生物分子产生太多的副反应，如谷胱甘肽和金属硫蛋白等富含高活性的-SH基团，不仅消耗亲和试剂而且引起副作用。因此，药物设计中更受关注的是另一类不可逆性酶抑制剂。这类抑制剂是酶的特殊底物。它们或是酶的不完全底物，只被酶的某些活性所催化，但酶不能完成整个催化循环和释放反应产物，从而酶被锁定在通常是催化过程中能量最低的过渡态的构象———一种热力学"陷阱"之中，导致靶酶失活；或是被酶催化后生成高度活泼产物，与酶活性中心的一些氨基酸残基形成共价结合。这类抑制剂一般被称为自杀型抑制剂，也被称为酶激活的底物抑制剂和基于机制的抑制剂（mechanism-based inhibitor）等。它们具备以下特征：

　　（1）在无靶酶条件下，抑制剂在化学上没有反应性。

　　（2）必须通过它的靶酶，专一性地被激活。

　　（3）被酶激活后，活泼中间产物与靶酶的反应（导致酶失活）速率与其解离（生成其他产物）速率之比称为抑制分配系数（partition coefficiency）。抑制剂应该具有足够大的分配系数。

　　在设计自杀型抑制剂分子时要考虑酶反应机制和酶结构这两个方面的因素。可以利用酶活性如酸碱（金属离子）催化活性、氧化还原活性和亲核/亲电进攻（共价催化）等。由于酶活性中心的亲核基团（如-SH，-NH$_2$，=NH）是生成的活泼中间物经常选择的进攻位点，一种常见的设计是中间物具有共轭双键，并且对 Michael 加成反应是敏感的。这样，酶上的一个亲核基团可能被活泼中间体所烷基化（图 9-2）。例如丙炔苯丙胺 [（-）Deprenyl] 是用于治疗 Parkinson 病和抑郁症的一种药。它是一种炔类化合物，被单胺氧化酶氧化后产生 Michael 受体，共价地结合于还原型黄素上而抑制单胺氧化酶活性（图 9-3）。

　　要获得大的抑制分配系数的抑制剂，必须考虑酶结构方面的因素，因为活泼中间物与活性

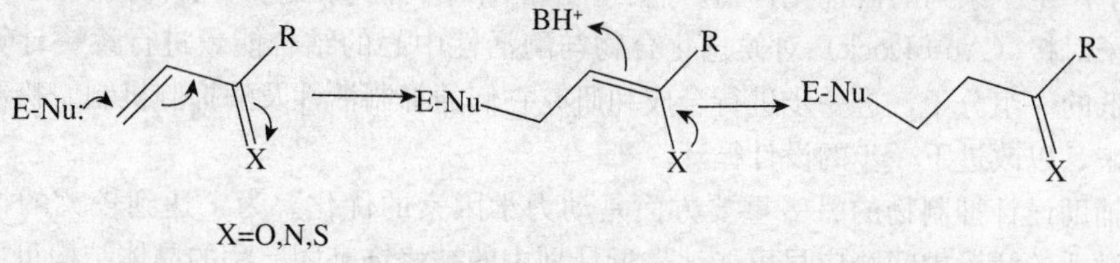

图 9-2　亲核基团的 Michael 加成反应

中心的亲核基团的结合效率依赖于两者的相对空间位置等因素。高效的基于机制的抑制物设计不能离开结构因素的辅助。

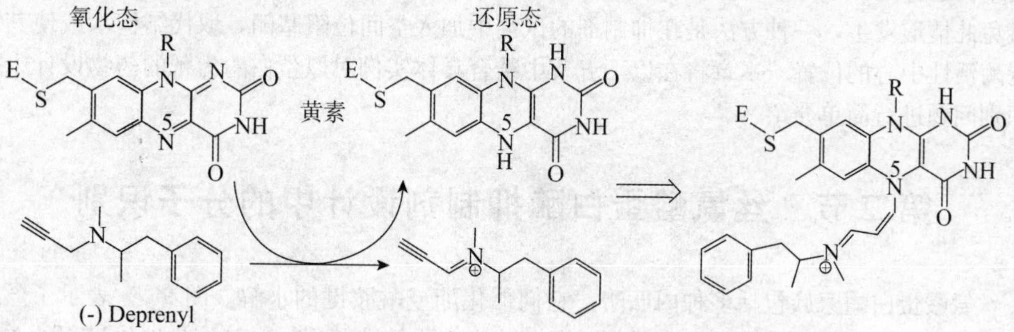

图 9-3　丙炔苯丙胺〔(-) Deprenyl〕抑制单胺氧化酶活性的机制

二、基于酶分子晶体结构的药物设计基础

与靶酶高稳定的结合是酶抑制剂所首先应具备的性质。虽然通过自然底物的过渡态类似物已经可以获得与靶酶强结合的抑制剂，但是①过渡态类似物并不一定用尽了酶的结合能，②抑制剂分子的结构并不一定要像底物过渡态那样复杂，简单的分子结构有可能达到同样的结合能力。例如 S-DHPA（图 5-4）是腺苷同型半胱氨酸（AdoHcy）水解酶的一个结构十分简单的可逆抑制剂[2]，它与酶结合的解离常数 $K_i=4nmol/L$，比自然底物——腺苷（Ado）的解离常数（$K_d=9\mu mol/L$）高约 2000 倍，与过渡态化合物 4′,5′-双脱氢-3′-酮基腺苷（DHKAdo，图 9-4）的解离常数（$K_d=6nmol/L$）相仿。因此，从过渡态分子结构出发，依据靶酶的晶体结构可能设计结构简单而高亲和性的专一性酶抑制物。

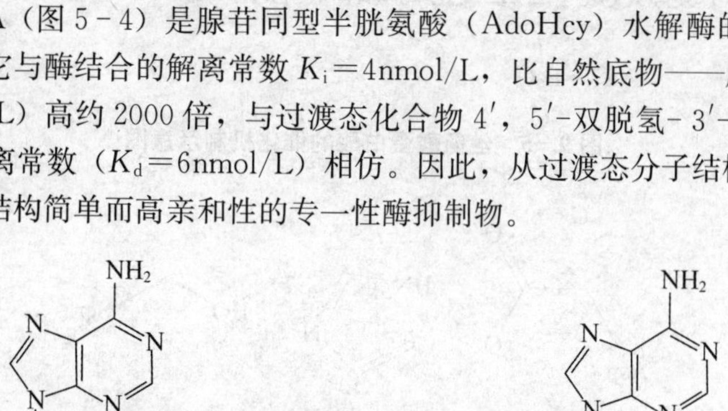

图 9-4　S-DHPA 和 4′,5′-双脱氢-3′-酮基腺苷的结构示意图

从酶晶体结构的活性部位出发设计抑制物的分子结构有多种方法，这里不作赘述。思路之一是以酶晶体结构和计算机辅助对酶-抑制剂的结合热力学参数进行最优化，即以基于机制设计的化合物（如过渡态类似物等）为先导化合物，用组合化学方法改变各结构单元的种类，从

而在理论上产生一系列的候选化合物。然后在酶晶体结构的基础上，用计算机分子图形学方法如自动分子对接（AutoDock）对候选化合物与酶活性中心的结合能量进行逐一计算，从中选择能量最低的一组分子，进一步进行合成和研究它们的抑制活性及酶抑制机制。机制研究的结果反馈回来，以改进下一步的设计循环。

结构辅助设计抑制物的另一重要方面是动力学因素的优化。为了达到较大的抑制分配系数，经酶激活的活泼中间物应尽可能地靠近计划中的被修饰基团。酶的晶体结构可以提供下列信息：①酶活性中心存在哪些可被修饰的亲核基团，以便选择活泼中间物的类型，设计分子结构使活化型的亲核攻击受体处于最佳的反应的空间位置；②酶催化中心的空间宽容度，从而最大限度地利用酶活性活化抑制剂分子。一些酶（主要是各种水解酶）的活性中心可能包含一分子的结构水。这一水分子的存在可能消耗掉活泼中间物，也可能导致酶-抑制剂共轭物的水解。为避免此情形发生，一种方法是在抑制剂的试剂中加入空间位阻基团，取代结构水或使其不能接近酶活性中心的位置。本章将在以下五节中结合具体实例对以蛋白酶为靶的药物设计中的分子识别问题进行简单介绍。

第二节　丝氨酸蛋白酶抑制剂设计中的分子识别

丝氨酸蛋白酶家族包括多种内肽酶，它们催化酯或酰胺键的水解。图 9-5 表示了丝氨酸蛋白酶的催化机制，其中酶的一个丝氨酸羟基攻击底物的羰基生成酰基酶是催化过程的关键步骤。丝氨酸蛋白酶的催化中心包含了一个被称为"三元组"的氢键网（图 9-6）。

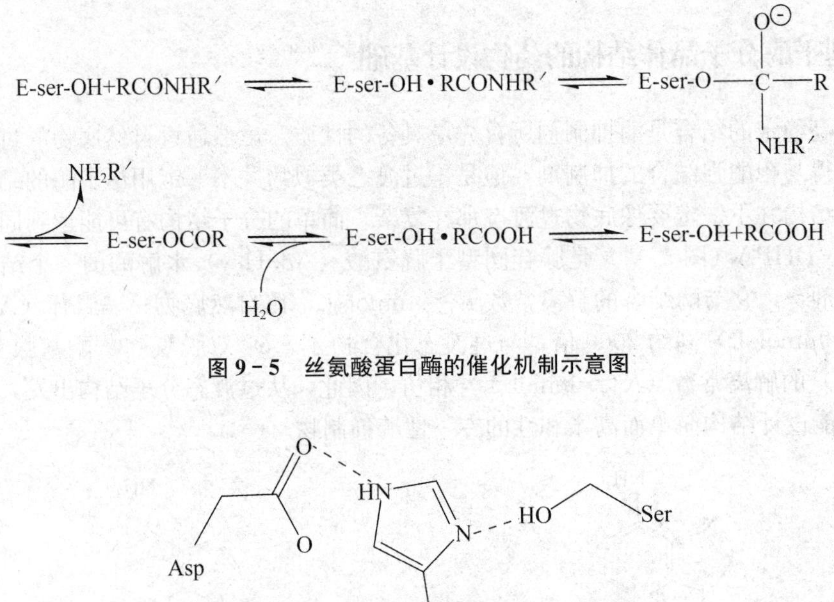

图 9-5　丝氨酸蛋白酶的催化机制示意图

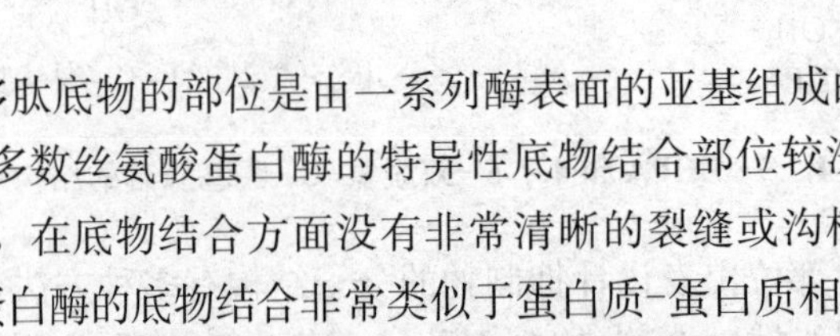

图 9-6　丝氨酸蛋白酶的催化中心的"三元组"氢键网

丝氨酸蛋白酶结合多肽底物的部位是由一系列酶表面的亚基组成的。惯例上表示为图 9-7 所示形式，亚基称为 S_i 多数丝氨酸蛋白酶的特异性底物结合部位较浅；除了个别酶如胰蛋白酶的初级结合部位 S_1 外，在底物结合方面没有非常清晰的裂缝或沟槽。这些亚基是沿着蛋白质表面分布的。丝氨酸蛋白酶的底物结合非常类似于蛋白质-蛋白质相互作用，因此，设计特异性和强结合的小分子化合物是比较困难的。利用酶催化中心的活泼丝氨酸等残基，使之与抑制剂分子形成稳定的共价加合物（covalent adduct），这是设计强结合的特异性抑制物的有效方法。

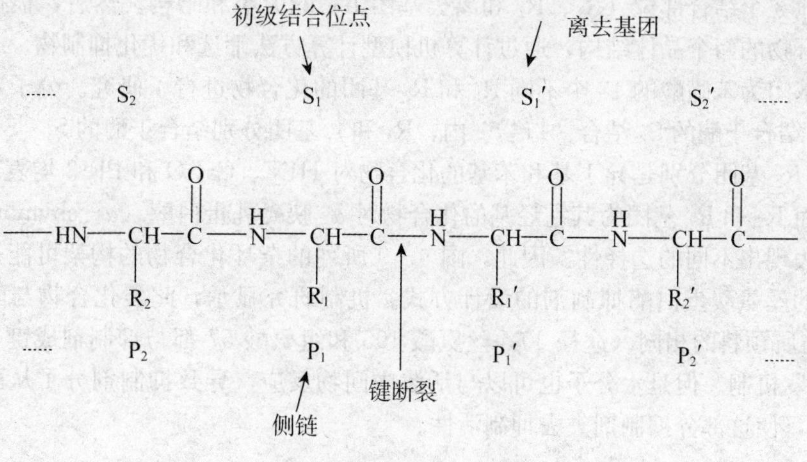

图 9-7　丝氨酸蛋白酶结合多肽底物部位的示意图

人白细胞弹性蛋白酶（HLE）、组织蛋白酶 G（Cat G）和蛋白酶 3（PR 3）是与发炎性疾病有关的丝氨酸蛋白酶。机体缺乏对该酶的有效控制时，将导致结缔组织重要成分如弹性蛋白的破坏。

设计上述酶的特异性抑制剂采用了图 9-8 所示的策略[3]。首先，在酰胺键断裂部位引入

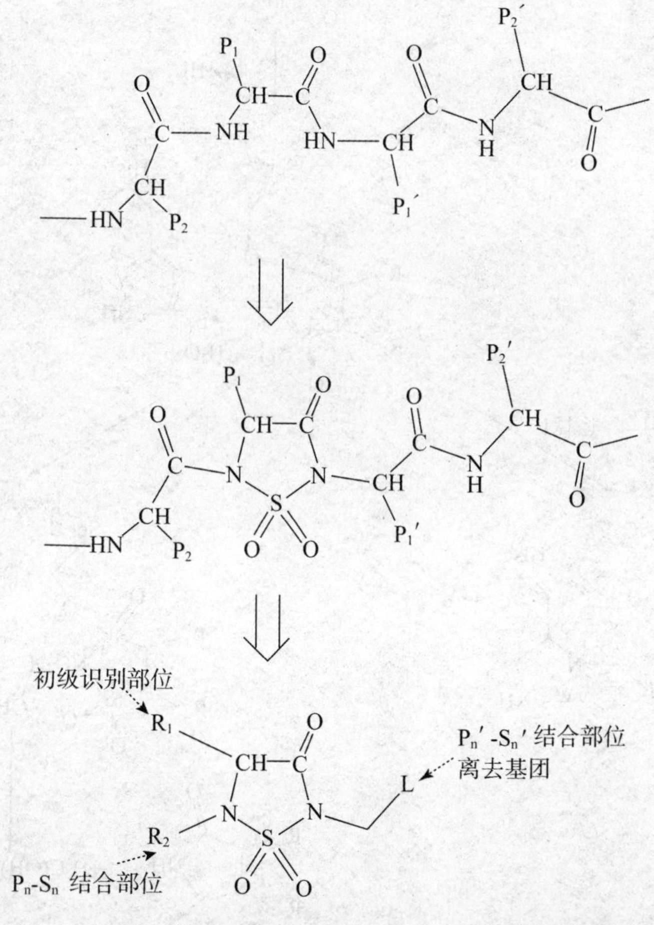

图 9-8　丝氨酸蛋白酶抑制剂的一个设计策略

杂环结构。酶对抑制物的亲核进攻将导致环的开裂，经过一系列的反应过程后，可能生成高度活泼的 N-磺酰亚胺（N-sulfonylimine）结构，导致进一步的酶的共价修饰（图 9-9）。其

次，设计其他 3 个结合部位（R_1、R_2 和离去基团 L）的大小和结构。然后，根据弹性蛋白酶与抑制剂复合物的两个晶体结构，通过计算机模型计算方法筛选和优化抑制物。

对离去基团为苯磺酸的 13 个不同 R_1 和 R_2 基团的化合物进行了研究。分子对接模型计算显示 R_1 基团结合于酶的 S_1 结合"口袋"内，R_2 和 L 基团分别结合于酶的 S_2-S_n 以及 S_n 的位置上。R_1 和 R_2 基团分别是异丁基和苯基的化合物对 HLE、Cat G 和 PR 3 均表现出了良好的抑制活性，而 R_1 和 R_2 基团为其它烃基的化合物对 α-胰凝乳蛋白酶（α-chymotrypsin）和牛胰蛋白酶等表现出不同的选择性。因此，图 9-9 所列的杂环化合物的构架可能是一个具有普遍适用意义的丝氨酸蛋白酶抑制剂的设计方式。机制研究显示，此类化合物与酶的反应机制（图 9-9）与所预料的相同（途径 1），丝氨酸 195 和组氨酸 57 都与抑制剂成键，形成"双击（double hit）"机制。但是水分子也可以与活泼中间物反应，导致抑制剂分子从酶活性中心解离（途径 2），使这部分抑制剂失去抑制活性。

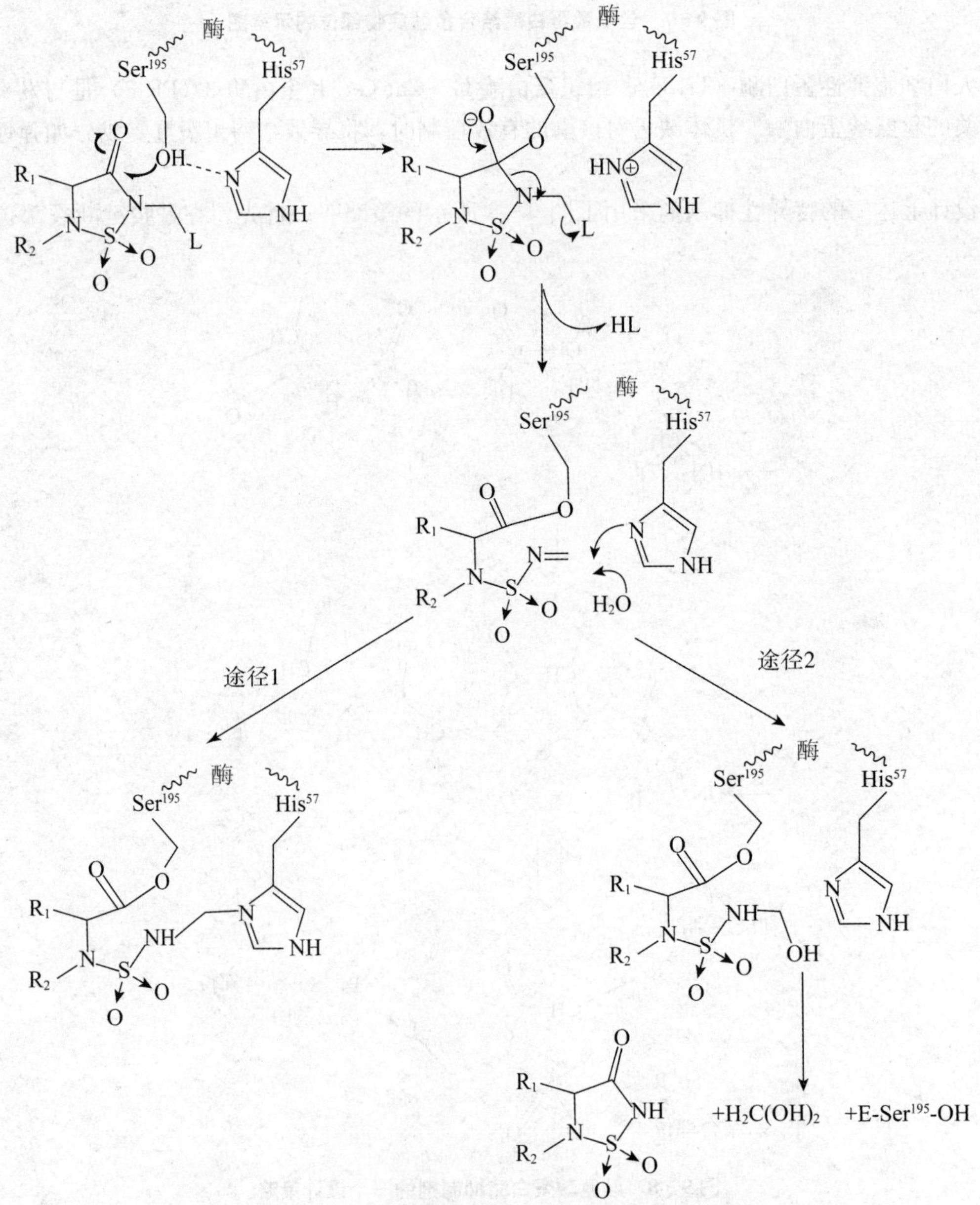

图 9-9　图 9-8 中的化合物抑制丝氨酸蛋白酶活性的可能机制

第三节　病毒 3C 蛋白酶抑制剂的设计中的分子识别

细小核糖核酸病毒 3C 蛋白酶专一地在 Gln－Gly 序列处水解蛋白质，催化机制与丝氨酸蛋白酶非常类似。但其催化中心是半胱氨酸 147 而非丝氨酸，因此，病毒 3C 蛋白酶在结构上整合了丝氨酸蛋白酶和半胱氨酸蛋白酶的特性。在 RNA 病毒的繁殖中首先表达出一种前体聚蛋白。前体聚蛋白被病毒 3C 蛋白酶水解，释放病毒繁殖所需的各种蛋白质。因此，病毒 3C 蛋白酶成为抗病毒药物设计的一个重要的靶蛋白质分子[4-5]。

图 9－10 中化合物 1 是一个侧链氨基被 N－乙酰基保护的含醛基的三肽，它可以抑制 14 型的人鼻病毒 3C 蛋白酶，K_i＝6nmol/L。它与血清 2 型人鼻病毒 3C 蛋白酶复合物的晶体结构已经被解析（图 9－11）[6]。晶体结构表明，结合于病毒蛋白酶上的醛基肽呈部分展开的构象。分析其结构发现：①抑制剂的 P1 侧链位于一个浅的口袋中，N－乙酰保护基的羰基氧与酶的组氨酸 161 以及苏氨酸 142 形成氢键，而 N－乙酰基的甲基与苏氨酸 142 的主链接近。P1 主链的酰胺基与酶的主肽链（丝氨酸 162）有弱的氢键作用。对自然底物而言，P1 基团是谷氨酰胺的侧链，可以预料苏氨酸 142 的主链与底物的酰胺基应该有进一步的作用；②抑制剂的 P2 苯基侧

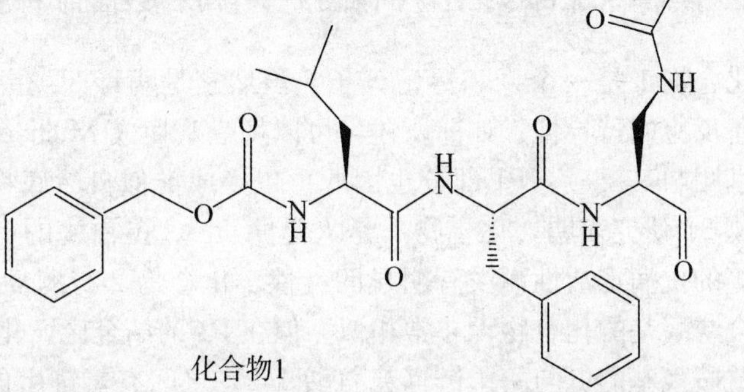

化合物1

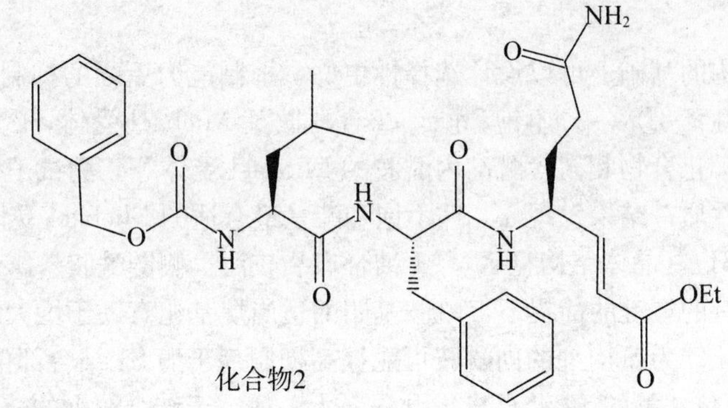

化合物2

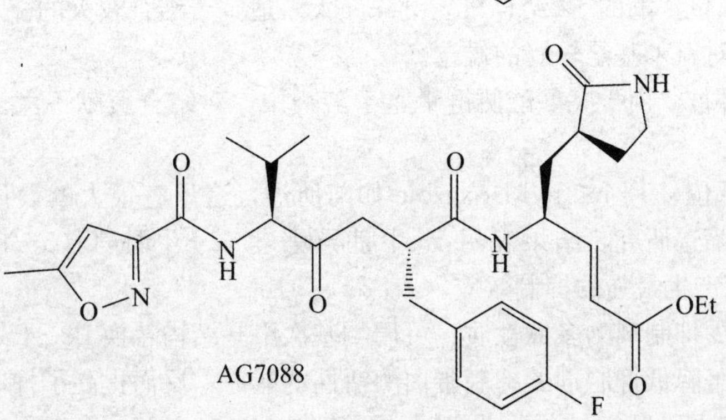

AG7088

图 9－10　鼻病毒 3C 蛋白酶的一些抑制剂的结构

链深入到酶分子的较大的 S2 结合口袋，P2 主链基团与酶主链及丝氨酸 162 侧链形成氢键；③抑制剂 P3 主链与酶蛋白质主链作用，而其亮氨酸残基暴露在溶剂中；④抑制剂的末端苯基处于一个浅的疏水口袋中，面对酶天冬酰胺 165 的侧链。这种氨基酸-芳香基团的作用模式给结构设计预留了很大的空间。此外，比较不同来源病毒 3C 蛋白酶的结构发现，上述底物结合方式在不同种类病毒的蛋白酶中是高度保守的。

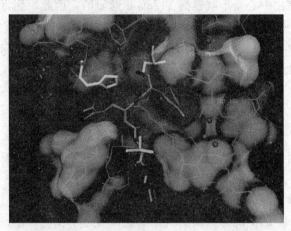

图 9-11　血清 2 型人鼻病毒 3C 蛋白酶-化合物 1（如图 9-10 所示）复合物的 2.2Å 分辨率晶体结构局部。

图 9-10 中的化合物 1 是一个亲和标记分子。虽然它是病毒 3C 蛋白酶的很好的抑制剂，但其醛基结构不具备反应的特异性。如前所述，可以将醛基换成 Michael 受体。由于不再担心抑制剂的其他亲核基团与其反应，P1 部分也因此可以换成类似自然底物谷氨酰胺的结构。基团改换后得到化合物 2。研究表明，化合物 2 是人鼻病毒 3C 蛋白酶的一个很强的不可逆抑制剂，并且表现出中等的抗病毒活性而没有明显的毒性。化合物 2 与酶复合物的晶体结构表明，化合物 2 与酶的结合与醛基的化合物 1 非常相似。但在 P1 的结合区，化合物 2 多出一个氢键，即如预料中那样，酰胺残基的氮与酶主链（苏氨酸 142）之间有氢键生成。因此，化合物 2 与酶的结合更为紧密。

在以上晶体结构的基础上可以设计选择性更好、抑制能力更强的抑制剂分子。首先是 Michael 受体部分，包括：①α，β-不饱和酯，②含酰胺基 Michael 受体，③α，β-不饱和酮，④乙烯基不饱和杂原子化合物和⑤含酰基内酰胺的 Michael 受体等。测试了它们的抑制活性和与非酶巯基的反应等性质，结果发现 α，β-不饱和酯是最合适的 Michael 受体候选。

对于 P1 结合部位。晶体结构显示，P1 结合口袋较浅，侧链酰胺暴露于溶剂中。因此，在不影响酰胺残基原有的氢键的前提下，酰胺基团的适当烷基化有助于增大疏水作用。通过计算机模型分析，形成 α 碳为 S 构型的内酰胺可能提高抑制剂于酶 S1 结合部位的亲和力[7]。

对于 P2 结合部位。酶的 S2 结合口袋既深又大，适宜于结合较大的疏水基团。分子模拟及实验研究均表明，对氟苯基是较好的候选。

对于 P3 结合部位。由于亮氨酸侧链暴露于溶剂中，对结合贡献不大。放置一个容易合成的疏水基团较好。

对于 P4 结合部位。5-methyl isoxazole 如前所述，这里有很大的设计空间。通过系统的组合化学和高通量筛选研究，结果表明 5-甲基异噁唑-3-甲酰氨（5-methylisoxazole-3-carboxamide）可以产生最强的抑制效应。

最后，为了减少抑制剂的多肽性质，可用酮基次甲基结构替换 P2-P3 的肽键。研究表明，这一替换并没有显著降低抑制剂的抑制蛋白酶活性的能力，反而提高了抑制剂的抗病毒活性。

综合以上的设计和研究结果，设计合成了药物分子 AG7088（图 9-10）。研究表明，AG7088 是人鼻病毒 3C 蛋白酶极佳的抑制剂，具有很强的抗病毒活性和低毒性（EC_{50} =

0.013μmol/L；毒性浓度，50%＞100μmol/L）。SDS-PAGE 电泳分析发现，药物处理的鼻病毒感染 Hela 细胞中有剂量依赖的病毒前体蛋白的积累，因此，AG7088 抗病毒的机制与其特异性地抑制病毒 3C 蛋白酶是一致的。目前，AG7088 已作为药物进行临床研究。

第四节　β-内酰胺水解酶抑制剂设计中的分子识别

具有 β-内酰胺结构的抗生素如青霉素等是临床上应用最为广泛的抗菌药物。很多情况下，细菌以表达 C 类型 β-内酰胺水解酶产生抗药性。β-内酰胺水解酶抑制剂是治疗抗药性细菌感染的重要辅助药物。

β-内酰胺水解酶催化内酰胺的机制与上述丝氨酸蛋白酶的机制类似，即首先利用催化中心的一个丝氨酸残基攻击酰胺键的羰基，酰胺键断开，同时酶被酰化；然后，一个水分子被酶的多个氨基酸残基所活化，将酶-底物间的酯键水解，释放反应产物。

氨曲南（Aztreonam）（图 9-12）是 β-内酰胺水解酶的抑制剂，它与酶的自然底物有类似的核心结构。当受到靶酶丝氨酸羟基进攻后，抑制剂核心结构开环。此时，沿 C3-C4 键有两种转动方式：①逆时针转动，形成构象 1；②顺时针转动，形成构象 2（图 9-13）。计算机分子模型计算表明，氨曲南的 C3-C4 基团的反式结构使其倾向于采取构象 1 方式。在构象 1 中，磺酸基占据了水分子的位置，并阻断了水分子向酯键的亲核进攻方向，因此，酶分子保持酰化的状态，活性受到抑制；而自然底物则不同，它们 C3-C4 基团为顺式结构，开环后倾向于采取构象 2 结构，利于水分子向水解酶-底物间的酯键的进攻，完成 β-内酰胺的水解。

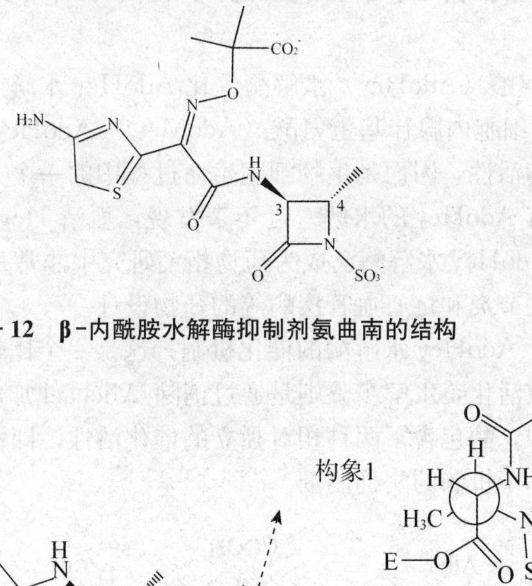

图 9-12　β-内酰胺水解酶抑制剂氨曲南的结构

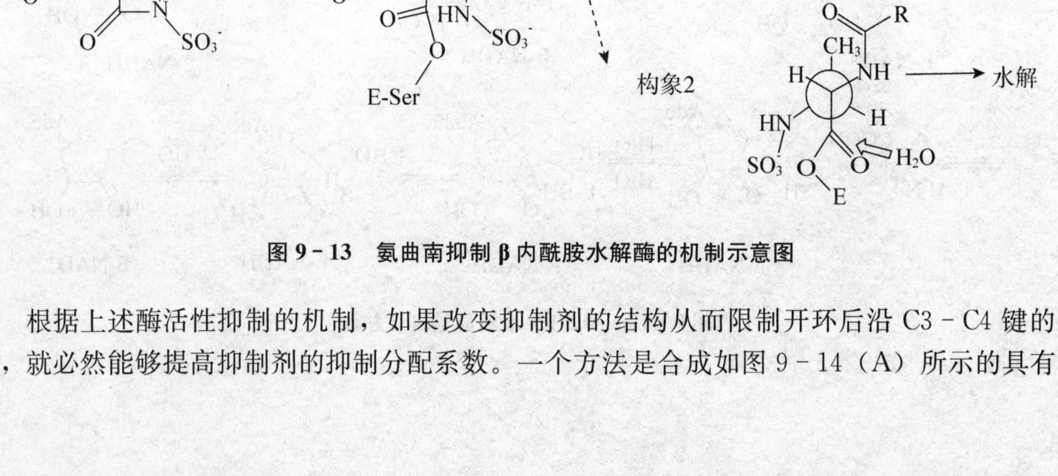

图 9-13　氨曲南抑制 β 内酰胺水解酶的机制示意图

根据上述酶活性抑制的机制，如果改变抑制剂的结构从而限制开环后沿 C3-C4 键的转动，就必然能够提高抑制剂的抑制分配系数。一个方法是合成如图 9-14（A）所示的具有桥

环结构的单环 β-内酰胺分子，通过对 R_1、R_2 和 R_3 基团优化，应该得到具有高度特异性的 β-内酰胺水解酶抑制剂[8]。研究表明，一系列 n＝1 的桥式单环 β-内酰胺化合物均有显著的酶抑制活性。其中一个 R_1 为对羟基苯胺基、R_2 和 R_3 为氢原子的简单化合物（图 9-14B），已经获得了该化合物与 β-内酰胺水解酶（C. freundii）的晶体结构。这个化合物的 IC_{50} 分别为 109nmol/L（C. freundii）和 155nmol/L（P. aeruginosa），抑制分配系数达到 1/0.999。晶体结构显示，抑制剂被酶激活后，其 N1 基团阻挡了朝攻击酯键的方向，同时其磺酸基顶替了催化水的位置；而正常的酶的此位置是结合并活化水分子以进行亲核攻击。进一步研究证明，酰基化的 β-内酰胺水解酶丝氨酸-抑制物的酯键与正常底物的情形没有区别，桥式单环 β-内酰胺化合物所以抑制酶-抑制剂酯键的水解，的确因为阻止了水分子亲核进攻这一动力学因素而产生。

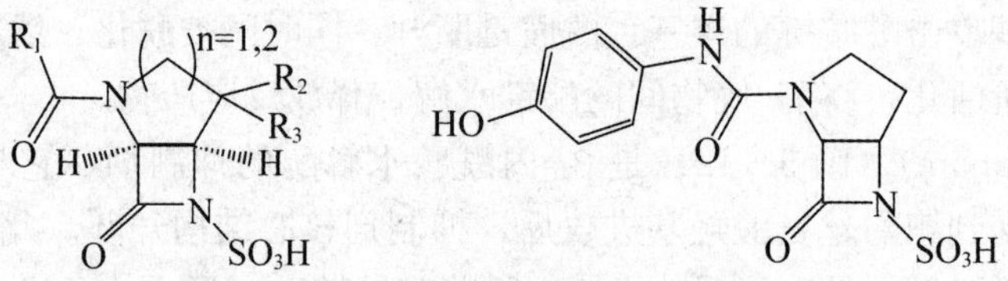

图 9-14　桥式单环 β-内酰胺化合物的结构示意图

第五节　腺苷高半胱氨酸水解酶抑制剂中的分子识别

S-腺苷高半胱氨酸（AdoHcy）水解酶催化 AdoHcy 水解生成腺苷（Ado）和高半胱氨酸（Hcy）。它通过控制细胞内腺苷基蛋氨酸（AdoMet）/AdoHcy 的比值，调控各种 AdoMet 依赖的生物甲基化酶的活性，因而是生物细胞生命过程中的一个必需的酶。此外，生物体内 Hcy 的来源目前所知只有 AdoHcy 的水解。近年来发现，血清 Hcy 水平过高是导致心血管疾病的重要因子，因此，AdoHcy 水解酶已成为药物相关研究中非常重要的靶分子，用于抗癌、抗病毒、抗寄生虫、抗关节炎和抗心血管疾病等的药物设计。

图 9-15 显示了 AdoHcy 水解酶的催化机制。这是一个比较复杂的水解机制：酶首先将底物氧化，使其结构被活化，水解步骤则是通过消除/Michael 加成方式进行，最后产物被还原后释放。在整个过程中，酶包含了两种相对独立的催化活性，即氧还活性和水解活性。有可能利用这两种活性设计基于机制的酶抑制剂。

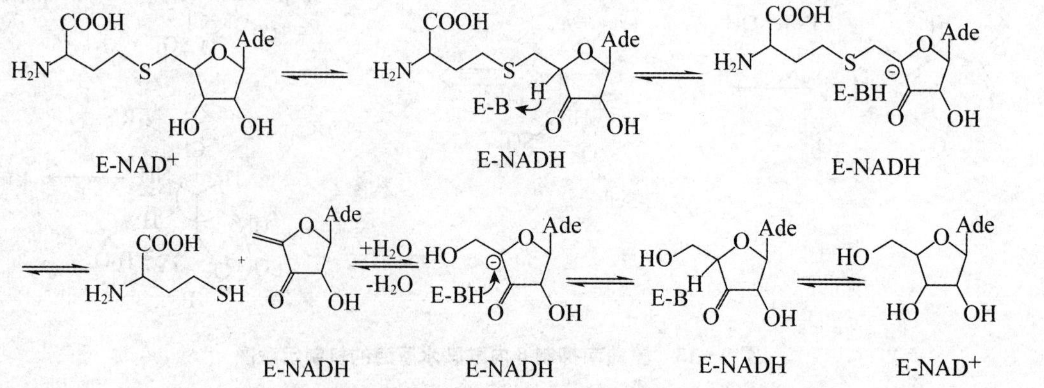

图 9-15　AdoHcy 水解酶的催化机制

　　实际上，酶抑制剂的寻找首先从天然的化合物开始。与自然底物 Ado 相似的天然化合物如 Nep A 和 Aristeromycin（图 9-16）都是 AdoHcy 水解酶的很好的抑制剂。研究表明，Nep A 抑制 AdoHcy 水解酶活性的机制为抑制物被酶氧化后生成过渡态 4′,5′-双脱氢-3′-酮基腺苷（图 9-4）的类似物，但却不能进行下一步的水解反应。晶体结构和图形分析表明，Nep A 的 5′-羟基占据了酶结构中原来催化水分子（图 9-17）的位置。因此，Nep A 被酶氧化后陷入了在酶催化循环中能量最低的一个热力学"陷阱"之中，从而 AdoHcy 水解酶的活性部位被完全占据。与过渡态 4′,5′-双脱氢-3′-酮基腺苷相类似的化合物如 Ado dialdehyde 等是 AdoHcy 水解酶的良好竞争型抑制剂，K_i 值为 $4\mu mol/L \sim 1nmol/L$。十分有趣的是简单的化合物 S-DHPA（图 9-4）虽然结构上与过渡态的分子结构相差较大，但与酶有很强的结合力（$K_i = 4nmol/L$）。说明酶结构在结合底物分子时有一定的动态适应性，可以利用酶复合物的晶体结构设计高效却结构简单的竞争型甚至不可逆的抑制物分子。

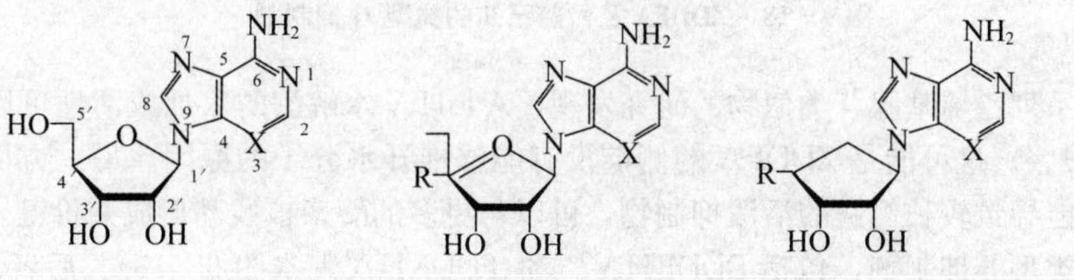

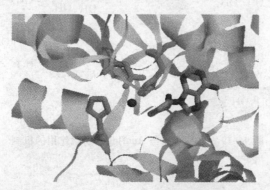

Ado:X=N
C³-Ado:X=C

Nep A: R=-CH₂OH, X=N
C³-Nep A: R=-CH₂OH, X=C

DHCeA: R=H, X=N
C³-DHCeA: R=H, X=N

Arist: R=-CH₂OH, X=N
C³-Arist: R=-CH₂OH, X=C

DHCaA: R=H, X=N
C³-DHCaA: R=H, X=N

图 9-16　AdoHcy 水解酶自然底物 Ado 及一些抑制剂的分子结构

　　与 Nep A 抑制 AdoHcy 水解酶活性的机制相同的被称为类型Ⅰ抑制剂，它们都能强烈的抑制酶的活性。但是，Nep A 的毒性也很高。研究发现，其毒性主要的来源是它是磷酸激酶等结合腺嘌呤结构酶的底物/抑制剂。结构改造的方法有：①去掉抑制物 5′-侧链，这类化合物如 DHCaA 和 DHCeA（图 9-16）等；②改造腺嘌呤结构，产物如 C³-Nep A，C³-芒霉素等。这些工作卓有成效。已经得到了 DHCeA-AdoHcy 水解酶复合物的晶体结构（图 9-17）。晶体结构表明，一个水分子（红色小球）在底物 5′-侧链消除后占据 5′-羟基的位置，His55，His301 和 Asp131 活化水分子，完成 Michael 加成步骤。

图 9-17　DHCeA-人 AdoHcy 水解酶复合物的晶体结构

　　然而，更重要的是设计经酶激活后可与酶分子共价结合的新抑制物，即类型Ⅱ抑制剂。最初的尝试是设计合成了 ZDDFA 化合物（图 9-18）[9]。设想是：ZDDFA 的 3′-羟基被氧化，生成 Michael 受体，再被酶的一个亲核基团进攻，在消除 F 后形成稳定的共价化合物。但实际上并非如此，生成的 Michael 受体遭到活化的水分子的进攻，抑制剂转化为 5′-甲醛-腺苷（Ado-5′- carboxaldehyde）的已知化合物，后者经研究发现是一个强的类型 I 抑制剂。因此，若要得到类型 II 抑制剂，可采取两条途径：①设计抑制剂的结构使其排斥催化水分子，以便让邻近的酶亲核基团（如图 9-17 中 His55 和 His301）直接进攻生成的 Michael 受体，或者②利用水加成反应产生活泼中间化合物，对酶分子进行共价修饰。

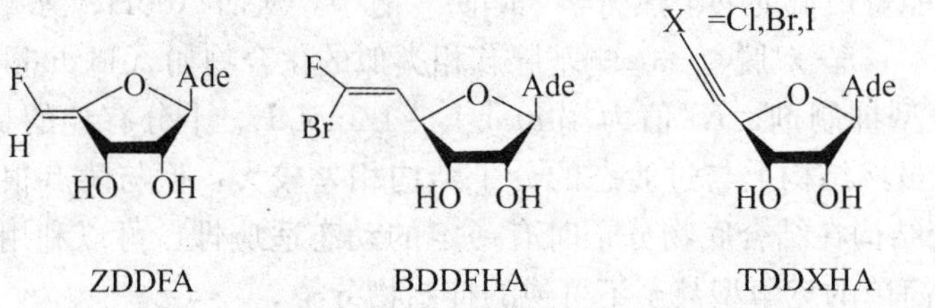

图 9-18   ZDDFA 及目前已知的类型 II 抑制剂

通过对一系列乙烯基腺苷类似物的研究发现，AdoHcy 水解酶的水加成活性可以延伸到 5′-侧链上的 6′位置。这可能是 ZDDFA 的侧链没有能够推开水分子的原因。另一方面，延伸的水加成活性可能导致较长侧链的活泼抑制物，可以与更多的酶亲核残基形成共价键。研究获得了几种真正的类型 II 抑制剂，包括 BDDFHA[10] 和 TDDXHA[11]（图 9-18）。后者与 AdoHcy 水解酶作用的机制见图 9-19。目前，这些抑制剂还存在许多问题，如较低的抑制分配系数和只能导致一半酶活性位点的共价修饰等。进一步的研究正在进行。

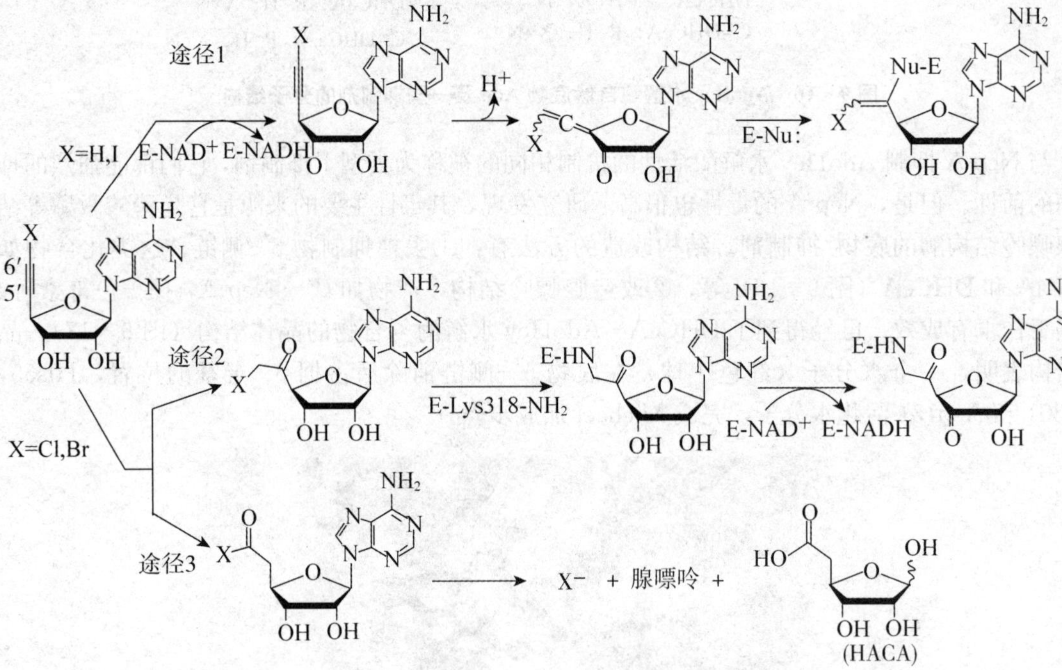

图 9-19   TDDXHA 与 AdoHcy 水解酶作用的机制

第六节   HIV 相关酶抑制剂设计中的分子识别

获得性免疫缺损综合症（acquired immunodeficiency syndrome，AIDS）的医治已经成为世界范围内的最具挑战性的医学难题。1983 年，Barre-Sinoussi 等从 AIDS 病人的血液中分离出了 I 型人类免疫缺损病毒（human immunodeficiency virus type 1，HIV-1），使人们对

AIDS 的发病机制有了认识，开始了对 HIV 的全面研究。

一、HIV 的复制机制

HIV 是一种直径为 100nm 的 RNA 病毒，外壳由一脂双层及两种糖蛋白 gp41 和 gp120 组成。它是一种典型的逆转录病毒，由三种主要的基因（gag、pol 及 env）组成基本结构，还有 6 个附加基因编码的调节蛋白（如 rev、tat、vpr、vpu、vif 及 nef 等）及逆转录酶、整合酶和蛋白酶等。HIV 通过外膜蛋白（gp120）与宿主 T 细胞 CD_4 受体特异结合，脱去蛋白主壳，释放出病毒 RNA 基因组。以后的复制周期如图 9-20 所示。依据 HIV 的复制周期的分子机制，本章将重点介绍两种 HIV 功能酶抑制剂设计中的分子识别。

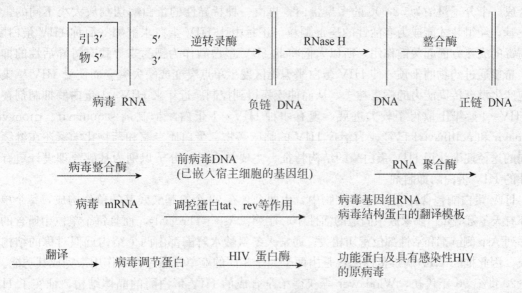

图 9-20　HIV 的复制周期

二、HIV 逆转录酶抑制剂研究进展

HIV 逆转录病毒的最大特点是在病毒体中含有逆转录酶。HIV 的逆转录过程就是在病毒的逆转录酶作用下，以病毒 RNA 为模板合成前病毒 DNA 的过程，在这个过程中逆转录酶起着重要的作用。所以寻找 AIDS 的新药的努力首先就放在发展逆转录酶抑制剂上。最先获得美国 FDA 批准的抗 AIDS 的逆转录酶抑制剂是 3'-叠氮基-2',3'-脱氧胸苷（AZT）。除了 AZT 之外，具有抑制 HIV 逆转录活性的核苷类似物还有 2',3'-双脱氧核苷、无环核苷、异核苷等，它们抑制 HIV 的逆转录的作用机制主要通过底物相似性竞争性地抑制逆转录酶的活性，对于一些 3'-脱羟基的脱氧核苷如 AZT 等，同时还能终止前病毒 DNA 链的延伸而阻断 HIV 的复制。

近年来，人们又发现了一些非核苷类 HIV 逆转录酶抑制剂，像四氢-甲基咪唑-苯二氮卓酮（TIBO）类、二吡啶并二氮䓬酮（BIRG）类、1,4 位分别由杂环取代的（苯磺酰）吲哚类，这些都是经过普筛得到的对 HIV 的逆转录酶有抑制作用的先导化合物又经结构优化而得到的高选择性的非核苷类 HIV 逆转录酶抑制剂。它们都是通过与逆转录酶的非底物结合部位结合而抑制逆转录酶的活性。再有像 [1-[（2'-羟乙氧基）甲基]-6-（苯巯基）] 胸腺嘧啶（HEPT）及一些 2',5'位羟基均被叔丁二甲硅基所取代的核苷衍生物，虽都属于核苷类似物，但它们在结构上与核苷已有较大差别。虽作用靶仍是 HIV 逆转录酶，但作用机制却与核苷类抑制剂不同，是通过和 HIV 逆转录酶非底物结合部位结合而抑制其酶活性，从而阻止病毒的复制。

这些逆转录酶抑制剂的发现对治疗艾滋病药物的研究有重要意义。然而，由于病毒的逆转录酶缺乏校正错配碱基的能力，同时受病毒基因组之间重组机制的影响，HIV 基因结构具有广泛、快速变异及高度的遗传异质性特征。这使得病毒群体中变异数目增多，也使受损的基因容易得到修复，从而产生了广泛的遗传变异和快速的进化现象。这使逆转录酶抑制剂往往具有较大的毒副作用，同时长期应用很容易产生耐药病毒株，而使其应用受到限制。无论是核苷类还是非核苷类逆转录酶抑制剂的研制都存在着这个棘手的问题。

三、HIV 蛋白水解酶抑制剂的设计中的分子识别

由于 HIV 复杂的复制周期为抗 AIDS 药物的干扰提供了多种可能性，人们又开始寻找抑制病毒复制的更有效的靶标进行药物设计。根据 HIV 的复制周期规律，其病毒生长繁殖时要先合成一个分子量约为 52 000 的多聚蛋白，再由一种特异性的蛋白酶切割成大小不同的蛋白质亚基，经组装才能成为有活性的病毒颗粒。正是由于 HIV 蛋白水解酶（简称 HIV 蛋白酶）在病毒的成熟方面起关键作用，所以人们将此 HIV 蛋白酶作为靶酶来寻找有特异活性的抑制剂。希望通过药物的干预，使 HIV 蛋白酶编码区发生单点突变或缺失突变而使受 HIV 感染的细胞产生没有传染能力的病毒粒子，从而使疾病得到控制。近年来 HIV - 1 蛋白酶抑制剂在治疗 HIV - 1 感染上取得了较大进展。现有 4 种 HIV - 1 蛋白酶抑制剂 saquinavir、ritonavir、indinavir 和 nelfinavir1 已经成为治疗 HIV 的临床药物、蛋白质专家和药物化学家还在继续从不同的途径逐渐认识 HIV 蛋白酶的结构特征，主要是为了以分子识别为基础合理设计更有选择性的 HIV 蛋白酶抑制剂[12]。

HIV 蛋白酶包含在 gag - pol 产物中，由两个含有 99 个氨基酸残基的单位构成，每个单位中都有天冬氨酸蛋白酶家族中固定的活性中心序列：Asp - Thr - Gly，而且每个单位中所含的中心序列 Asp 侧链都和活性部位密切相关。通常天冬氨酸水解酶都由两个结构近似对称的结构域构成，因此推断 HIV 病毒蛋白酶也是由两个完全相同的亚单元通过二聚作用来完成其功能。

20 世纪 90 年代初，Wlodawer 等获得了全合成的 HIV 蛋白酶的晶体结构，证实了 HIV 蛋白酶确如预期的那样以二聚体的形式产生活性，其亚基取向类似于天冬氨酸水解酶中的 N 端结构域和 C 端结构域。同时也证实了人们假设的如同天然 HIV 蛋白酶那样具有确切的双折叠螺旋对称性。

HIV 蛋白酶抑制剂的设计是在对 HIV 蛋白酶分子结构认识的基础上进行的。由于 HIV 蛋白酶是同源二聚体，其活性部位具有二重轴对称性，所设计的抑制剂也应具有同样的对称性才可能有较高的抑制活性。这样首先考虑到的抑制剂应是多肽结构，但多肽药物一般口服不易吸收且代谢稳定性差，必须在结构上进行很大的改变才能开发成有效的药物。怎么做呢？首先用化学合成方法，并通过在大肠埃希菌蛋白质的过度表达，可以得到相应足够量的纯化了的酶，用以研究酶反应动力学，并得到酶与抑制剂所生成的复合物的结晶，再进行高分辨的 X 射线衍射分析，这样在对复合物结构认识的基础上再进行有效的结构改造。于是，人们成功设计了一种具有 C_2 对称性的多肽类似物作为抑制剂，它除了和 C_2 对称活性部位完全对称外还具有一些亚位点。虽然它是在天冬氨酸酶抑制剂的基础上设计的[13]，但由于天冬氨酸酶亚位点的对称排列相对减少，可以预计这些抑制剂对 HIV 病毒蛋白酶比天冬氨酸蛋白酶有更高的选择性。从同源的逆转录病毒蛋白酶的结构出发在 Phe - Pro 处切断，根据 HIV 蛋白酶在 gag - pol 基因产物中断裂 Phe - Pro 键的特点，其中一部分按二重轴转 180° 则构成一个对称的分子。若在 $-CH_2-$ 上引入羟基，这样沿着羟基构成的对称轴通过中间键的断裂，产生四个核心单元（图 9 - 21，1～4），对 C_2 对称性抑制剂的设计就是基于对这些结构分子的识别。其中双胺（1）蛋白酶抑制活性很弱，在体内也没有任何抗 HIV 的活性。将（1）进行修饰后，所得到的衍生物（5），命名为 A - 74704，作用在亚位点上具有很强的酶抑制活性，而且对 HIV 蛋白酶的选择性很好，比其他相关酶的抑制作用强 10 000 倍。更重要的是化合物（5）具有很强的抗病毒

活性，它对 H_9 细胞的核心抗原病毒的抑制极为明显，IC_{50} 为 0.4μmol/L，从 500 例病例的临床观察看，毒性并不大，$LD_{50}=200\mu mol/L$。已经获得了化合物（5）与 HIV 蛋白酶所形成的复合物的晶体结构。结晶图谱显示化合物（5）与 HIV 蛋白酶之间通过水分子形成氢键，而且（5）与 HIV 蛋白酶之间具有双折叠对称性，这是它们相互识别、结合的基础。

具有二醇结构（3）的衍生物（6）、（7）和（8）是三个几何异构体。它们的酶抑制活性是

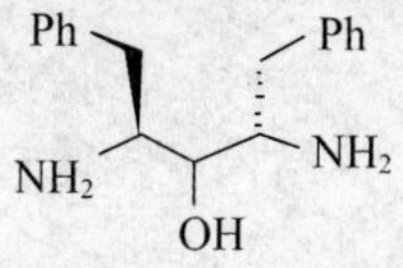

1

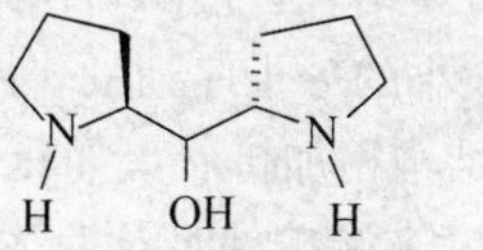

2

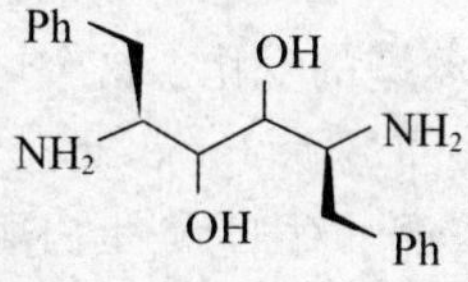

3

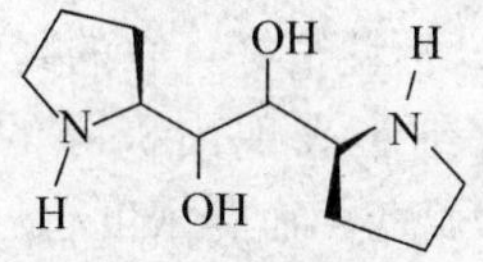

4

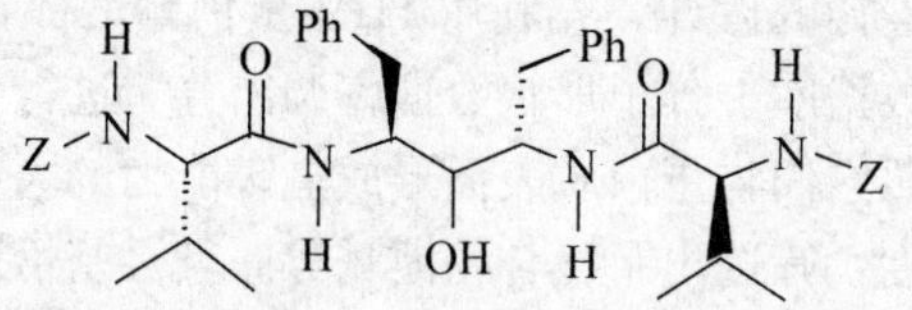

5

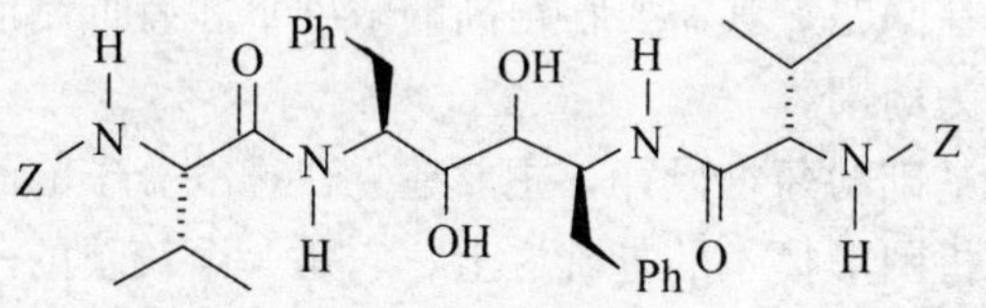

6 3R,4R
7 3S,4S
8 3R,4S

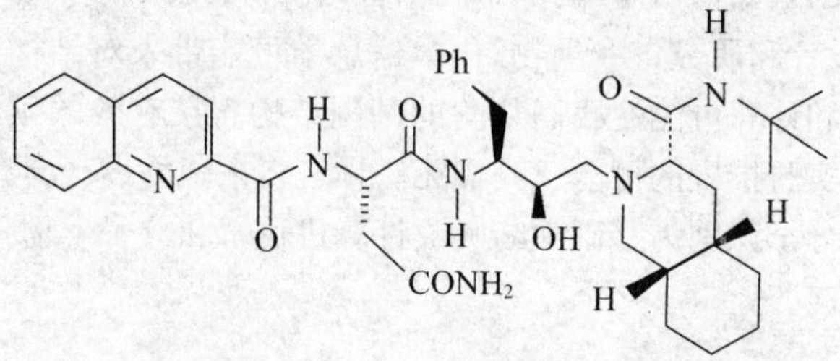

9

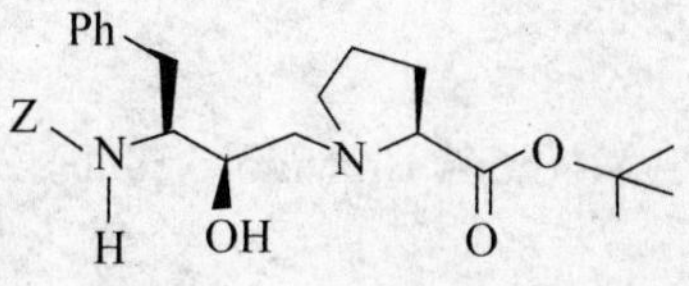

10

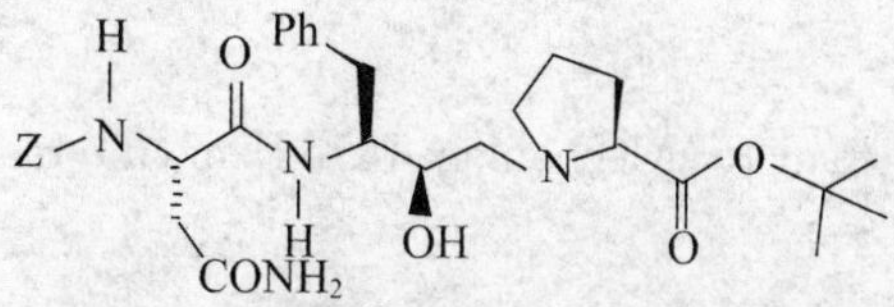

11

图 9-21　化合物 1～10 的结构

(1) 的 10 倍。与传统的单羟基—乙基的过渡态物质相比，（6）、（7）和（8）对 HIV 蛋白酶具有相似的抑制活性部位（-CHOH-CHOH-），具有一定程度的构象转换。这三个异构体对 H_9 细胞 HIV 的抑制作用的 IC_{50} 在 $0.02 \sim 0.06 \mu mol/L$。

另外，我们知道 HIV 蛋白酶断裂病毒基因产物中的 Phe（Tyr）-Pro 键的特征是区别于其他天冬氨酸蛋白酶的选择性特异性作用。所以羟基、乙基部分是必需的最小序列，在酶的作用下酰胺键发生断裂后再重新结合，使酶对病毒基因的正常切割作用受阻，从而抑制了病毒的复制。但是，研究表明，太小的分子序列的作用是很弱的，像这样得到的化合物（10）只有很弱的活性，但如果 N 端的结构稍加扩展，如化合物（11）的结构就能使它的抑制活性增加 40 倍，而在其它的 C 末端或 N 末端扩展时对活性则没有提高。

虽然，在 HIV 蛋白酶结构生物学的基础上进行的药物设计研究有了一定的成果[14]，但有时，科学的进步并不等于在药物水平上的成功。我们也发现了经验合成的抑制剂，化合物（9）（也称为 R031-8959）活性很好，它的高活性来自于亚氨基的变化。这个化合物通过抑制 HIV 的复制机制，对 C_{8166} 细胞表现出极强的抗病毒活性，$IC_{50} = 2 nmol/L$。在老鼠和猴子上以 1.0mg/kg 的剂量口服给药，血药浓度超过 70ng/ml，实现了对 HIV 蛋白酶的抑制状态并可维持 6h 以上，表现出较好的口服利用度。

以 HIV 蛋白酶为靶进行其抑制剂设计的另一个较为成功的实例是美国加州大学旧金山分校的研究人员利用计算机数据库进行的设计。先利用 HIV 蛋白酶的晶体结构数据推算出该酶结构的互补结构。再以剑桥结构数据库中分子形状数据库调出分子进行对比、叠合、打分。然后对分数高的分子进行筛选。依照它们与蛋白质表面形成氢键能力的大小以及分子侧链被酶的底物包容的情况及合成的难易程度，筛选出了化合物溴哌醇。其羟基恰好可以与酶活性部位的天冬氨酸作用。对进一步修饰改造的氟哌啶醇及还原的羟基哌啶醇所进行的活性测定表明其对 HIV 蛋白酶有抑制活性，并具有很高的选择性。这说明用计算机数据库方法寻找先导化合物是可以成功的。但该抑制剂仍存在问题，其需要在很高的浓度下才有抑制活性，说明该化合物尚需进一步的改造，才能真正作为药用。

总之，以蛋白酶分子识别为基础的药物设计，主要建立在靶酶分子的晶体结构、靶酶的催化机制和化学反应以及现代计算机图形技术的基础之上。它是一个较新的药物设计策略，除了上述的介绍之外，目前已有不少的工作的开展。相信它是当今药物设计发展的一个重要的趋势。21 世纪基因科学和计算机信息技术飞速发展，以下方面的进展将给药物设计思想带来的重大冲击：①越来越多的未知蛋白质/酶的基因结构被解析；②病变的酶/受体结构的解析和酶/受体功能修复药物的设计和研究；③生物/化学信息学可能带来对结构-生物活性关系的全新理解；④新的结构理论和计算可能使我们从酶的基因结构直接有效的预测酶的三维立体结构；⑤高通量实验技术带来实验扩展的可能。我们无法预言将来药物设计会有什么样的新思维和新方法，但可以预料，以分子识别为基础不断吸收计算机科学和分子生物科学的新技术始终会是未来药物设计的发展方向。

（杨晓达　杨　铭）

参考文献

[1] Silverman R. Mechanism-based enzyme inactivators. Methods Enzymol, 1995, 249: 240-283.

[2] Robins MJ, Wnuk SF, Yang X, et al. Inactivation of S-adenosyl-L-homocysteine hydrolase and antiviral activity with 5', 5', 6', 6'-tetradehydro-6'-deoxy-6'-halohomoadenosine analogues (4'-haloacetylene analogues derived from adenosine). J Med Chem, 1998, 41:

3857－3864.

[3] Groutas W C, Kuang R, Venkataraman R, et al. Structure-based design of a general class of mechanism-based inhibitors of the serine proteinases employing a novel amino acid-derived heterocyclic scaffold. Biochemistry, 1997, 36: 4739－4750.

[4] Dragovich PS, Prins TJ, Zhou R, et al. Structure-based design, synthesis, and biological evaluation of irreversible human rhinovirus 3C protease inhibitors. 4. Incorporation of P1 lactam moieties as L-glutamine replacements. J Med Chem, 1999, 42: 1213－1224.

[5] Dragovich P S, Prins T J, Zhou R, et al. Structure-based design, synthesis, and biological evaluation of irreversible human rhinovirus 3C protease inhibitors. 3 Structure-activity studies of ketomethylene-containing peptidomimetics. J Med Chem, 1999, 42: 1203－1212.

[6] Matthews DA, Dragovich PS, Webber SE, et al. Structure-assisted design of mechanism-based irreversible inhibitors of human rhinovirus 3C protease with potent antiviral activity against multiple rhinovirus serotypes. Proc Natl Acad Sci USA, 1999, 96: 11000－11007.

[7] Dragovich PS, Prins TJ, Zhou R, et al. Structure-based design, synthesis, and biological evaluation of irreversible human rhinovirus 3C protease inhibitors. 4. Incorporation of P1 lactam moieties as L-glutaminpe replacements. J Med Chem, 1999, 42: 1213－1224.

[8] Heinze-Krauss I, Angehrn P, Charnas RL, et al. Structure-based design of beta-lactamase inhibitors. 1. Synthesis and evaluation of bridged monobactams. J Med Chem, 1998, 41: 3961－3971.

[9] Yuan CS, Yeh J, Liu S, et al. Mechanism of inactivation of S-adenosylhomocysteine hydrolase by (Z) -4′, 5′-didehydro-5′-deoxy-5′-fluoroadenosine. J Biol Chem, 1993, 268: 17030－17037.

[10] Yuan CS, Wnuk SF, Robins MJ, et al. A novel mechanism-based inhibitor (6′-bromo-5′, 6′-didehydro-6′-deoxy- 6′-fluorohomoadenosine) that covalently modifies human placental S- adenosylhomocysteine hydrolase. J Biol Chem, 1998, 273: 18191－18197.

[11] Yang X, Yin D, Wnuk SF, et al. Mechanisms of inactivation of human S-adenosylhomocysteine hydrolase by 5′, 5′, 6′, 6′-tetradehydro-6′-deoxy-6′-halohomoadenosines. Biochemistry, 2000, 39: 15234－15241.

[12] Rusconi S, Rusconi S, Catamancios LS. HIV-1 protease inhibitors in development. Expert. Opin Investig Drugs, 2002, 11: 387－395.

[13] Wlodawer A, Vondrasek J. Inhibitors of HIV-1 protease: A Major Success of Structure-Assisted Drug Design. Annu. Rev. Biophys. Biomol. Struct. 1998, 27: 249－284.

[14] Specker E, Bottcher J, Heine A, et al. Hydroxyethylene Sulfones as a New Scaffold To Address Aspartic Proteases: Design, Synthesis, and Structural Characterization. J Med Chem, 2005, 48: 6607－6619.

第十章　以受体为靶的药物设计中的分子识别

受体学是从药理学发展起来的。最早的受体假说是药理学家 Langley 于 1878 年提出的，他首先提出细胞内存在能与药物结合的物质。Ehrlich 于 1897 年进一步提出受体的概念。认为在细胞上有一种能够与一些特定毒素基因结合的物质；而且提出受体与配体相互作用是锁和钥匙关系的假说。锁钥学说虽然在后来的大量实验研究室中得到了证实，但当时由于受到结构测定技术方面的限制，人们无法认识受体的实质，甚至在很长一段时间里一直把受体看成是一种虚设的概念，不能用科学的方法证实它的存在。正如结构生物学不是描述性科学而是定量的科学一样，直到 20 世纪 20 年代末 Chark 等开始定量研究受体和配体的作用机制，提出了"占领学说""速率学说"等定量研究的理论基础时才打破了受体研究停滞不前的局面。

进入 20 世纪 60 年代以来，两项重要的进展为受体研究带来了新的转机：一是 α 放射性同位素标记后的激素制备成功之后，建立了放射免疫分析法，并在此基础上发展成放射性配基结合分析技术，为受体研究提供了新的手段；二是 Suthertand 在研究肾上腺素升高血糖的作用中，发现环磷酸腺苷（cAMP）在激素与其诱发的生理效应之间充当信使分子，并据此提出了第二信使学说，为研究激素-受体相互作用及信号转导机制开辟了新的途径。这是受体功能与作用机制研究史上的一个里程碑。

20 世纪 70 年代后由于结构生物学研究技术的进步，特别是 X 射线衍射分析和电子显微技术的飞速发展，人们获得细胞膜脂双层的精细结构以及镶嵌在其中的受体蛋白。当然，同位素标记技术的进步也使人们能够用高放射比活的配体来研究受体，如用碘标记的胰岛素来研究胰岛素受体。受体是蛋白质，随着蛋白质化学的飞速发展，使得分离纯化受体成为可能。运用结构生物学的研究技术已经证明受体不仅是大分子的聚集体而且含有四种类型。由于受体含量极少，要把这种蛋白质分子从膜上提取出来并不破坏原有的结构和功能是非常困难的，所以很难用经典的方法测定其全部的一级结构。而后分子生物学及蛋白质工程技术的发展，使人们能够用重组 DNA 技术，对一些受体进行结构研究。首次得到四种受体类型的 DNA 克隆，通过其核苷酸顺序推算出四种类型的一级结构，并推测出它们按一定顺序组成五聚体，中间形成一个通道，从膜外贯穿膜双层通向膜内。该通道为一、二价阳离子通道和非电解质通道，阴离子不能通过。一些受体激动剂则能诱导受体构型发生改变，使离子通透性发生改变而产生生物效应。总之，由于分子克隆技术及结构生物学技术的进步，至今已使大量受体分子结构被阐明。受体已经不再是一个虚设的概念，而是一个真正存在于细胞膜、细胞质或细胞核内的生物大分子，如糖蛋白、脂蛋白等；化学信号物质如激素、神经递质；细胞生长因子；以及胞内第二信使分子如环核苷酸等。这类生物大分子具有结合特异的细胞外化学物质（配体）以及介导信号转导的特征。由于生命科学中各学科如生物化学、生理学、细胞学、免疫学的发展以及分子生物学、结构生物学技术的应用，特别是电子显微技术和生化分离技术的进步，使人们对受体分子的结构与功能的认识有了实质性的飞跃。受体也从药理学家的假说变成为一门专门学科——受体学（receptorology）。它是专门研究位于细胞膜、胞质或细胞核内能够与功能性分子药物、激素神经递质或其他自身活性物质相结合，并将生物信息传递到效应器的生物大分子的结构与功能的科学[1]。受体学的诞生极大地推动了生物学、医学和药学各学科的进步和发展。而受体学自身也在不断地完善和发展，又出现了改进的占领学说以及二态模型和三态模型等新的模型，可以进行深入的理论和参数计算，分子识别研究的进步，更为药物设计提供了新的靶标，开拓了新的方向。

第一节　受体的基本概念

一、受体的分类及其功能与特征

（一）受体的分类

按照国际药理学联合会（IUPHAR）受体命名和药物分类委员会（NC-IUPHAR）的建议，目前受体分为四大类，也可称为受体分子四大家族：G 蛋白偶联受体、配体门控离子通道受体、酶性单链跨膜受体及配基依赖的转录因子受体。前三类都是在细胞膜上，如质膜、内质网、高尔基体、核膜等，属于膜上受体。第四类位于胞质及胞核上，属于核内受体[2]。这种划分是由受体蛋白质结构及其功能，特别是与细胞膜结合功能及信号转导特征所决定的。

G 蛋白偶联受体是由单一肽链形成的 7 个 α-螺旋反复穿透细胞膜，并与异源三聚体 G 蛋白偶联而形成的跨膜区段，也称为 7 次跨膜受体。属于这类受体的蛋白质已发现有 200 多种，形成了一个庞大的受体超家族[3]。一级结构分析表明，这类受体均含七个跨膜功能区，每个跨膜结构由 20～25 个疏水氨基酸组成，其 N 端位于膜上，C 端位于膜内。这类受体又有三种亚型。它的功能是通过改变细胞内第二信使的浓度使反应系统更敏感、更灵活[4]。是一类极为重要的信号转导系统，其以毒蕈碱（M）样乙酰碱受体为代表。

配体门控离子通道受体由 4～5 个肽链组成，每一肽链反复 4 次或 2 次穿透细胞膜组成跨膜离子通道，它由 5 个亚基组成（两个 α 亚基及 β、γ、σ 亚基），每个亚基沿离子通道中心轴排列成准五重对称的结构，且每个亚基均含有 4 段跨膜结构（M1、M2、M3、M4），其中 α 亚基是乙酰胆碱结合部位，其功能主要是介导可兴奋性信号的快速传递。其以烟碱（N）样乙酰胆碱受体为代表。

酶活性受体由单一肽链组成，一次穿透细胞膜，胞外有识别部位，胞内含酶活性或偶联蛋白激酶，它的功能是启动蛋白磷酸化反应，调节细胞内信号转导和基因转录，以胰岛素受体，各种生长因子受体为代表。

配基依赖的转录因子受体由配体识别区域和大约 70 个氨基酸组残基组成 DNA 结合域，形成"锌指"结构，根据其所处位置也被称为"核内/胞质受体"。它的功能是调节胞内信号转导和基因转录影响特异性蛋白质的合成而发挥广泛的生理效应。其以甾体激素受体、甲状腺素受体等为代表。

（二）受体的功能与特征

受体是位于细胞膜表面或细胞内的功能蛋白质，必须具备如下功能：

1. 识别与结合配体的功能　能与受体特异结合的物质称为配体，也是所谓第一信使。包括内源性配体（体内存在的生理功能调节物质如内分泌激素、神经递质、免疫物质、生长因子等）和外源性配体（如药物等）。受体通过高度选择性的立体构型，准确地识别并特异地结合在其结构与之立体特异性互补的配体上。

2. 信号转导功能　由于与膜受体结合而导致的生物信息在细胞内的传递主要有 4 条途径：①β-受体介导的腺苷酸环化酶途径；②α-受体介导的磷脂酰肌醇代谢途径；③生长因子受体介导的酪氨酸激酶途径；和④离子通道和离子泵途径。激素或神经递质与膜受体结合先形成激素-受体复合物，然后经鸟苷酸结合蛋白的转换，导致酶激活，离子通道打开，启动膜磷脂，特别是肌醇磷脂代谢，使细胞内产生一些能特异传递胞外第一信使的小分子化合物，即第二信使。第二信使分别通过特异地激活或抑制相应的丝氨酸蛋白激酶而传递信息。许多药物就是通过与相应的受体结合而发挥作用。在这个过程中，受体本身并不产生直接的生理效应，而仅起信号接受和转导作用，激发细胞内效应系统。酶和核酸等生物大分子与受体的区别在于：酶虽然也有识别和结合底物的能力，但它真正的功能是生物催化而不是信号转导；核酸和离子通道以及一些载体蛋白虽然也可以与药物直接作用，也起着受纳体的作用，但因其本身具有功能，严格地说不是受体。

3. 间接产生相应的生理效应 受体介导的间接的生理效应必须在完整的细胞和组织内产生，因为它们介导的生理效应需要下游效应系统的存在，能激活受体继发产生生理效应的配体称为激动剂（agonist），能与受体结合但不产生激活作用的配体称为拮抗剂（antagonist）。

4. 受体还应具有如下特征：

(1) 特异性：包括与配体结合的特异性（一种特定配体只能与其特定受体结合而产生特定效应）及靶组织特异性（受体以不同密度存在于不同靶组织和靶细胞的不同区域）。

(2) 高亲和性：受体与配体结合紧密，表观解离常数一般在 $10^{-12} \sim 10^{-9}$ mol/L。

(3) 饱和性：配体与受体结合达到最大程度后其结合值不再随配体浓度增高而增大。

(4) 可逆性：配体与受体结合形成复合物后可以解离，也可以被其他专一配体置换。

二、受体与药物作用的分子机制概述

以受体为靶的药物分子往往在很低的浓度下就可产生生物活性，称为特异性结构的药物，其特征为：①这些药物的生物效应不完全与热力学活性相关，往往所测参数数值很低。②这些药物的某些结构特征相同，都有同一基本结构，若官能团位于同一空间方向，其生物效应则相类似。③稍改变其化学结构就会改变其重要的药理活性，有时甚至变异很大，有些和母体化合物相拮抗，而有些和母体化合物作用则相似。结构特异性的药物具有对受体作用的高度分子互补性，此类药物与其受体间的相互作用将同酶的活性部位与其底物的作用相类似。

药物与受体作用的分子机制可视为一种弱的化学反应，既然是一种反应类型，势必要考虑药物分子与受体是通过何种化学键结合的。大量实验证实药物和受体间形成的键一般较弱，这些键为：离子键、极性键、氢键、疏水键、范德华键，其作用具有以下特点：

1. 药物在受体上发生药理作用并不是永久的。当达到其最大作用后，其药理活性逐渐减低。说明此反应是可逆的，其作用强度与受体上药物的浓度相关。

2. 药物与受体反应，其分子没有化学上的改变，如同化学反应中的催化剂。

3. 在多数情况下，受体与药物分子反应并不能永久性地改变受体，而是可逆的，以便遇到另外的药物分子也能得到相同的反应。键合作用的可逆性，可以实现药物对细胞短暂时间的作用，即当药物在细胞外液中的浓度降低时，药物-受体之间的结合变弱，药物就停止作用了，这正是我们所希望的。比如，由于神经系统的兴奋剂或抑制剂的持久作用是有害的，则只要求有短的维持时间且作用可逆，因此这类药物与受体靠离子键或更弱的键相连接[5]。

为了在分子水平上描绘药物作用的可能的方式，描绘它们与受体间相互作用的可能途径，研究者们提出占领学说、速率学说、诱导契合学说、双态学说及大分子干扰学说。在解释分子识别作用时，常用几种学说互相补充，但以占领学说和诱导契合学说应用较多。药物-受体作用的占领学说是 Clark 和 Guddum 提出的，基于酶与底物作用的质量作用定律，用于药物-受体作用，提出药物的作用强度与受体被药物分子占据的数目成正比，受体分子被占据越多，药理作用的强度越大。受体被占据的数目取决于受体部位药物的浓度和单位面积（或体积）的受体数目。当全部受体被占据，出现最大效应。但此学说的不足之处在于不能解释生命过程中的某些重要现象，如拮抗剂和激动剂占据的是同一受体，却产生完全相反的生物效应等。而诱导契合学说是 Koshland 基于底物-酶相互作用时酶的构象受底物的诱导发生改变而提出的，其认为结晶状态酶的活性部位其形状未必与底物有互补性，但是在与底物相互作用下，具有柔性或可塑性的酶活性中心被诱导发生了构象变化，因而产生互补结合，这种构象的诱导变化是可逆的，可以复原。由此理论推广到药物和受体的相互作用，是受体分子与药物结合和解离时，构象发生可逆的变化，激动剂与受体诱导契合后，使受体构象发生变化而引起生物活性，拮抗剂虽与受体结合，但不能诱导同样的构象变化，所以生物效应不同。

总之，药物必须在结构上满足受体的要求，才能被受体所识别，也就是在疏水性、电性及立体化学方面与受体互补才能和受体结合。药物的结构骨架，或其中一部分需符合受体的要求，骨架上的次结构部分或称取代基也是构成互补的重要因素。受体在结构上具有一定刚性，也有一定的柔性即可变性；受体不仅与药物分子结构互补，而且还需构象互补，优势构象特别是药效构象的互补，使药物分子与受体很好地契合，如乙酰胆碱是柔性分子，具有对位交叉、斜扭、重叠等多种构象体，其中对位交叉式最稳定，重叠式最不稳定。在研究其环丙烷同系物与胆碱受体结合时，发现（＋）-反式异构体与毒蕈碱样受体（MR）的作用和乙酰胆碱（Ach）相同，不与烟碱样受体（N-R）作用，且易被胆碱酯酶所水解破坏；而（±）-顺式异构体和（-）-反式异构体对毒蕈碱样和烟碱样两种受体都只有很小的活性，说明乙酰胆碱在与毒蕈碱受体作用时是呈对位交叉式构象。这也说明旋光异构体和几何异构体与受体的作用显然是有区别的。只有药物与受体在空间结构上配置适当才会产生特异性的作用，否则，不能引起受体的构象变化，因而没有或只有较小的活性[6]。

了解药物分子与受体部位相互作用的三维空间特征及结合的理化本质有助于发现药物-受体相互作用中的分子识别规律，而为以受体为靶的药物分子设计提供依据。

第二节　以受体为靶的药物分子设计

以受体为靶的药物分子设计可以从两个方面着手，一是从已知受体的结构直接设计药物分子，找出受体与药物的结合部位如识别位点、活性位点、变构区域以及一些必要的非功能区，并将已知药物沿着相互作用能量最小的方向引入结合部位；另一种是间接地从一系列药物分子中归纳出受体结合位点的要求来设计药物分子，此法是在不知道受体结构的情况下进行药物分子设计。根据药物分子的结构和生物活性之间的量变关系规律，推出与之结合的受体的立体形状，从而勾画出受体的结构，便于进一步的药物分子设计[7]。

由 Dale、Ahlgust 及其合作者所开创研究的各种典型的神经递质的受体类型及其亚型的数目不断增加，特别是用于分离和鉴定基因编码受体的生物技术的进展，已发现了许多具有一般受体结构的亚型受体，并且有特定的功能。如阿片受体存在三种具有独特药理作用的亚型（μ、σ 和 κ），其中与内源性镇痛作用相关最密切的是 σ 亚型；腺苷受体也存在 A1、A2 和 A3 三种亚型，其中兴奋型 A2 受体被腺苷激活后，刺激 cAMP 与其他介质的形成，还可以造成多巴胺 D2 受体介导的神经递质的减少；内源性强力血管收缩物质内皮素（ET）也有两种受体：ETA 和 ETB。受体传统的鉴定标准仍然依靠于组织分布、底物结合性质以及信号转导机制。但是，最近的分子生物学研究表明，迄今为止，所有克隆并测出其基因序列的受体都可归纳到受体四大超家族之一中，其中最大的基因家族是能够与 G 蛋白相互作用，以药理学上呈多样化受体为代表，如肾上腺素受体、毒蕈碱型胆碱受体（MR）、多巴胺受体、5-羟色胺受体以及各种肽受体（包括血管紧张素Ⅱ受体和缓激肽）。更令人吃惊的是这些受体与可见的色素如细菌视紫红素属于同系物，这使药物化学家开始认识到，不仅从一个受体系统分析中得到的结构信息可以应用于这个家族中另一个受体系统，深刻地认识受体的结构和构象，理解药物与受体的相互作用，而且可以根据已知同系物受体的基础结构来设计新的药物，也就是以受体为靶来设计药物。与 G 蛋白偶联受体一样，另外两个超家族受体成员也是在细胞外的：一类是生长因子受体、胰岛素受体、表皮生长因子受体等；另一类是化学门控型离子通道如烟碱型胆碱受体、γ-氨基丁酸受体和甘氨酸受体；而细胞质内受体如甾类和甲状腺激素受体代表了第四类超家族成员。G蛋白偶联的受体组成了一个非常庞大的受体家族，它之所以引起研究者们的极大兴趣，是因为这种受体是许多药物作用的靶点。我们将分别讨论这个家族中的三种受体与药物小分子相互作用中的分子识别以及其药物设计的研究进展。

一、毒蕈碱型胆碱能受体（MR）激动剂与阿尔茨海默病（AD）的研究进展

世界范围的统计表明，在神经变性型疾病中阿尔茨海默（Alzheimer's disease，AD）的患者越来越多，并呈持续增长趋势。然而却尚无治疗AD的有效药物。随着AD的病理生理学的研究进展，人们发现AD患者脑中明显缺乏突触胆碱标志物，由此提出了AD的胆碱假说。这一假说唤起了药物化学工作者对如何恢复胆碱传递缺损的深入研究，集中在以乙酰胆碱受体为靶的胆碱能药物方面，研究最多的化合物类型是乙酰胆碱酯酶抑制剂和毒蕈碱型激动剂。它们主要是通过两种途径来加强胆碱能的传递：①抑制乙酰胆碱酯酶（AChE）来增强内源性神经传导效应；②直接作为皮质中突触后的MR激动剂。在第②条研究途径中，早期无选择性的激动剂如槟榔碱和毛果芸香碱的临床实验结果是令人失望的。直到20世纪80年代末期，人们仍确信只存在两种毒蕈碱受体M1和M2。然而，近年来由于获得了更多的关于毒蕈碱受体亚型的知识，已经证实了有更多的受体亚型存在，至少从药理学上可为四种亚型，即M1～M4；而从分子生物学的角度，胆碱能MR基因编码5种受体蛋白，表示为M1、M2、M3、M4和M5亚型。这就意味着发展毒草碱激动剂作为治疗AD的药物向前迈了一大步，在其受体模型、药效团模型、受体-药物相互作用分子模型、定量构效关系（QSAR）模型、静电计算方面都有了一定的进展。

毒蕈碱受体是GPCR家族中的成员之一。1990年Saunders等用受体模型发展了受体与激动剂和拮抗剂作用机制的理论，指出在激动剂与毒蕈碱受体分子作用模型中，完全激动剂利用两个氢键结合受体，而拮抗剂只需要一个氢键，并推测拮抗剂与接近膜表面的天冬氨酸（Asp^{105}）结合，而毒蕈碱还需要与位于受体跨膜部分深处的天冬氨酸（Asp^{71}）结合。药物与Asp^{105}、Asp^{71}及周围氨基酸的最佳识别则会起到完全激动作用。

根据大量的毒蕈碱受体及受体亚型的结构信息以及受体与底物相互识别的构效关系信息，Schulman提出毒蕈碱型胆碱能受体能被激动剂识别的3个基本结构因素：①必须具有一个与乙酰胆碱三甲胺的阴离子结合点，②一个与脂基的氢键结合点和③一个与乙酰胆碱酯基末端甲基结合的疏水袋（图10-1）。

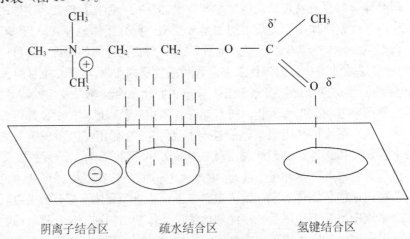

阴离子结合区　　　　疏水结合区　　　　氢键结合区

图10-1　MR与配体结合示意图

　　虽然这三个基本要素是 Schulman 通过早期发现的毒蕈碱受体亚型而提出的，但在假定的激动剂结合区域内，克隆的受体亚型中 7 个假定的跨膜螺旋区域的同源性非常高，说明它是具有普遍性的，在这个基础上，Moon 等又提出了激动剂和拮抗剂的受体活性构象，即除分子大小外，激动剂和拮抗剂有不同的氢键结合模式，说明这两类化合物具有不同的构象。Kooijman 等用不同毒蕈碱的晶体结构及能量最低构象进行构效关系研究，辨别了作用于毒蕈碱、乙酰胆碱和（与）乙酰胆碱有关的化合物的一般活性构象。计算机分子图形学的发展为毒蕈碱激动剂的设计研究揭开了新的一页。生物电子等排的静电计算表明两个氢键结合点对提高激动剂的活性非常重要，而且药物的刚性可能对激动剂激活受体的活性有影响，因为激动剂在活化受体过程中有构象变化。刚性化合物比柔性底物更需要受体上精确的结合位点，因此半刚性的化合物可能会提供有选择性的激动剂。Greco 等对 39 个结构不同的一系列毒蕈碱受体激动剂进行了比较分子力场分析（COMFA）。分析结果清楚地显示了底物-受体结合的三维空间状态。这为毒蕈碱受体激动剂的分子设计提供了依据。目前正在研究的毒蕈碱激动剂主要有毒蕈碱的衍生物如毒蕈酮（muscarone）和异毒蕈酮（allomuscarone）、毛果云香碱（pile - carpine）衍生物、氧化震颤素衍生物及槟榔碱（arecoline）衍生物等。而以槟榔碱作为治疗 AD 的药物设计的起点来进行结构修饰者最多。这些修饰包括四氢吡啶环上的取代；用其它的氮杂单环或氮杂二元环取代四氢吡啶环；用酯的生物电子等排体替换不稳定的酯基。在槟榔碱的四氢吡啶环上引入甲基，结果降低了化合物与毒蕈碱受体的亲和性，用多种含脒基的环取代槟榔碱的四氢吡啶环得到的几种化合物与毒蕈碱受体有高度的亲和性。用生物电子等排的五元杂环替换酯基，如恶二唑和噻二唑环的衍生物都与毒蕈碱受体有高度的亲和性，成为强效的选择性 M1 受体激动剂。侧链中的杂原子（O，S）及其在芳杂环中的排布对毒蕈碱活性至关重要，侧链的大小对活性也很重要。近来认为三唑和四唑环是槟榔碱酯基的生物电子等排体，与毒蕈碱受体有较强的结合力。几种不同的槟榔碱的衍生物作为毒蕈碱激动剂的活性列于表 10 - 1。这里构效关系研究的药理学测定中与毒蕈碱受体的亲和力通过抑制氚代毒蕈碱 [³H] - N - methylscopol-amine，NMS 及 [³H] - oxorremorinem，OXO - M] 结合来测量，并且二者结合速率的比值 K_{app}（NMS）/K_{app}（OXO - M）与其活性直接相关。化合物 （1） ～ （5） 的结构见图 10 - 2。

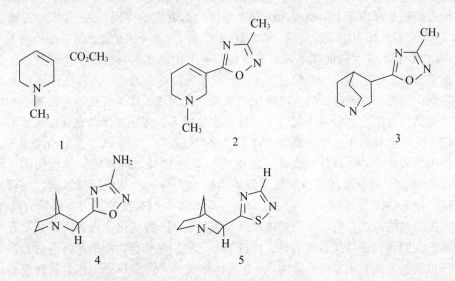

图 10 - 2　槟榔碱及其衍生物的结构式

表 10-1　槟榔碱（1）及其衍生物（2）-（5）的毒蕈碱受体活性

化合物	结合参数/（μmol/L）			底物类型
	[³H] NMS	[³H] OXO-M	K_{app}（NMS）/K_{app}（OXO-M）	
1	6.2	0.011	560	部分激动剂
2	1.8	0.0046	390	部分激动剂
3	0.44	0.009	490	部分激动剂
4	0.082	<0.00014	>1000	完全激动剂
5	1.4	0.0013	1100	完全激动剂

　　从文中所涉及的构效关系及所有已知单胺类神经递质的 GPCR 的同源性，可以区别具有不同生物效应的底物。一般来说，阳离子基团是所有底物所必须的。完全激动剂利用氢键结合方式相互作用，通常是其性质及解剖学方面随着受体的不同而各异。激动剂是一些小的亲水性分子，拮抗剂是依靠亲脂性的结合能量去稳定其与受体的结合，因而常常是一些具有较大体积亲脂性区域的大分子，这也就意味着可利用激动剂直接来设计拮抗剂，事实也确实如此，一种受体的药物往往可以被用作设计另一种受体的药物。

二、血管紧张素Ⅱ受体及拮抗剂中的分子识别

　　肾素-血管紧张素系统（RAS）在肾血管高血压及充血性心力衰竭等疾病的发病中起着重要作用。RAS 通过产生血管紧张素Ⅱ（A-Ⅱ）及血管紧张素Ⅲ（A-Ⅲ）来维持血压，AⅡ和 A-Ⅲ可以直接作用于血管使其收缩或通过促进去甲肾上腺素的释放，增加 Na^+ 在肾的重吸收，以及刺激醛固酮的产生等间接的方式产生生理效应。A-Ⅱ是一个 8 肽化合物，它是通过作用于其受体而产生作用的。

　　A-Ⅱ除参与正常血管张力、维持水盐平衡调节外，由局部 RAS 产生的 A-Ⅱ还参与了局部组织细胞的功能及生长的调节，并在某些心血管疾病如高血压、心肌肥厚、充血性心力衰竭、缺血性心肌病及肾功能不全病理过程发生发展中起着重要作用。A-Ⅱ主要是通过激活特异性受体（AT）而发挥生物学效应的。AT 有 AT1 和 AT2 两种亚型。氨基酸序列的嗜水性分析表明，AT1 受体属 G 蛋白偶联受体家族成员，有 7 个疏水区，构成 7 个跨膜区。该蛋白质还含有可能是翻译后加工的位点，包括 3 个 N-糖基化位点。另外，AT1 受体还具有亲水性氨基酸末端序列；膜外环有半胱氨酸，可形成二硫键，此为该受体与底物结合发挥生物效应所必需的。AT1 受体在大脑主要分布于与调节血压、水盐摄入、尿钠排泄及血管加压素形成和释放有关的区域，另外也分布于血管平滑肌、肾上腺皮质以及肾、肝。AT1 受体介导几乎所有 A-Ⅱ所产生的生物效应，并与百日咳毒素不敏感的 G 蛋白偶联，加速肌醇磷脂代谢，增加细胞内游离 Ca^{2+} 的浓度，进而激活蛋白激酶 C 及磷脂酶 D 介导的磷脂酰胆碱水解，还可抑制腺苷酸环化反应，使 cAMP 生成减少。AT2 受体为一含 363 个氨基酸的蛋白，也具有类似 G 蛋白偶联受体家族的结构特点，有 7 个跨膜疏水区，膜外有 N-糖基化位点和决定其与底物结合的区域。多年来人们致力于寻找有效的 AT 拮抗剂[8]。特别是如何由随机药物筛选过渡到基于药物作用分子机制的基础上来发现有效的 A-Ⅱ受体拮抗剂，许多科研工作者都在进行这方面的工作，尤其是 Du Pont 研究小组的工作更为引人注目。如图 10-3 所示，在证实了 S-8307 和 S-8308 为特异性的 A-Ⅱ受体拮抗剂且无部分激动活性后，他们采用 ³H 标记的 A-Ⅱ作为大鼠皮质微粒体的替代配体，利用放射配基结合试验测定了化合物的解离常数，结果显示这些化合物并没有内在活性。曾经在研究中假设，A-Ⅱ中 Asp1 的 β-羧酸基团与 Tyr4 中的苯酚基团为 S-8307 的苄基所接触的区域提供负电荷[9]，这个大胆的假设是基于 A-Ⅱ的 NMR 实验。

不论是理论上的证实还是纯粹的巧合，这个假设确实成立。在 S-8307 中引入对位的基团 (COOH) 得到一个活性提高百余倍的拮抗剂化合物 10（$IC_{50}=1.2\mu mol/L$），S-83071（$IC_{50}=15\mu mol/L$），应当作为 A-Ⅱ结合的抑制剂；后来又发现化合物 11 与受体的亲和力可又增加 5 倍（$IC_{50}=0.28\mu mol/L$），而且有口服活性。当化合物 11 的 COOH-被等药效（isopham-meophorie）基团四唑基组分置换得化合物 12（DuP753），显示了与 A-Ⅱ受体更大的亲和性（$IC_{50}=19nmol/L$），并在兔主动脉实验中反映了其作为 A-Ⅱ受体拮抗剂的潜力。在肾性高血压大鼠（单侧动脉，结扎）中，口服 DuP753（ED=0.59mg/kg）比静脉给药（ED=0.78mg/kg）显示了更大的降血压效应，这提示两种给药途径可能有不同的代谢速率。

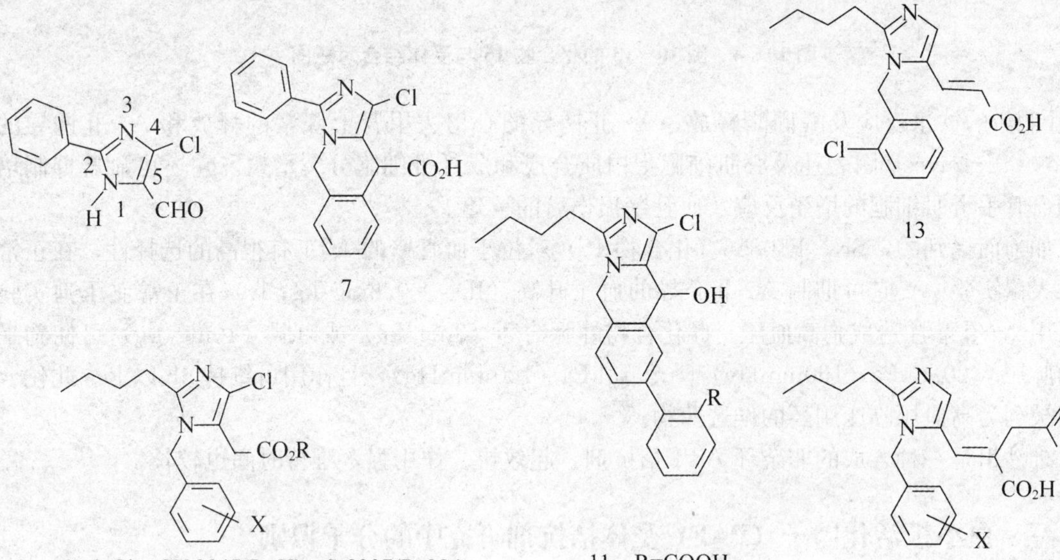

8　　X=2-Cl；CV-2947(R=H)；S-8307(R=Na)
9　　X=2-NO₂；CV-2961(R=H)；S-8308(R=Na)
10　X=4-CO₂Na；R=Na

11　R=COOH
12　R=四唑基

14　X=2-Cl
15　X=4-COOH

图 10-3　用于非肽类 A-Ⅱ受体拮抗剂研究的衍生物结构图

从实验假设及实验研究中发现化合物 8（S-8307）的结合方式是 N-芳基和羧基分别与 A-Ⅱ Tyr4 芳环和 Phe8 的羧基相关联。药物化学工作者们在此深入了研究，并决定延长化合物 8 的酸侧链，最大限度地使 Tyr4-Phe8 隔开而又不致于有太大的构象自由。反式的丙烯酸类化合物 13 的研究表明其与受体的亲和力有一定的增加（$IC_{50}=8.9\mu mol/L$ 相对于 S-8307 的 $IC_{50}=43\mu mol/L$，此实验是用 ^{125}I 标记的 A-Ⅱ配基）。当引入 α-噻吩基去模拟 Phe8 侧链时，其亲和力大大提高（化合物 14 的 $IC_{50}=0.4\mu mol/L$）。从一系列不同取代基的苄基环中得到 4-COOH 衍生物化合物 15 显示了非常高的亲和力（$IC_{50}=1.0\mu mol/L$）。从这些研究可以得知，丙烯酸羧基和噻吩基团与 Phe8 相关联，2-丁基是在靠近 Ile5 的疏水区，咪唑的 N-C-N 及丙烯酸的双键分别呈现了原始的肽骨架（图 10-4）。化合物 15 对 A-Ⅱ受体亚型 AT1（位于血管）有高度的选择性，而对中枢神经系统（CNS）中及人子宫中分布的 AT2 几乎不影响。

目前，进入临床的 AT1 拮抗剂按化学结构可分为：

①联苯四唑类，如洛沙坦（Losartan）、伊白沙坦（Irbesartan）等；

②非联苯四唑类，如 SK&F108566（即化合物 15）和 R117289 等；

③非杂环类如维沙坦（Valsartan，CGP48933）。

洛沙坦经临床应用，显示了极好的应用前景，对特异的 A-Ⅱ结合部位具有高度亲和力，对 AT1 有高度的选择性，而对其他激素无亲和力，表明它与 AT1 的结合有高度的特异性，而无激动剂活性，具有良好的抗高血压、抗心肌肥厚、抗心力衰竭、保护肾作用；它还显著抑制

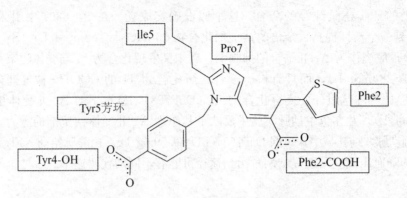

图 10-4   图 10-13 的化合物 15 与受体结合示意图

A-Ⅱ刺激的饮水反应及醛固酮释放、A-Ⅱ诱导的心房去甲肾上腺素的释放和 A-Ⅱ诱导的 c-fos、c-myc 基因表达及心肌细胞蛋白质合成和成纤维细胞分裂增殖。它还可显著抑制培养的血管手滑肌细胞的增殖反应及血管壁损伤后的重建[10]。

如前面提到的，SK&F10856（化合物 15）对位于血管壁的 AT1 有很高的选择性，在正常血压大鼠实验中，它可抑制 A-Ⅱ介导的血压升高（ID$_{50}$＝0.8mg/kg；iv）在正常血压狗实验中，用 A-Ⅱ灌注造成狗高血压，此化合物静脉给药（3mg/kg）或口服（10mg/kg）可使狗平均动脉压从 20.8kPa（160mmHg）降至 13kPa（100 mmHg），且作用可维持 6h 以上。此化合物已被列为高血压临床用药的候选药物。

维沙坦是一种合成的非杂环 AT1 拮抗剂，起效快、作用强，维持时间也较长。

三、血小板活化因子（PAF）受体拮抗剂研究中的分子识别

血小板活化因子（PAF）是一种脂质类介质，为目前报道中作用最强的低分子量血小板激活剂。除血小板和中性白细胞对其敏感外，其他如单核细胞、巨噬细胞、平滑肌细胞以及内皮细胞等也敏感，生物活性广泛，可引起血栓、哮喘、过敏反应、内毒素休克、溃疡性结肠炎、牛皮癣和肾小球肾炎等病变。近来的研究发现，PAF 的作用不仅是激活血小板，而且是一种强效内分泌调节剂，可能在某些人类疾病的发生和发展中起着重要作用。

PAF 是一种含手性碳、不对称取代的甘油衍生物，已被鉴定为 1-烷氧基-2-（R）-乙酰基-甘油-3-磷酰胆碱。

PAF 受体在体内极其稀少，故人们对其结构的研究和受体的纯化工作一直进展不大。1991 年初，Honda 等建立了豚鼠肺 PAF 受体的 cDNA 克隆，并成功地进行了表达。同年，Richard 等克隆出人体 PAF 受体的 cDNA，可表达人的 PAF 受体。根据所克隆出的人 PAF 受体与视紫素类 G 蛋白连接的受体在跨膜区有广泛的序列同源性，表明 PAF 受体属于视紫素类受体家族。在对 PAF 受体的底物研究中，Godfroid 等做了大量广泛的工作，发现存在如下的构效关系：①PAF 化学结构 1 位上的疏水基团对产生激动作用是最基本的，保持 C16-C18 直链可有效地引起血小板激活、低血压及血小板减少，而当直链为 C14 时还可引起支气管收缩；②2 位上所连接的酯基并非受体激动所必需，而在此位置上取代基的长度和体积是关键；③3 位上的磷酰基是其激活血小板不可少的，若去掉此基团，则生物活性消失。另对磷脂与季铵头之间的距离也有要求，以 n＝2 为最佳；④甘油基的空间螺旋特性及长度至关重要，而与取代基的空间排列关系不大。在构效关系的研究基础上，Godfroid 等还提出[11]，PAF 分子的疏水部分与细胞膜表面结合，脂肪链插入膜内，从而导致膜流动性和膜活性改变。Volone 等研究表明：活性部位为 1 位的醚链，2 位短链脂肪酸以及在极性的胆碱部分都起关键作用。

PAF 构效关系研究表明：C1 上的脂肪链缩短，激动活性减弱，此现象提示，该碳上需有

一个亲脂基团且有一定长度，以便于伸入到疏水区的膜中。醚链氧原子上的电子对向未知膜靶上转移所起的重要作用，可由相对应的硫醚衍生物的活性减弱得到反证。甘油骨架 C2 上的多种取代基都能产生激动作用，但须考虑这些取代基的长度和体积。空间位阻大的基团，激动活性显著减弱；如把体积最小的基团或 C13 和 C17 缩醛磷脂通过缩醛键接到长脂肪链上，其活性也会降低。由此提示，C2 上的短链可能参与 PAF 在其受体上的定位，而使该介质的极性头与膜磷脂的极性头几乎处在同一直线位置上。此假设可以在理论上解释只是 R -构型才有活性的实验结果。C3 连有各种季铵基和最适长度烷链的 PAF 类似物，都具有较强的激动活性，说明极性的季铵基团起着十分重要的作用。

根据上述分析，可推断 PAF 结合部位的假设构象如图 10－5 所示。

PAF 独特的磷脂结构说明其活化血小板的作用是通过和膜受体的相互作用而产生的。目前研究证实，PAF 受体与其信息分子结合而产生生物效应也是由 G 蛋白、磷脂酶 C（PLC）或腺苷酸环化酶在血小板或其他细胞和组织中构成 PAF 受体"专一的转导蛋白"。通过活化 G 蛋白，激活磷酸肌醇特异性 PLC 或抑制腺苷酸环化酶，催化质膜上磷脂酰肌醇水解而产生重要的细胞内信使二酰甘油（DAG）和三磷酸肌醇（IP3），然后产生细胞效应。

鉴于 PAF 具有多种病理生理活性，且受体在体内分布较广，故 PAF 受体拮抗剂的研究十分重要。PAF 受体拮抗剂具有较强的专一性，如它可取代［³H］－PAF 与血小板及白细胞的结合；在肺组织中能抑制 PAF 诱导的血小板聚集，所以，PAF 受体拮抗剂有明显的临床治疗意义。PAF 受体拮抗剂的研究近年来有不少的报导，主要是 PAF 类似物、天然产物及一些合成化合物。WEB2086、WEB2170、STY2108 是一类具有稠合杂环的二氧杂类的 PAF 拮抗剂，结构如图 10－6 所示。

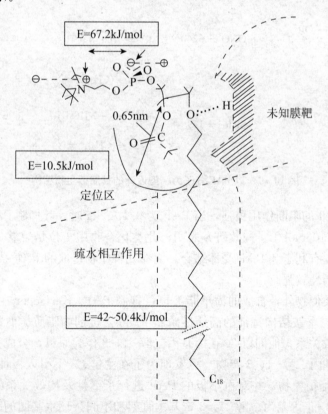

图 10－5　PAF 结合部位的假设构象

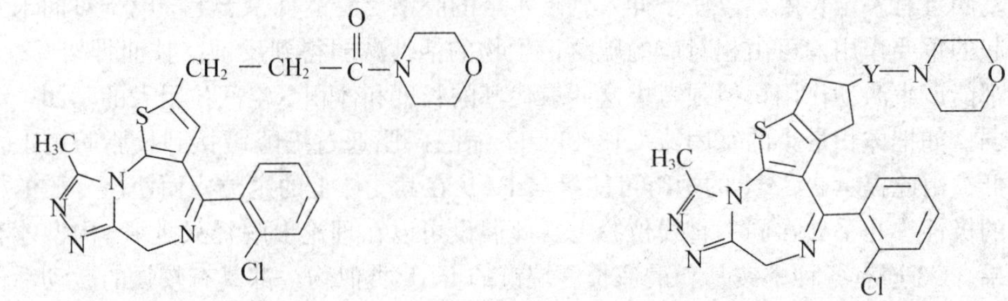

图 10-6　稠合杂环的 PAF 拮抗剂结构

WEB2086（apafant）脂溶性低，不易透过血脑屏障，可抑制 PAF 诱导的血小板聚集。口服、静脉注射或吸入给药均有效，是高效、专一的 PAF 竞争性拮抗剂。

以 PAF 分子为模型设计的一系列甘油衍生物，也显示了很强的 PAF 受体阻断作用，如化合物 CV-3988、ONO-6240、SR163-119，结构如图 10-7 所示。

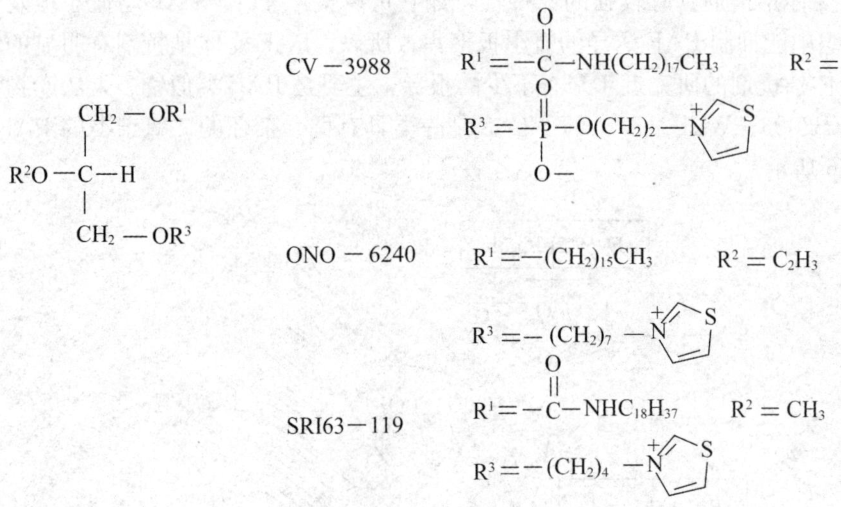

图 10-7　以 PAF 分子为模型设计的甘油衍生物结构

其中 SRl63-119 的阻断作用最强，当 PAF 为 $0.1\mu g/kg$ 时，其抑制 PAF 诱导的人血小板聚集的 IC_{50} 为 $3.8\times106 mol/L$。构效研究表明，此类化合物中 1 位是烷基氨基甲酸酯基团，3 位是烷基噻唑基团，有利于和 PAF 受体结合。而在几种植物提取的 PAF 拮抗剂中，一些有呋喃环结构的化合物活性较强。

除了多种磷脂类似物外，合成的简单脂类也可抑制 PAF。Kertseher 在研究中测试了一系列合成的、具有不同季铵结构特征的高活性磷脂 PAle 拮抗剂的脂质类似物的抑制 PAF 的作用，并讨论了其构效关系。他们以 2-正丙基丙二醇-1，3 作为原料，合成得到分析纯的 1-十六烷氧基-2-正丙基丙二醇-1，3 产物。另发现为了在主链 C3 上引入极性基团，可先用相应的酰氯合成（d-卤酯衍生物，并对血小板的 PAF 进行了活性及构效关系的研究。在 14 种带有 1-十六烷氧基-2-正丙基丙二醇-1，3 产基本骨架和不同杂环主基团的脂质类似物研究中，发现其体外人血小板 PAF 的拮抗作用与结构相似的磷脂的抑制 PAF 诱导聚集作用相当，且对浓度有依赖性并对 PAF 有特异性，而此中有的化合物的抑制作用更好一些。这些脂质类似物的拮抗作用强度主要取决于结构主链 C3 上的酰基和醚基到镓中心的距离，以及联结的叔氮碱的面积。酯基的碳原子与锚中心之间相隔 4 个或 5 个亚甲基时作用最强，具有 7 个亚甲基则作用明显减弱，而杂环上取代引起的作用明显不同，带有 3，5-二甲基吡啶锚主基团的化合物作用最强，相比之下 4-甲基吡啶的作用较弱。主链 C3 位上具有醚结构的类似物并带有 4-二甲氨基吡啶锚主基团的化合物具有较高的活性。

海风藤酮（kadsurenone）为具有特殊结构的天然产物，是从胡椒科植物海风藤中提取纯化的。当诱导剂 PAF 为 5×10^{-8} mol/L 时，三者抑制人血小板聚集的 IC_{50} 分别为 1.3、0.82 和 5.4 μmol/L。

PAF 受体拮抗剂的化学结构存在着明显差异，表明有不同类型的 PAF 受体亚型存在。同一 PAF 受体拮抗剂对不同细胞也可产生不同效应，如海风藤酮对豚鼠活性巨噬细胞 PAF 受体的亲和力最高；此外，不同类型、不同结构的 PAF 受体阻滞剂也可能产生相似的生理效应。

综上所述，PAF 受体在体内分布广泛，涉及的生化反应也很复杂，因此全面了解 PAF 受体拮抗剂的作用特点及构效关系，对以 PAF 受体为靶设计合成新型、高效的 PAF 受体拮抗剂，在理论和实际应用中都有深远意义，它不仅有助于某些疾病发病机制的探讨，更有利于一些疾病的监测及实验性治疗，尤其是在脑、心血管疾病的防治中起着重要的作用。

总之，以受体为靶的药物分子设计是开发研究新药的一个十分有用的武器，特别是近年来受体亚型研究的不断深入，新的亚型不断发现，这就为亚型选择性药物的开发奠定了基础。亚型选择性药物特异性高且毒副作用小，具有很高的临床应用价值。

（朱树梅　郝美荣　杨　铭）

参考文献

［1］Akorolkovas. Essentials of Molecular Phaxmacology. New York：Wiley，1970：127.

［2］Humphrey P. Receptor classification and nomenclature：the revolution and resolution. Trends Pharmacol Sci，1994，15（7）：203-204.

［3］Bobishaw JD. Role of G protein in the regulation of the cardiovascular system. Annu Rev Physiol，1989，51：229-233.

［4］Reithmeier RAF. Characterization and modeling of membrane protein using sequence analysis. Curr Opin Struct Biol，1995，5：491-500.

［5］曹观坤. 药物化学选论. 北京：中国医药科技出版社，1993：223-228.

［6］郭宗儒. 药物化学总论. 第 2 版. 北京：中国医药科技出版社，1996：73-75.

［7］Moore G J. Designing peptide. Trends Phannacol Sci，1994，15（4）：124-129.

［8］Timmennans PBMWM and Smith R D. 1994. Angiotensin Ⅱ receptor subtypes：Selective antagonists and fmnctional correlates. Eur Heart J，15：79-82.

［9］Nahmias C. Angiotension Ⅱ AT2 receptors are founetionally coupled to protein tymsine dephosphorylation in N1E-115 neuroblastoma cells. Bioehem J，1995，306：87-92.

［10］陈修. 心血管药理学. 第 2 版. 北京：人民卫生出版社，1997.

［11］Godfroid JJ. PAF- acether specific binding sites：1 quantitative SAR study of PAF- acether isosteres. Trends phar- macol Sci，1986，7：372-375.

第十一章 核酸与蛋白质的相互作用中的分子识别

所有的核酸在其生活史中都需要同蛋白质发生相互作用，许多核酸以核酸蛋白质复合体的形式存在，核酸与蛋白质的相互作用十分重要，一些基本的生命过程，例如 DNA 复制、转录、修饰，基因调控，RNA 的加工以及蛋白质的合成等都与核酸与蛋白质的相互作用密切相关[1-2]。

在细胞中，核酸与蛋白质的相互作用包括非特异性作用和特异性作用两类，与核酸结合的蛋白质具有四种功能：①结构和包装作用：包括真核生物核小体的组成，原核生物中细菌类核 HU 蛋白与核酸的作用，和病毒的组成等等。②运输和定位作用：例如质粒的转移。③代谢和重排作用：包括聚合酶、核酸酶、解旋酶和拓扑异构酶等的作用。④基因表达作用：例如 RNA 聚合酶、转录因子、起始因子等的作用。这些功能许多是可以重叠的[3-5]。以下就从几个方面讨论核酸与蛋白相互作用的分子识别。首先从他们相互作用的分子基础入手，接着分别讨论蛋白与 DNA、RNA 的相互作用（包括特异性作用和非特异性作用）及以核酸与蛋白质相互作用为基础的药物设计。

第一节 核酸与蛋白质相互作用的分子基础

一、核酸与蛋白质的识别

核酸与蛋白质的直接作用有四种途径：①蛋白质侧链与碱基的作用，是序列特异性结合的主要形式；②蛋白质主链（氨基基团）与碱基的作用；③蛋白质侧链与磷酸骨架的作用；④蛋白质主链与磷酸骨架的作用。蛋白质和核酸磷酸骨架的相互作用涉及带负电荷的磷酸残基与带正电荷的氨基酸残基之间的静电作用，此外，在核酸骨架和蛋白质侧链或主链氨基之间可形成氢键[6]。

当核酸与蛋白质作用时，通过熔解碱基对，减小或增大弯折或螺旋使得核酸的构象发生变化，这种变化不仅对蛋白质核酸的最初接触面进行调整，而且还可控制序列特异性结合蛋白质的活性。

（一）蛋白质与 DNA 识别的方式

与双链 DNA 结合的蛋白质可分为三类：①同 DNA 末端相互作用的蛋白质，例如 DNA 连接酶、外切酶；②围绕 DNA 或以狭缝结合 DNA 的蛋白质，如 DNA 聚合酶、拓扑异构酶；③同 DNA 双螺旋表面作用的蛋白质[7-8]。

与 DNA 双螺旋表面作用的蛋白质具有一种十分符合大沟的模体，通常模体中包含一个侵入大沟的 α 螺旋，这种结合通过形成稳定结合的埋藏接触面使接触区最大化。侵入大沟对于序列特异性的蛋白质结合非常重要，这样有助于通过直接结合碱基进行序列识别[9-10]。

（二）蛋白质与 RNA 识别的方式

单链核酸比双链核酸更具柔性，RNA 总是折叠成发夹、茎环等各种二级结构以及更为复杂的三级结构，它的构象多样性使得 RNA-蛋白质相互作用的机制非常复杂。β 折叠经常用于相互识别的表面，可能是由于这种结构使暴露的 RNA 碱基利于伸展而更适于化学结合[11]。

二、水在核酸蛋白质相互作用中的作用

在非特异性的核酸与蛋白质结合的过程中，水分子是存在于接触面上的填充物，并不参与键的形成，这样使得蛋白质可以滑动并促进非特异性的相互作用。

水也参与核酸与蛋白质主链或碱基的氢键形成。当 BamHI 同核酸作用时，4 个有序的水分子介导蛋白质侧链和碱基的接触，水分子也可能伸入核酸和蛋白质组成的氢键网络，增强识别的特异性[12]。

三、二聚化和协同性

许多序列特异性的核酸结合蛋白以二聚体形式存在，通过结合蛋白的增大，增加了接触面和碱基识别的数量；接触面的增大又使结合的稳定性得以提高；通过可循环的蛋白质与蛋白质作用，增强了蛋白质-核酸结合的亲和力。总之增加了核酸-蛋白质相互作用的灵敏度、特异性、识别的多样性和可调控程度，并且产生协同效应。

第二节　能与蛋白质结合的 DNA 结构域模式

能够与蛋白质结合的 DNA 结构域模式有多种，其中包括螺旋-转角-螺旋、锌指结构、亮氨酸拉链及带螺旋-螺旋结构（图 11-1），分述如下。

一、螺旋-转角-螺旋

调控蛋白识别 DNA 的螺旋-转角-螺旋结构（helix-turn-helix，HTH，图 11-1A）是具有代表性的。这种基序包括两个 α 螺旋，螺旋之间有一个 β 转角，使两个螺旋可以通过疏水作用装配起来。其中位于大沟中的 α 螺旋对于识别 DNA 具有决定性意义，即为识别螺旋。而识别螺旋的外侧面是与 DNA 结合专一性的主要决定因素[13]。典型的细菌中的螺旋-转角-螺旋结构的转角高度保守，包含 4 个氨基酸残基，其中第 2 个一般是甘氨酸。Trp 阻遏蛋白和分解代谢激活蛋白（CAP）是经典的实例。

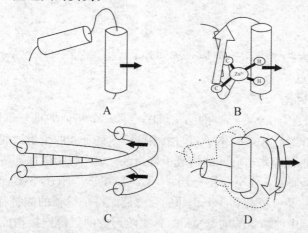

图 11-1　蛋白质中的 4 种 DNA 结合基序

箭头代表识别结构，侵入大沟与碱基形成氢键

A. 螺旋-转角-螺旋；B. Cys$_2$-His$_2$ 锌指；C. 碱性亮氨酸拉链；D. 带-螺旋-螺旋

在真核生物的转录调控蛋白中同样存在螺旋-转角-螺旋结构。同源结构域首先从果蝇的触角足（antennapedia，Antp）蛋白中发现。从酵母到人，大多数真核生物基因组中都存在同源结构域，而且其序列在进化过程中高度保守。所有的同源结构域都通过与 DNA 序列特异结合而控制基因表达。这种结构在许多控制内环境稳定的转录调控因子中，以及在发育过程中决定区域特异性的蛋白中都占有主导地位。同源结构域包括 4 个 α 螺旋，螺旋 2 和螺旋 3 之间由 β 转角相连并成直角，其左右形成了 HTH 结构域，螺旋 3 是识别螺旋，结合于双螺旋 DNA 的大沟中。

表 11 - 1   一些 DNA 结合结构域的氨基酸顺序

	螺旋 2		转角					螺旋 3		
	36		40	41	42		47	50	51	52
λ 阻遏物	- Val - X - X - X - Met - Gly - Met - X - X - X - X - Val - X - X - Leu - Phe - Asn -									
果蝇同源结构域	- Leu - X - X - X - Leu - Gly - Leu - X - X - X - X - Ile - X - X - Trp - Phe - Gln -									
Prl 癌基因	- Leu - X - X - X - Cys - Gly - Ile - X - X - X - X - Val - X - X - Trp - Phe - Gly -									
	34		38	39	40		45	48	49	50

最近发现，人类同源结构域参与了一种急性淋巴细胞白血病的发病机制。细胞遗传学研究表明，大约半数的这种白血病的恶性淋巴细胞中有染色体移位现象，这种现象导致了与生长和分化有关的原癌基因向癌基因的转化。有研究发现，在几种人类白血病中，染色体 19 在 E2A 基因处断裂，E2A 编码两个增强免疫球蛋白基因转录的因子。由于染色体的移位，E2A 蛋白丧失了 HTH 基序和二聚体形成的基序，并被 Prl 蛋白代替，Prl 蛋白有一个 64 个残基的序列明显与果蝇同源结构域同源，它与前 B 细胞白血病有关。Prl 同源结构域中存在特征序列 Trp - Phe - X - Asp - X - Arg，其 N 末端附近包括 4 个精氨酸和 1 个赖氨酸的序列与 DNA 双螺旋小沟中的磷酸基结合。Prl 是具有调节发育功能的序列特异性 DNA 结合蛋白新家族的首个成员。对 Prl 蛋白结构和功能的研究将为治疗白血病开辟新的领域。

在动物的转录因子中，同源结构域也可与其他基序结合。例如，在 POU 转录因子中，同源结构域与 POU 特异结构域相互连接。两个 HTH 基序，一个存在于同源结构域中，另一个形成 POU 特异结构域，两个结构域都可以单独结合 DNA，它们同时结合 DNA 则增加了特异性和稳定性。

二、锌指结构

锌指结构可以分为两大类，一类是 Cysz/Hisz 锌指，见图 11 - 2A；另一类是 Cysz/Cysz 锌指，见图 11 - 2B 和 C。

（一）Cys$_2$/His$_2$ 锌指

在转录因子 TFⅢA 与 DNA 结合的结构域中，有 9 个相似的重复单位，每个单位约有 30 个氨基酸残基。在每个单位中，锌离子与两个半胱氨酸残基和两个组氨酸残基形成配位键，以及苯丙氨酸和亮氨酸形成疏水核心，即构成了锌指区。单个锌指的保守区序列如下：

Cys—X$_{2\sim4}$—Cys—X$_3$—Phe—X$_5$—Leu—X$_2$—His—X$_3$—His

锌指结构中包括一个 β 折叠和一个相邻的 α 螺旋。每个锌指的侧链都与 DNA 的磷酸基和碱基形成氢键。α 螺旋中的精氨酸同 DNA 的鸟嘌呤形成的氢键连接构成序列特异性识别，并使螺旋结构维持在大沟处。

TFⅢA 的 9 个锌指区与 5SrRNA 基因内源启动子区的 50bpDNA 结合，平均每个手指结合 5.5bp（见图 11 - 3）。Klug 等人对结合位点分析发现 G（或 GG，GGG）周期性出现，相隔

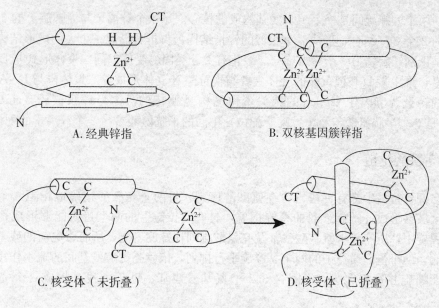

图 11 - 2　锌指结构类型

α 螺旋以圆柱表示，β 链以箭头表示。

C＝半胱氨酸，H＝组氨酸，N＝N 末端，CT＝C 末端

约 5.5bp，而这些手指并非平均分配，可能成簇并与启动子的三个重要区域（CCTGG）结合[14]。

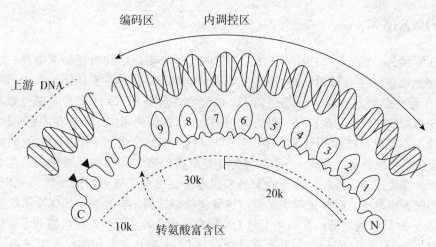

图 11 - 3　TFⅢA 结构域及其与 5SrRNA 基因 DNA 内调控区的结合

实验证明，第一个锌指的结合会降低其余锌指结合所需的旋转熵和翻译熵损失。锌指的结合具有协同性。

对于一些锌指蛋白，虽然同 DNA 作用的整个几何形状是保守的，但不是每一个锌指都参与同 DNA 的特异识别。锌指区数目，锌指区间隔距离及用强度使其对 DNA 的识别达到高度的专一性。

（二）Cys₂ / Cys₂ 锌指

最大的多半胱氨酸锌指蛋白家族是类固醇胸腺激素核受体家族，每个锌指的结构为锌离子与 4 个半胱氨酸残基形成配位键：

$$Cys—X_2—Cys—X_{13}—Cys—X_2—Cys$$

这些蛋白质一般不具有大量重复的锌指，与 DNA 的结合区域短且呈回文结构。锌指结构是这些蛋白质与 DNA 结合所必需的。此结构域包括两个相互垂直的 α 螺旋，每个 α 螺旋与延伸链相连。两个 α 螺旋间是一个疏水残基构成的核心。每一个锌离子与 α 螺旋上的 2 个 Cys 和延伸环上的 2 个 Cys 结合，形成 2 个相似的锌指结构，再折叠形成一个大的球形结构域。N 端的 α 螺旋是识别螺旋，另一个 α 螺旋与二聚化有关。类固醇受体以同二聚体形式与 DNA 结合，而胸腺激素、维生素 D 和视黄酸的受体主要与视黄醛 X 受体形成异二聚体再与 DNA 结合。

酵母的转录调节因子 GAL4 的相关蛋白结构是独特的，称为锌双核簇（zinc binuclear cluster），是 6 个半胱氨酸与 2 个锌离子配位，中间的半胱氨酸参与 2 个锌离子的配位。

三、亮氨酸拉链

在许多调控蛋白中都有一段富含亮氨酸的序列，每两个亮氨酸精确地相距 6 个氨基酸残基，这个区域易形成 α 螺旋或卷曲螺旋构象，具有"拉链"的两个蛋白能够形成稳定的二聚体。在 α 螺旋中，所有疏水氨基酸残基及亮氨酸排列在螺旋一侧，所有带电荷的残基排列于螺旋的另一侧，两个蛋白质分子的两个 α 螺旋平行排列，依赖亮氨酸残基间的疏水作用力形成拉链产生卷曲螺旋并互相缠绕。每圈含 3.5 个氨基酸残基，每 7 个残基构成一个完整的重复单位。

在亮氨酸拉链式蛋白中，两个亮氨酸拉链作用形成一个 Y 形结构，其中，拉链构成茎，并不与 DNA 结合，两个碱性区分叉对称形成臂，与 DNA 结合。这种结构即为 bZIP（basic leucine zipper）基序。C-Fos 是从 AP1 分离出来的具有原癌发生基因特性的蛋白质，其本身不能与 DNA 结合，但它能与 AP1 的另一主要成分 C-Jun 形成异源二聚体，构成 bZIP 基序，从而两个亚基都对 DNA 靶位点具有高亲和力[15]。

四、SPXX 序列

Suzuki 发现 Ser（Thr）-Pro-X-X- 在 DNA 结合蛋白中的出现频率很高。这种 SPXX 或 TPXX 序列往往存在于 HTH 基序或锌指结构域的侧面。甾体激素受体包含 4~21 个这样的基序，DNA 聚合酶含 26~52 个，组蛋白 H1 也包含许多个 SPXX，其 X 是碱性残基。Suzuki 认为若干 SPXX 基序排列起来以同一种方式与 DNA 双螺旋的小沟结合。在原癌基因 c-Jun 和 c-Fos 中含有亮氨酸拉链和 SPXX 基序，它们与 DNA 的结合受到一个复杂机制的调节：包括通过亮氨酸拉链形成异源二聚体，SPXX 基序中丝氨酸的磷酸化和脱磷酸化，以及半胱氨酸的氧化和还原。实验证明，异源二聚体的形成和脱磷酸化以及半胱氨酸的还原态能增强与 DNA 的结合，而解聚成单体、磷酸化和半胱氨酸被氧化能够减弱结合作用。SPXX 中丝氨酸的磷酸化断裂了稳定 β-转角的氢键，并产生了对 DNA 的静电斥力，因而，丝氨酸和苏氨酸的磷酸化可能导致组蛋白 H1、DNA 聚合酶 II 和其他蛋白与 DNA 分离，脱磷酸化则能增强其结合。

组蛋白 H1 和 H2B 的 N 端和 C 端都含有 SPKK 基序。SPKK 基序与 DNA 双螺旋小沟中的富含 AT 的序列结合。其结合强度与基序之间的间隔和基序侧面的序列有关。

五、螺旋-套-螺旋（helix-loop-helix，HLH）结构

这个结构通常含有 40-50 个氨基酸残基，其中有两个既亲水又亲脂的 α 螺旋，α 螺旋被 10~24 个氨基酸残基构成的连接环分开。此类蛋白质依赖两个螺旋对应面上疏水基团相互作用形成同源或异源二聚体。与 HLH 基序相邻的强碱性区域是与 DNA 结合所必需的，含有此区的 HLH 即为 bHLH。

六、带-螺旋-螺旋（ribbon-helix-helix）结构

这种结构是从三种细菌阻遏物（MetJ，Are 和 Mnt）中发现的。这类蛋白与 DNA 的识别

由一个β折叠介导。其以二聚体的形式作用，每个单体提供一个由两个α螺旋稳定的β链，通过四级结构的相互作用，β链呈带状排列，顺大沟放置，通过形成多个氢键与DNA相互识别。

原来认为DNA与蛋白质结合时，蛋白质的柔性能使其识别螺旋足够地变形，以适应DNA的结构，而现在认为不是蛋白质，而主要是DNA的结构发生了变化，DNA的柔性加强了蛋白质与DNA的相互作用，主要借助的方法是X-射线晶体衍射、CD谱，现在又发展了2D-NMR和多维-NMR方法，期望能够揭示更多的DNA-蛋白质相互作用的分子识别规律。结合DNA的蛋白转录激活结构域。

激活结构域一般由20～100个氨基酸残基组成。激活转录区的结构具有以下三个特征：①酸性α-螺旋结构域；②富含谷氨酰胺的结构域；③富含脯氨酸的结构域。

细胞中普遍存在单链DNA与蛋白质的相互作用，这种识别和结合具有明显的特异性。fd噬菌体的基因5产物是一种单链结合DNA蛋白，称为解旋蛋白，单链DNA与fd基因5产物之间的相互作用主要是静电相互作用和芳香氨基酸侧链与碱基之间的水的堆积作用。

第三节　蛋白质与RNA相互作用中的分子识别

RNA与蛋白质的相互作用是许多基本细胞生理过程得以实现的决定性因素。但RNA的复杂结合使RNA-蛋白质的识别比DNA-蛋白质的识别要复杂得多。近年来，科研工作者改进了RNA化学合成的技术，大大促进了RNA与蛋白质相互作用的研究。目前已经鉴定了许多RNA中的蛋白质结合位点，也发现了许多蛋白质中的RNA识别结构域[16]。

所有的RNA结构，包括发夹、突起、内环、假结和螺旋本身都可以作为蛋白质专一性识别的目标，而且RNA的独特三级结构使蛋白质同RNA的磷酸骨架之间也可以产生专一性的识别，甚至有的蛋白质识别相应的RNA可以仅仅通过专一性的识别RNA的整体构象来实现。下面介绍几个研究得较深入的RNA结合蛋白和蛋白质中的RNA结合结构域来说明RNA和蛋白质相互作用的分子识别。

一、Rev-内环结合蛋白

内环是指在一段RNA的双链区中间由于两条链上都有未配对的碱基而产生的一个环状结构。艾滋病病毒（HIV）的Rev蛋白结合的Rev应答元件（RRE）就是一个RNA内环。内环是Rev结合蛋白所必需的，单独内环也足以产生与Rev高亲和力的结合[17]。

二、HIV Tat-突起结合蛋白

突起是指在一段RNA的双链区只有一条链上含有未配对的碱基。HIV Tat蛋白结合病毒mRNA的Tat应答区（Tat responsive region，TAR）内的一个RNA突起结构将在本章第五节中详述，从而允许病毒转录的积聚。TAR应答区形成一个具有长茎的发夹结构，茎区含有一个UCU突起。该突起必须具备的基本结构是：环上的碱基至少要有两个，而且含有5′端的U（即U23）；G26/C39和A27/U48碱基对不能改变，A22和U23的5′磷酸被乙基保护。

三、RNP模体

目前已在200种RNA结合蛋白中发现了RNP结合蛋白的共有序列（RNP模体）这些蛋白分别结合RNA前体。mRNA、rRNA和SnRNA，涉及RNA的加工、转运和代谢等多方面功能。RNP模体的一致序列为80～90个氨基酸残基，含许多保守的疏水氨基酸，尤其是酪氨酸和苯丙氨酸，两序列之间间隔约 30 个氨基酸残基。RNA 结合研究表明，RNP 模体中有三个精细的结构元件可能与 RNA 相互作用：β-折叠的环区、氨基和羧基端邻近区域。与 RNA 结合专一性有关的主要识别子位于 RNP 模体上最可变的区域，特别是末端和环区。另外，值得一提的是核糖核蛋白（RNP）结构域。RNP 此类结构具有两种保守模体——RNP1 和 RNP2，它们对于 RNA 特异性结合非常重要。它们包含在一个更大的结构中，这个大结构由 4 个 β 链和 2 个 α 螺旋以 β-α-β-β-α-β 的拓扑结构组成[18]。

四、富含精氨酸的模体

富含精氨酸的模体发现于病毒和核糖体的一些蛋白质中，是很短的（10～20 氨基酸）富含精氨酸的序列，除富含精氨酸外，几乎没有同源性。Rev 和 Tat 都是富含精氨酸模体蛋白。Rev 的富含精氨酸模体专一性结合 Rev 应答元件螺旋，其中至少有 6 个氨基酸（包括 4 个精氨酸）是专一性结合必需的。

RNA 上的富含精氨酸模体蛋白识别位点很复杂，包括茎环（N 蛋白）、内环（Rev）或突起（TAR），许多试验表明最主要的识别元件可能是构象，而非一般结构的特殊序列。Rev 和 Rev 应答元件相互作用明确显示了这一点，实验表明 RNA 的核糖、磷酸骨架是重要的专一性识别位点。

五、R17 外壳蛋白-发夹结合蛋白

发夹结合蛋白很常见，位于环区的碱基比位于 A 型的双螺旋区的碱基更加暴露，所以发夹的环区是蛋白质结合的很好的位点。

典型的例子包括核糖体蛋白、SuRNP、UA、U170K 和 U₂B，还有一些噬菌体外壳蛋白。其中研究得最清楚的例子 R17 噬菌体的外壳蛋白和一个发夹结构的相互作用。R17 外壳蛋白的的 RNA 识别位点具有以下三个基本特征：①发夹是必须的；②序列为 RNYA（R＝嘌呤，N＝任意碱基，Y＝嘧啶）的一个四碱基的发夹环对于结合最为有利；③茎区特定位置上一个不配对的嘌呤碱基对识别很重要。

六、假结结合蛋白

当一个 RNA 环和其紧邻的单链区形成碱基对时，就可以形成假结结构。基因 32 蛋白结合在它自身的 mRNA 上，对翻译进行自调控。这个 mRNA 的 5′端形成一个假结，基因 32 蛋白和这个假结结合，能进一步增强其与 mRNA 的结合。核糖体蛋白 S4 和 S15 也都结合假结结构。T4 噬菌体 regA 蛋白识别的 RNA 位点是一段与起始密码子重叠的短序列，不存在稳定的二级结构。是蛋白识别 RNA 上的单链序列，可能是最简单的一种情况。而大多数蛋白质识别的 RNA 结构都比较复杂，任何一种 RNA 结构都可能是潜在的结合位点。

七、双链 RNA 结合结构域

在双链 RNA 结合蛋白中发现了序列长为 65～68 个氨基酸残基，同源性约为 30％的结构域。还有一些双链 RNA 结合蛋白专一性结合双链 RNA 和 DNA-RNA 杂合双链；大肠埃希菌 RNaseⅢ则对含有特定内环结构的螺旋结合最强。

另外 RNA 结合结构域还有 RGG BOX（Arg-Gly-Gly 重复）、KH 结构域、锌指结构、冷休克结构域、Sm-protein 模体等。但是，现在仍旧认为锌指蛋白主要结合 DNA，而非 RNA。

八、蛋白质中的 RNA 结合结构域

目前研究人员为了寻找氨基酸序列的同源性，已经在众多的 RNA 结构中发现了许多的 RNA 结合结构域 RBD。

第四节　蛋白质与核酸的非特异性与特异性相互作用

一、蛋白质与核酸的非特异性相互作用

（一）真核生物的核小体

核小体是真核生物染色质的基本结构单位（图 11-4）。当中期染色体在低盐浓度的介质中混悬时，它伸展成单一的染色质丝，在电镜下观察象成串的念珠。念珠即核小体：蛋白质-DNA 的复合物，可用微球菌核酸酶破坏连接 DNA，将其分离。核小体由组蛋白八聚体和 DNA 组成，四种高度碱性的组蛋白（H2A、H2B、H3、H4）各 2 拷贝组成八聚体结构，146bp 的 DNA 以 B 型构象存在，并以 1.75 圈左手负超螺旋环绕组蛋白八聚体。核小体核心颗粒上 DNA 的进端和出端与组蛋白 H1 结合，在此处 H1 将 DNA 两端封闭在一起。当盐浓度提高时，H1 与核小体核心颗粒结合，核小体首先形成 zig-zag 结构，然后进一步压缩成螺线管结构。

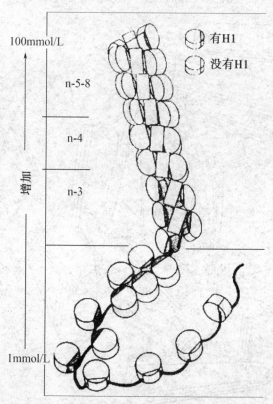

图 11-4　核小体形成高度有序的结构

组蛋白是高度碱性的蛋白质，富含带正电荷的赖氨酸和精氨酸残基，这些带有正电荷的残基与带负电荷的 DNA 主链发生静电作用。组蛋白折叠形成一个带有凸出 N 端尾巴的致密核心。其游离的尾部是翻译后修饰的靶，并能促进核小体间相互作用以及与其他染色质蛋白间的

相互作用[19]。

组蛋白的定位、取向及序列结合能力不依赖特异的序列识别，而与核小体内紧密结合的DNA在某个方向的弯曲能力有关。当DNA分子紧密弯曲时，分子的外圆周比内圆周大，这时DNA-蛋白复合物外表面双螺旋的DNA的大、小沟扩展，而双螺旋内侧沟被挤压变窄，所以，被结合的DNA必须随结合反应的进行而适当调整、变形。

（二）非序列特异性核酸酶

在生命过程中，所有的有机体都必须降解核酸，没有单一的酶专司此职，但是许多酶具有各种不同的特异性，它们已成为生物学研究中的有用工具。

RNase A 为牛胰腺核酸内切酶，仅切割 3′端侧为嘧啶残基的单链 RNA 分子，对 DNA、双链 RNA 及 RNA 与 DNA 形成的杂交双螺旋均无切割活性。

RNase 和 DNase 的作用机制不同。RNase 利用核糖 2′羟基替换 5′磷酸酯键，而 DNA 缺乏 2′羟基。RNase A 与 RNA 的结合位点覆盖 12 个碱基，以带电荷的蛋白质侧链与 RNA 的磷酸主链发生作用，所以 RNase A 不具有序列特异性。不同的 RNase 具有不同的肽链结构。DNase I 是双链 DNase，它的肽链环插入 B-DNA 的小沟与其相互作用。由于鸟嘌呤 2 位的氨基酸基团与酪氨酸形成空间位阻，所以 DNase I 更易降解 A-T 碱基对区域[20]。

（三）DNA 聚合酶 I

DNA 复制是一个非常复杂的过程，其中，DNA 聚合酶（图 11-5）是关键酶，它是多亚基酶，不同的亚基有不同的催化活性。

DNA 聚合酶 I（Pol I）是从 E. coli 得到的，它的主要功能是修复损伤的 DNA。它是单链分子，分子量为 109 000。它有 3 种酶活性：DNA 聚合酶活性，3′→5′外切核酸酶活性和 5′

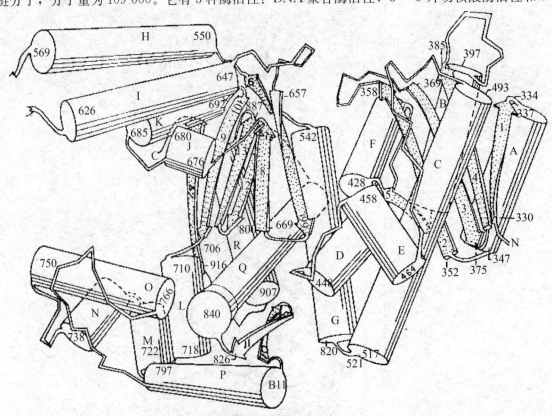

图 11-5 DNA 聚合酶 I 的 Klenow 片段

α 螺旋以圆柱表示，β 链以箭头表示。C-末端结构域（左）
与 DNA 结合，N-末端结构域（右）具有 3′→5′外切核酸酶活性。
C-末端结构域中的裂口是 DNA 结合处，两个螺旋 J 和 K 突入 DNA 的大沟中。

→3′外切核酸酶活性。将 Pol Ⅰ温和地水解，得到两个片段，小片段具有 5′→3′外切核酸酶活性，大片段（Klenow 片段）的分子量为 68 000，具有 DNA 聚合酶活性和 3′→5′外切核酸酶活性，包括两个结构域，分别具有 200 个氨基酸残基和 400 个残基。Klenow 酶的主要用途有：①随机引物标记核酸探针；②补平 5′粘端 DNA 或对其进行 3′末端标记；③合成 cDNA 的第二条链；④双脱氧法 DNA 序列分析。小的 N-末端结构域具有典型的核苷酸结合结构，外部是 α螺旋，内部有 6 条互相平行的 β 折叠片。由于它与外切核酸酶的产物—核苷单磷酸结合，且定点突变实验表明，小结构域中单个氨基酸的改变即能完全破坏外切核酸酶活性，所以小结构域具有 3′→5′外切核酸酶活性。

　　Klenow 片段的大结构域中心有一个与双链 DNA 结合的裂口，在模型中两个螺旋突入 DNA 的大沟中，帮助 Pol Ⅰ跟随 DNA 引物的末端。如果聚合酶加入了错误的碱基，DNA 的两条链将与聚合酶位点解离，阻止碱基的继续加入。DNA 子链与具有校对功能的外切核酸酶位点结合，切除加入的错误碱基。

二、蛋白质与核酸的特异性相互作用

（一）阻遏蛋白

　　在原核生物的基因表达调控中，如果在没有调节蛋白存在时基因是表达的，加入这种调节蛋白后基因表达活性便被关闭，这样的控制系统称为负调控系统，负调控系统中的调节蛋白质称为阻遏蛋白。操纵基因是阻遏蛋白的靶位点，当阻遏蛋白与操纵基因结合时，则阻止 RNA 聚合酶启动转录，基因表达被关闭。

　　当用胰蛋白酶对阻遏蛋白进行切割时，可将其分为两部分，"头段"（headpiece）由 1～59 残基组成，是 DNA 结合结构域。另一部分称为核心段，它保留了形成四聚体和与诱导物结合的能力，但不能与操作子结合。阻遏蛋白单亚基的 N 端是一个螺旋-转角-螺旋（HTH）的 DNA 结合基序，两个 α-螺旋恰好插入 DNA 的大沟中，与特异的 DNA 碱基接触。该 HTH 基序经一绞链区与蛋白质主体相连。当蛋白质与 DNA 结合时，绞链区形成 α-螺旋，蛋白质与 DNA 解离时其结构则杂乱无章。HTH 和绞链区共同组成头段。核心段由结构相似的两个区组成，每一区都有两个 α-螺旋夹着一个六链平行的 β 片层。诱导物结合在两区的裂缝中。四个亚基的螺旋连在一起，维持阻遏蛋白的四聚体结构。

（二）分解代谢物激活蛋白（CAP）

　　在原核细胞中许多基因表达存在一种正调控机制。当 *E. coli* 的培养基中同时含有葡萄糖和乳糖时，它仅分解利用葡萄糖，而阻抑乳糖的利用。原因是细胞内缺少葡萄糖时，腺苷酸环化酶将 ATP 转变成 cAMP，cAMP 与分解代谢物激活蛋白（CAP）结合成复合物，复合物再与启动子上的 CAP 位点结合，RNA 聚合酶开始启动转录。相反，有葡萄糖存在时，不能形成 cAMP，CAP 不能与控制区结合，操纵子不能被表达。

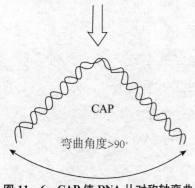

图 11-6　CAP 使 DNA 从对称轴弯曲

　　CAP 是由两个相同的亚基构成的二聚体，每个亚基都含有 HTH 基序，分子量为 22 500，能被单个 cAMP 分子激活。每一个 CAP 亚基 C 端含有一个 DNA 结合区，N 端含有一个转录激活区。CAP 与 lac 启动子相互作用，弯曲点位于二重对称的中心，弯曲度大于 90°（图 11-6）。所以，CAP 与 DNA 的结合引起 DNA 双螺旋结构发生弯曲。弯曲的机制是：TGTGA 保守序列内产生一个尖扭结，每个拷贝中的两个扭结呈回文结构，引起超过 90°的弯曲。弯曲对转录可能有直接作用，也可能弯曲使 CAP 能与启动子上的 RNA 接触。

第五节　以核酸和蛋白质相互作用为基础
HIV－1 Tat－TAR 结合抑制剂设计中的分子识别

由于对核酸和蛋白已进行的深入研究，尤其是在核酸与蛋白质相互作用方面取得的重大进展，使得人类研究药物设计的靶向性变得越来越明确。目前对抗艾滋病药物的研究就是一个突出的例子。人类免疫缺陷病毒（human immunodeficiency virus，HIV）的不断变异和遗传异质性是对全球艾滋病（AIDS）药物和疫苗研究的最大挑战。解决这一难题的重要途径之一是从 HIV 复制周期分子生物学的基础研究中，发现新的机制，寻找新的靶点，特别寻找那些在遗传上相对稳定的环节作为抗 HIV 药物的新靶标。

一、以 Tat－TAR RNA 相互作用为基础的 HIV－1 抑制剂设计的分子基础

第九章已经提到 HIV 基因表达是由一类病毒编码的蛋白调控的，随着对 AIDS 基础研究的不断深入，人们发现由 HIV－1 编码的两个基因调节蛋白，Tat 和 Rev，能分别特异地结合到相应的病毒 RNA TAR 序列和 RRE 序列，从而控制病毒的基因表达。所以能作用在 RNA 的特异部位、影响这些调控蛋白与 RNA 结合的抑制剂可以有效地干扰病毒生命周期。反式激活蛋白 Tat，在病毒的复制中起到决定性的作用。反式激活机理目前尚未知，但是关键点是依赖 Tat 蛋白和一个 RNA 序列特异区 TAR RNA 的相互作用。

Tat 是 HIV 编码的病毒调节蛋白之一，主要通过结合反式激活应答序列（TAR RNA）而促进 HIV 基因转录的延伸。在离体实验体系中，Tat 的有无可使 HIV 转录活性相差数百倍。Tat 的作用类似原核抗终止因子，它是第一个已知与 RNA 作用而不与 DNA 作用的真核转录因子。据推测，Tat 的作用环节可能是有效打破 RNA 聚合酶Ⅱ移动时的限速步骤。

Tat 是一个由两个外显子编码，含有 86 个氨基酸的碱性蛋白。分为几个功能区域：①N 末端区域：富含脯氨酸及许多酸性氨基酸残基。②半胱氨酸丰富区域：由 22～37 位氨基酸组成，含有 7 个高度保守的半胱氨酸，它们可与锌结合而介导 Tat 的聚合作用。③核心区域：由 37～48 位氨基酸组成，含有几个疏水残基。④碱性区域：由 48～59 位氨基酸组成，含有 6 个精氨酸和 2 个赖氨酸，是这类 RNA 结合蛋白的标志。⑤谷氨酰胺丰富区域：位于第一个外显子编码的 C 末端，含有几个规则间隔的谷氨酰胺。Tat 蛋白的碱性区域和核心区域对于 Tat 蛋白与 TAR RNA 的特异识别是必不可少的（图 11－7）。

			5				10		
Met	Glu	Pro	Val	Asp	Pro	Arg	Leu	Glu	Pro
			15				20		
Trp	Lys	His	Pro	Gly	Ser	Gln	Pro	Lys	Thr
			25				30		
Ala	Cys	Thr	Asn	Cys	Tyr	Cys	Lys	Lys	Cys
			35				40		
Cys	Phe	His	Cys	Gln	Val	Cys	Phe	Ile	Thr
			45				50		
Lys	Ala	Leu	Gly	Ile	Ser	Tyr	Gly	Arg	Lys
			55				60		
Lys	Arg	Arg	Gln	Arg	Arg	Arg	Pro	Pro	Gln
			65				70		
Gly	Ser	Gln	Thr	His	Gln	Val	Ser	Leu	Ser
			75				80		
Lys	Gln	Pro	Thr	Ser	Gln	Ser	Arg	Gly	Asp
			85						
Pro	Thr	Gly	Pro	Lys	Glu				

图 11－7　Tat 蛋白（精氨酸富集区）的结构

TAR RNA 是位于 HIV 转录物的 5′LTR 中的一个含有 59 个碱基的稳定茎环（hairpin or stem‐loop）结构，含有一个六核苷酸的 Loop 区和一个三核苷酸的嘧啶骨架突起（U23‐C24‐U25），这个三核苷酸的骨架突起把双螺旋颈区分成两部分（图 11‐8）。Tat 蛋白主要识别 RNA 的三碱基突起，Tat 对 TAR 识别的分子基础已通过广泛的基因突变研究、化学探针和肽键研究确定。它主要和碱基的 U23 以及 C24 和 U25 作用，C24 和 U25 主要起容纳空间的作用，它们也可以用其他核苷酸代替，除了碱基突起，在三碱基突起的上面和下面两个碱基对对于 Tat 蛋白的贡献也很大。识别机制包括两步：首先，Tat 蛋白碱性区中精氨酸残基的胍基与 TAR RNA 的三碱基突起结合，这种分子内识别诱导了 TAR RNA 的构象变化，进而诱导了 Tat 蛋白的其他功能基团在 TAR RNA 的三碱基突起大沟区的识别。TAR RNA 序列的高度保守和相对不易变异的特性，以及其与 Tat 蛋白作用机制的揭示，使得 Tat‐TAR 成为近年来抗 AIDS 药物设计的非常具有吸引力的新靶点。

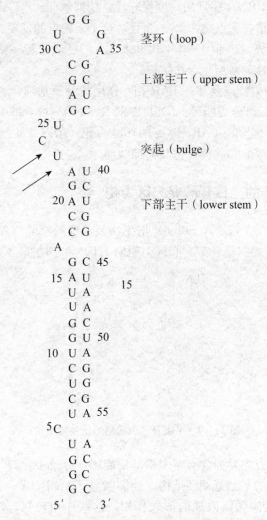

图 11‐8 TAR RNA 的结构

Tat‐TAR 结合的重要特征是蛋白诱导的 TAR 的构象变化，该变化能重新调整与 TAR RNA 骨架中特异分子识别相关的功能基团位置。TAR RNA 的三碱基突起对 Tat 的识别和特异结合具有关键作用，三碱基突起加宽了 TAR RNA 主沟区以利于 Tat 结合，根据 NMR 方法的结构测定，在结合 TAR RNA 中，所有三个碱基都环于螺旋之外，U23 被位于其与 G26 间的精氨酸而拉近二者距离。TAR RNA 由开放的和可接近的大沟区结构转变为堆积在 Tat 碱性侧链周围的结构。5′末端的 U23 残基与大沟区中 G26 和 A27 接近，U23 和 G26 与精氨酸残基的胍基和氨基接触。体现 TAR RNA 与 Tat 的碱性核心区域为多点相互作用。说明 HIV Tat 蛋白 RNA 结合区域的一个精氨酸残基对 Tat 与 TAR RNA 的顺序特异识别具有关键作用。精氨酰胺诱导了相似的 TAR RNA 构象改变。有人对胍及精氨酸与 TAR RNA 的相互作用进行了 CD 谱的研究，得出了同样的结论，它们都诱导了 TAR RNA 构象的改变，这与 Tat 蛋白诱导的 TAR RNA 的构象改变类似。NMR 的研究还证明了精氨酸能给 TAR RNA 大沟区 G26 的两个磷酸分子提供氢键，加上它与三碱基突起的相互作用使得形成的复合物稳定化。这些结构分析是寻找小分子和拟肽类 Tat-TAR 相互作用抑制剂的分子基础。

二、以 Tat-TAR RNA 相互作用为基础的 HIV-1 抑制剂的设计

由于 Tat 与 TAR RNA 的结合在反义激活转录过程中具有关键作用，该过程又具有高度特异性的特点，加之 TAR RNA 序列的高度保守性，使抑制 Tat-TAR RNA 的结合过程成为阻止 HIV-1 病毒复制的重要靶点之一[21]。而且，这个新靶点的发现有可能在克服 HIV-1 抑制剂耐药性方面有新的优势。20 世纪 90 年代以来，人们针对这新一靶点，设计、合成并发现了一些具有抗 HIV-1 活性的新型化合物结构。

根据 TAR RNA 的结构特点及 Tat TAR 相互作用的分子基础，通过这个环节抑制 HIV-1 的小分子设计按作用靶标可分为四种：①以 TAR RNA 的三核苷酸突起区为靶；②同时以三核苷酸突起区和环区为靶。③以 TAR RNA 的环区为靶；④以 Tat 蛋白为靶。另外，按抑制剂结构特征又可分为反义核酸和肽类及仿肽类抑制剂。

（一）以 TAR RNA 的三核苷酸突起区为靶

结构如图 11-9 所示的丫啶（Acridine）衍生物及乙酰吩噻嗪（Acetylpromazine）衍生物都是典型的以 TAR RNA 的三核苷酸突起区为靶的 HIV-1 抑制剂[22]。

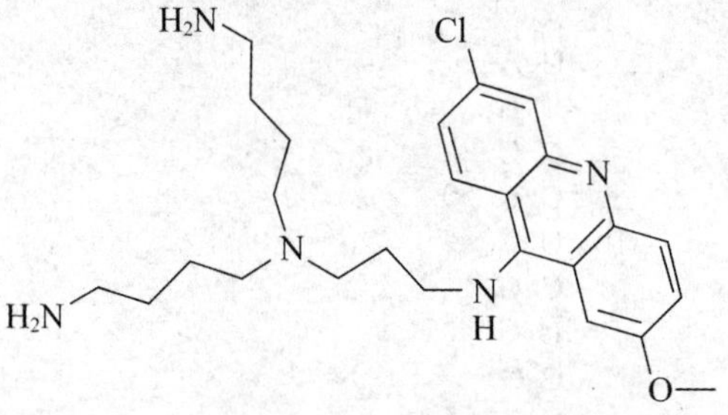

图 11-9　丫啶及乙酰吩噻嗪衍生物结构

这类化合物的结构特点主要为含有多个氨基功能团，分子中含有与 DNA 可形成嵌插作用的含杂原子或不含杂原子的平面芳稠环结构。他们能与 TAR RNA 三核苷酸突起区通过静电、氢键以及与突起部位的大沟区以嵌插的形式作用，这些作用较强，常常能阻断 Tat 与 TAR RNA 的结合，因此他们的 IC_{50} 都较小。例如，新霉素类衍生物 PRN 抑制 Tat-TAR RNA 结合的 IC_{50} 仅为 2.8×10^{-8}（mol·L）$^{-1}$，显示了较强的竞争结合，相当于 Tat 蛋白和 TAR RNA 的结合。这些化合物具有一些共同的特点：①含有平面芳稠环的结构；②具备特定长度的柔性连接侧链；③在侧链末端具有活性基团。由于 Tat 蛋白中精氨酸富集区域是与 TAR 结合的关键部位，而精氨酸上的胍基是关键的活性基团，且基于研究 Tat/TAR 识别抑制剂时所发现的一类能够抑制 Tat/TAR 相互作用的化合物具备的结构特点，杨铭教授研究组设计并合成了一系列具有如下结构模式的化合物[23-30]：

Anchor ——————— Linker ——————Activator
（核酸结合部位） （柔性连接侧链） （胍基等）

通过体外抗 HIV-1 的筛选，发现两类化合物（结构见图 11-10 及图 11-11）在低于细胞毒性的浓度下显示了较好的活性，并通过分子水平验证了其对 HIV-1 Tat/TAR 结合的抑制[24,29-30]。

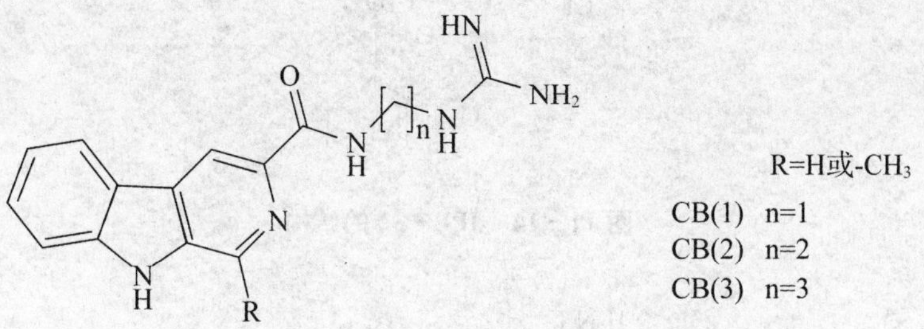

R=H或-CH₃
CB(1) n=1
CB(2) n=2
CB(3) n=3

图 11-10 咔啉衍生物 CB（1），CB（2）和 CB（3）的结构

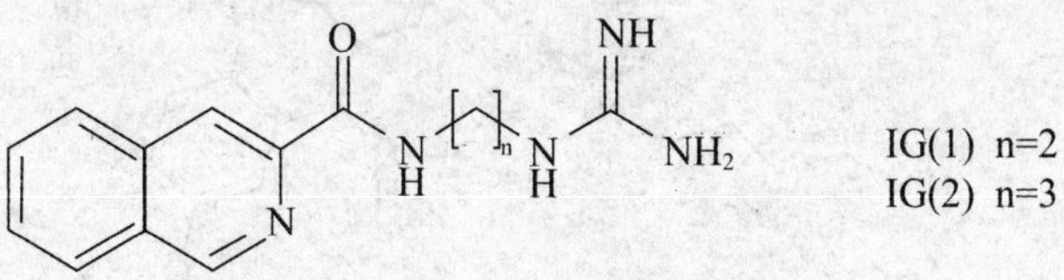

IG(1) n=2
IG(2) n=3

图 11-11 异喹啉衍生物 IG（1）和 IG（2）的结构

最近证明能特异作用在 TAR RNA 的三核苷酸突起的化合物是一个 6 氨基喹诺酮衍生物（WM5），结构见图 11-12。作用机制研究表明它能够抑制病毒的复制，但对逆转录酶、整合酶和蛋白酶都没有抑制活性，而在浓度为 5μmol/L 时对 Tat 介导的 LTR 转录活性抑制率为 80% 以上。分子机制研究表明它对 TAR RNA 的三核苷酸突起部位有很高的亲和力而对其环区和颈区没有作用。

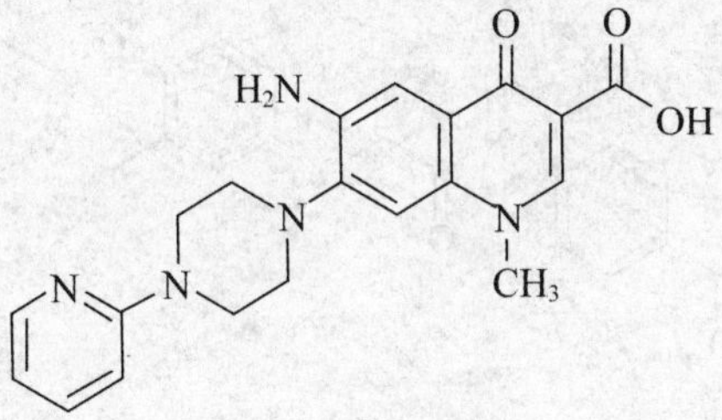

图 11-12 6 氨基喹诺酮衍生物（WM5）的结构

目前所发现的以 TAR RNA 的三核苷酸突起为靶的化合物类型还有喹唑啉-2,3-二酮，结构见图 11-13。

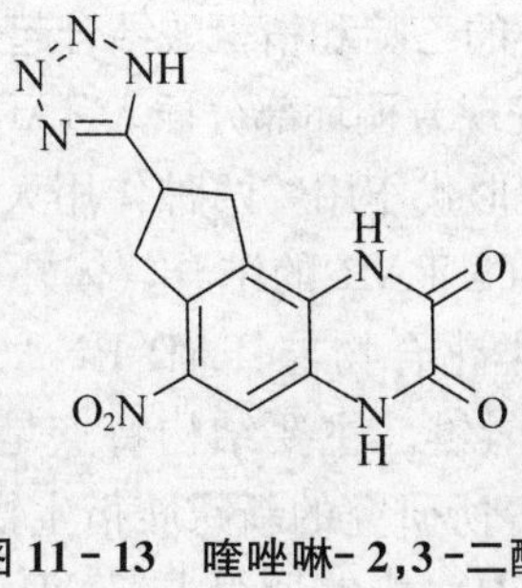

图 11-13 喹唑啉-2,3-二酮

　　基于以上研究，人们又设计合成了吡啶氧化物类的衍生物如 JPL‐32（图 11‐14）及丫啶类的衍生物如 CGP‐40336A（图 11‐15）

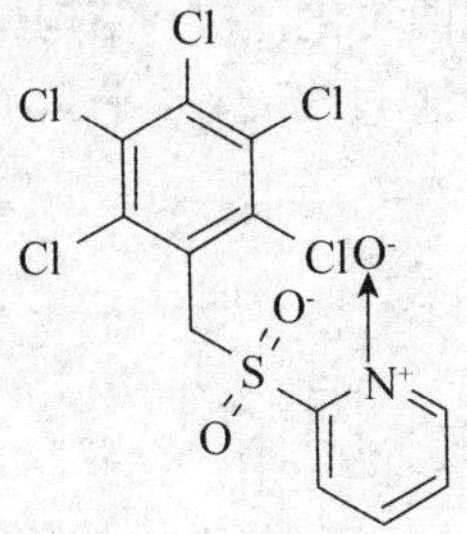

图 11‐14　JPL‐32 的结构

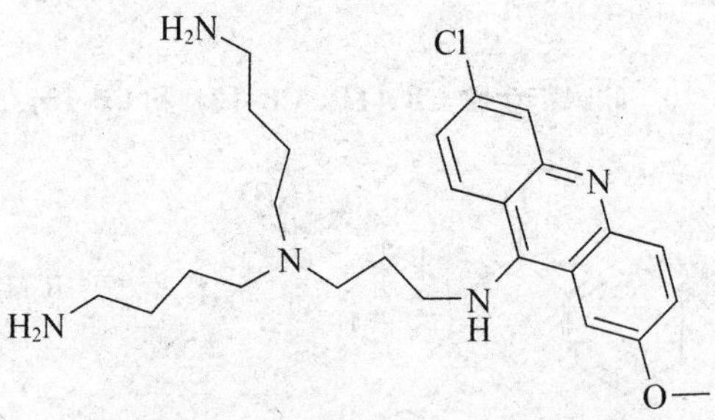

图 11‐15　CGP‐40336A 的结构

　　它们都结合在 TAR RNA 三核苷酸突起的部位并显示了很强的抑制 Tat‐TAR 结合的活性。
　　人们发现很多能够与 DNA 作用的化合物也能与 RNA 作用，它们通过与 TAR RNA 三碱基突起部位的高亲和性作用，特异地阻断了 TAR RNA 与病毒 Tat 蛋白的结合。如化合物 WO 0200614（图 11‐16）。

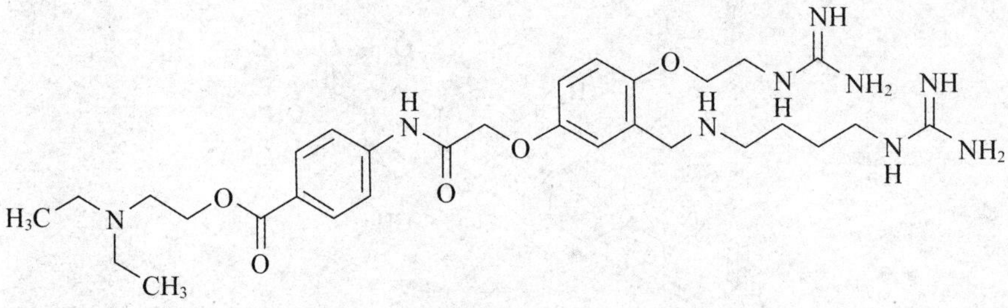

图 11‐16　WO 0200614 的结构

（二）同时以三核苷酸突起区和环区为靶

　　目前已经研究的具有抗 HIV‐1 活性的乙啶衍生物（结构如图 11‐17 所示）就属于这类化合物。Peytou 等把具有平面芳稠环的乙啶和精氨酸结合起来，并用分子模拟的手段研究了该类化合物与 TAR RNA 的结合作用，发现芳稠环部分插入 TAR RNA 下部颈区的双螺旋中，侧链臂精氨酸部分与三核苷酸突起区以氢键形式作用，两种作用大大增强了化合物与靶 TAR RNA 的亲和力，双功能区的结合抑制了 Tat‐TAR 的结合，体外也显示了较好的抗 HIV‐1 活性。
　　能与核酸特异识别的氨基糖苷类化合物与 TAR RNA 的作用也属于这种类型[26]。它们主要与 TAR RNA 颈环部的碱基形成氢键。主要结构特点是分子中有多个糖及多个氧原子（羟基）和氮原子（氨基）。Hamasaki 等所研究的新霉胺衍生物（PRN）就是一个明显的例子，其结构如图 11‐18 所示。他们发现 PRN 能够通过与 TAR RNA 的强结合，有力地抑制 Tat‐TAR 的相互作用。

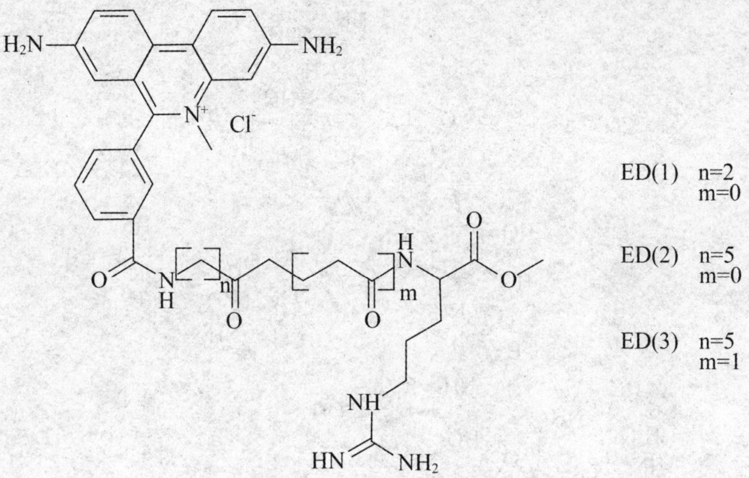

ED(1)　n=2　m=0

ED(2)　n=5　m=0

ED(3)　n=5　m=1

图 11 - 17　乙啶类衍生物的结构

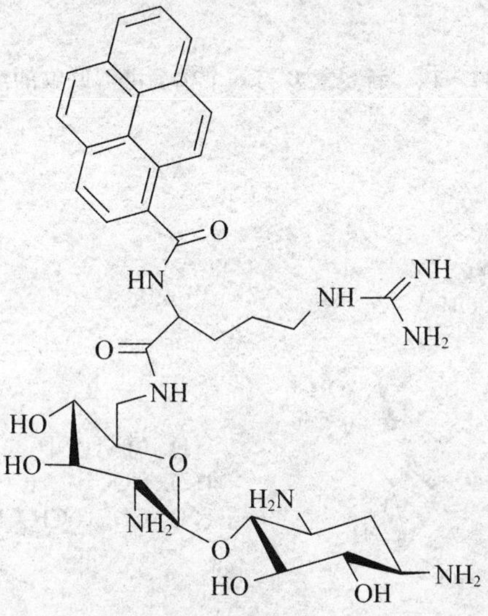

图 11 - 18　新霉胺衍生物（PRN）的结构

新霉素和链霉素也是能与 RNA 分子特异结合的化合物。Litovchick 根据 Tat/TAR 结合的模型将一个新霉素 B 与 6 个精氨酸连接，偶联物的结构如图 11 - 19 所示。活性研究表明它在细胞外和细胞内对于 Tat 功能都显示有抑制作用，但是它也能通过与 CXCR4 作用阻断病毒的进入。

在以上工作的启发下，王敏和杨铭等又以 TAR RNA 为靶，设计合成了一系列胍基缀合的海藻糖衍生物（结构如图 11 - 20 所示）。抗 HIV - 1 Tat - TAR RNA 结合活性表明，所设计、合成的带胍基的海藻糖新衍生物具有抑制 HIV - 1 Tat - TAR RNA 结合的活性。在海藻糖连接精氨酸或带有胍基的侧链后可以增强活性，并且随着胍基连接链延长其活性增强[27]。

（三）仅以 TAR RNA 的环区为靶

这些药物主要有喹唑啉类衍生物、大环多胺衍生物，结构见图 11 - 21。它们主要通过分子内的氨基与 TAR RNA 环区的碱基及磷酸中的氧原子以氢键形式作用，改变 TAR RNA 的空间构象，抑制 Tat 蛋白与 TAR RNA 的识别作用，从而抑制 Tat 蛋白反式激活作用，使转录失活，达到抑制病毒复制的效果。

（四）以 Tat 蛋白为靶

Tat 是 HIV 编码的病毒调节蛋白之一，主要通过结合反式激活应答序列（TAR RNA）而

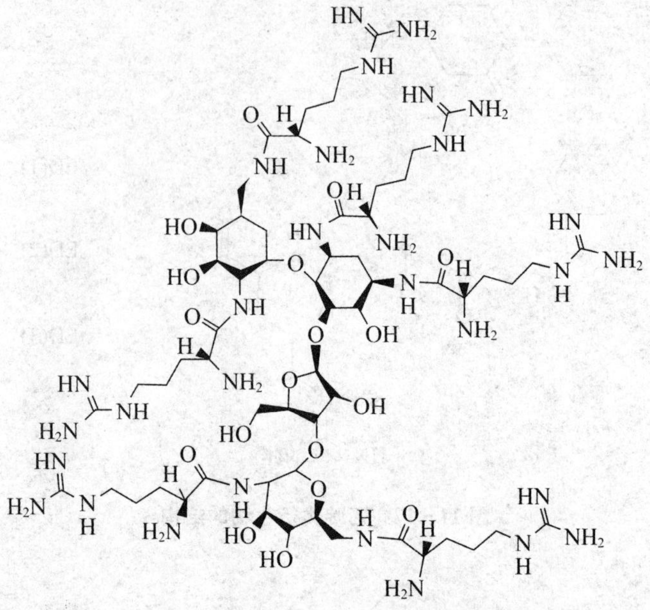

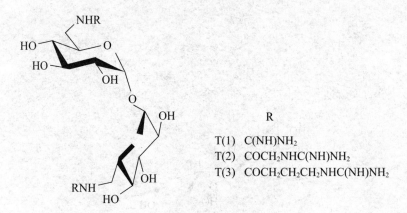

图 11-19　新霉素 B 与 6 个精氨酸偶联物的结构

R

T(1)　C(NH)NH₂
T(2)　COCH₂NHC(NH)NH₂
T(3)　COCH₂CH₂CH₂NHC(NH)NH₂

图 11-20　胍基缀合的海藻糖衍生物结构

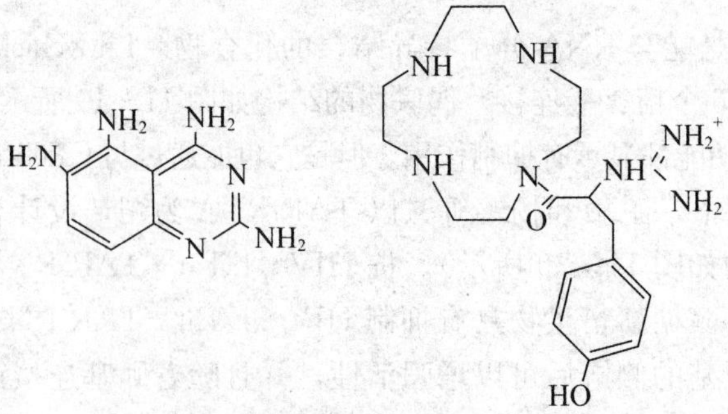

图 11-21　2,4-二氨基喹唑啉和大环多胺衍生物的结构

促进 HIV 基因转录的延伸。HIV-1 LTR 被 Tat 激活是有效打破 RNA 聚合酶 Ⅱ 移动时的限速步骤。在离体实验体系中，Tat 的有无可使 HIV 转录活性相差数百倍。Tat 的作用类似原核抗终止因子，它是第一个已知与 RNA 作用而不与 DNA 作用的真核转录因子。以上所提到的化合物多数是通过结合在核酸上来干扰 Tat/TAR 复合物的形成。实际上，Tat 蛋白也应该能够成为药物直接作用的另一个靶点。第一个被发现的靶向 Tat 蛋白的新化合物是 CGA137053，其结构如图 11-22 所示。它第一次面世是 2000 年 7 月在德班召开的艾滋病会议上。后续的研究进一步证实 CGA137053 对 TAR RNA 没有亲和力，但能够通过直接与 Tat 蛋白结合，特异性地干扰 Tat/TAR 的相互作用。而且，在细胞水平上对 HIV-1、HIV-2 及 SIV 均呈现明显的抑制活性。作为抗艾滋病的新型治疗剂的先导化合物具有明显的发展前景。

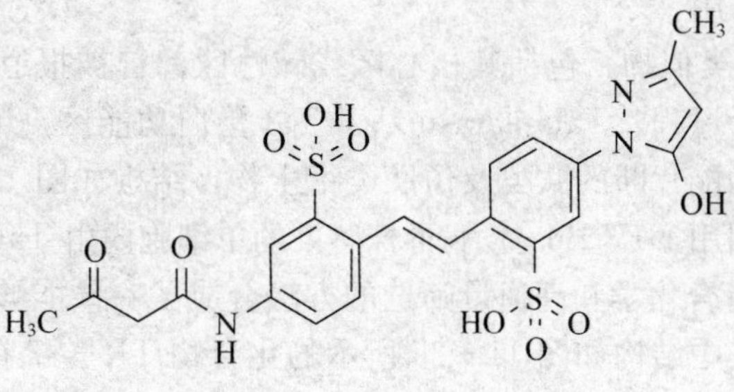

图 11-22　CGA137053 的结构

（五）反义核酸类及仿肽类抑制剂

Beatrice 及 Kaushik 等基于 HIV-1 Tat /TAR 的结合特点及 TAR RNA 的结构，设计并合成了几个不同的聚反义寡核苷酸序列，发现了一些对核酶稳定的能够抑制 HIV-1 Tat/TAR 结合的反义寡核苷酸，它们均能够以高亲和力与 TAR RNA 结合通过阻断 Tat 介导的反式激活作用干扰病毒的复制。随后 Mayhood、Terreux、Hamy 及 Chakraborti 等将肽核酸（PNA）

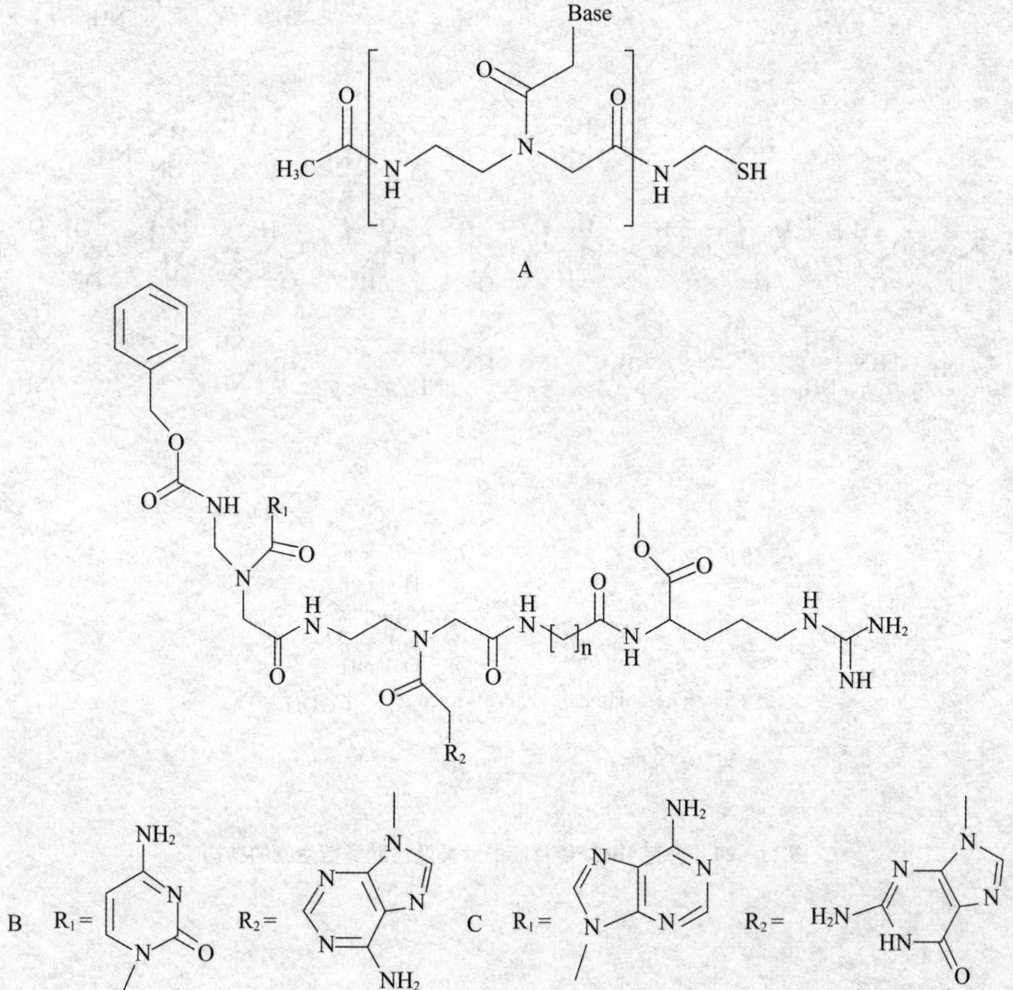

图 11-23　PNA（A），（B）和（C）的结构

引入 Tat /TAR 结合抑制剂的设计中，基于 PNA 的结构特点设计了一些化合物。这些抑制剂主要以 TAR RNA 发夹部位为靶，其结构如图 11-23A、B 和 C 所示。这些抑制剂的结构特点主要在于分子中含有碱基、氨基酸等基团，一方面增加了分子对酶的稳定性，另一方面又加强了分子本身对靶分子 TAR RNA 的结合，从而起到抑制 Tat 蛋白与 TAR RNA 的结合，显示了良好的抗 HIV-1 的作用[31]。

　　除此之外，Tat 肽的类似物，包括其核心区或碱性区都曾被报道能够抑制 HIV 复制，而且能够有效阻断反式激活过程。Talmilarasu 基于 Tat 蛋白功能区，精氨酸富集区的结构设计并合成了一些含有 Tat 功能片断的肽类及仿肽类衍生物，结构如图 11-24 所示。活性研究表明这类化合物能有效抑制用 HIV Bu-L 病毒株感染的单细胞内由 Tat 诱导的病毒激活。最近，Hwang 和 Rana 等运用组合化学和高通量筛选的方法合成了一些能够竞争性地抑制 Tat/TAR 结合的仿肽类化合物，其中结构如图 11-25 所示的化合物 TR-87 在无细胞毒情况下显示出的有效抗病毒浓度为 $5\mu mol/L$。

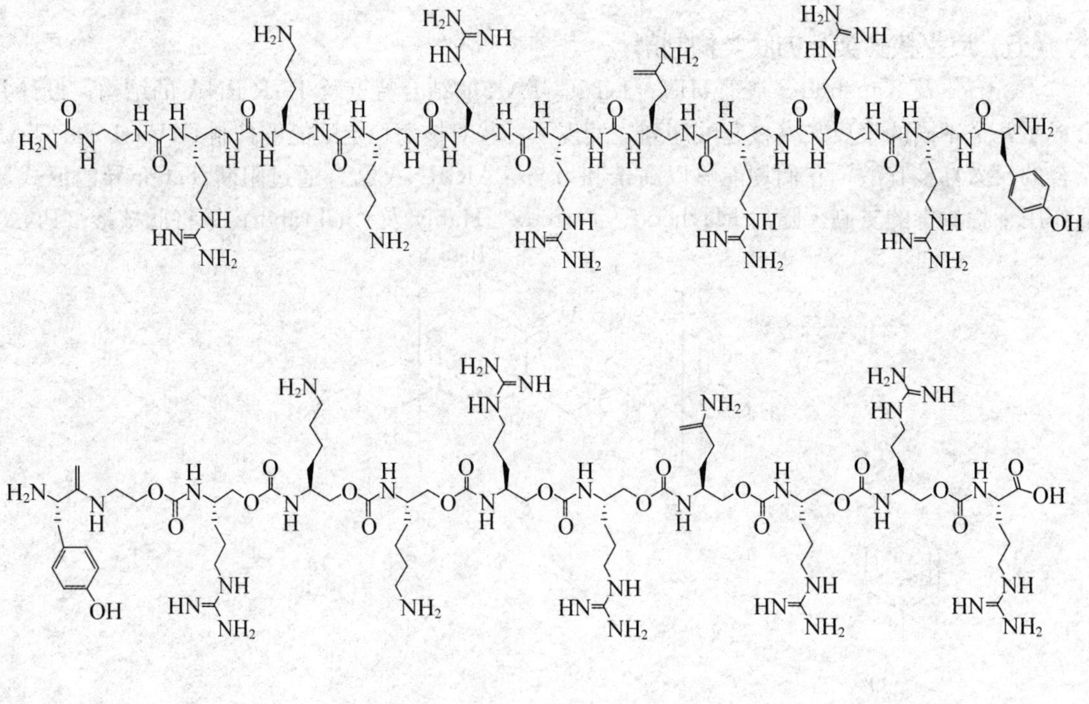

图 11-24　含有 Tat 功能片断的肽类及仿肽类衍生物的结构

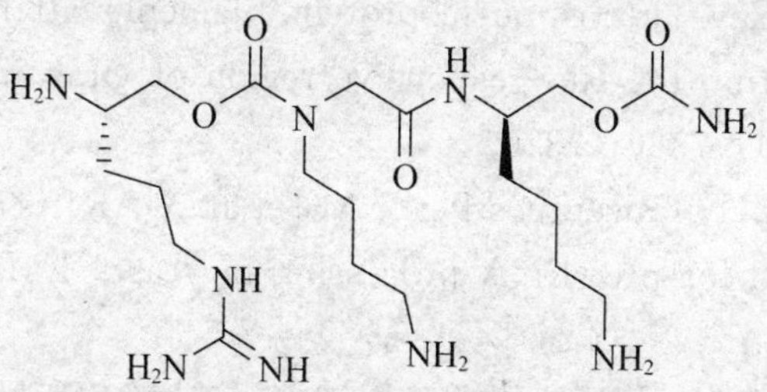

图 11 - 25　TR87 的结构

（于晓琳　杨　铭）

参考文献

［1］杨铭. 药物研究中的分子识别. 北京：北京医科大学中国协和医科大学联合出版社，1999.

［2］Blackburn GM，Gait MS，Gddman A，et al. Nucleic Acids in Chemistry and Biology. New York：IRL Press，Oxford University Press，1990：339 - 381.

［3］来鲁华. 蛋白质的结构预测与分子设计. 北京：北京大学出版社，1993.

［4］李明义，贾弘褆. 蛋白质-DNA 相互作用与真核基因转录. 生物化学与生物物理进展，1995，22（1）：13 - 18.

［5］张庆硕，王恩多. RNA 和蛋白质的相互作用. 生物化学与生物物理进展，1999，26（2）：121 - 125.

［6］Saenger W，Heinemann U. Protein-Nucleic acid Interaction. Macnillan Press. Scientific & Medical，1989.

［7］Brennan RG，Matthews BW. Structural basis of DNA-protein recognition. Trends Biochem Sci，1989，14：286 - 290.

［8］Rhodes D，Schwabe JWR，Chapman L，et al. Towards an understanding of protein-DNA recognition. Phil Trans R Soc，1996，351：501 - 509.

［9］Klug A. Protein designs for the specific recognition of DNA，Gene，1993，135：83 - 92.

［10］Travers AA. DNA conformation and protein binding. Ann Rev Biochem，1989，58：427 - 452.

［11］Nagaik. RNA-Protein Interaction. Curr Opin Struct Bio，1992，2（2）：131 - 137.

［12］Schwabe JWR. The role of water in protein-DNA interactions. Curr Opin Struct Biol，1997，7：126 - 134.

［13］Vison CR，Garcia KC. Molecular model for DNA recognition by the family of basic-helix-loop-helix-zipper protein. The New Biologist，1992，4（4）：396 - 403.

［14］Miller J，Mclachlan AD，Klug A. Repectitive zinc-binding domains in the protein transcription factor ⅢA from Xenopusoocytes. EMBOJ，1985，4（6）：1609 - 1614.

［15］Turner R，Tjian R. Leucine repeats and an adjacent DNA binding domain mediate the formation of functional cFos-cJun heterodimers. Science，1989，243：1688.

［16］Murray MT，Schiller DL，Franke WW. The sequence analysis of cytoplasmic mRNA-binding protein of Xenopus oocytes identifies a family of RNA-binding protein. Proc Natl Acad Sci USA，1992，89（1）：11 - 15.

［17］Heaphy S，Finch JT，Gait MJ，et al，Human immunodeficiency virus type Ⅰ regulator of vorion expression，Rev. forms nucleoprotein filaments after binding to a purine-rich 'bubble' located within the Rev-responsive region of viral mRNA. Proc Natl-Acad Sci USA，1991，88（16）：7366－7370.

[18] Girard JP，Lehtonen H，Caizergues-Fener M，et al. GAR1 is an essential small nucleolar RNP protein required for pre-rRNA processing in yeast. EMBO J，1992；11（2）：673 － 682.

[19] 孙乃恩，孙东旭，朱德煦. 分子遗传学. 南京：南京大学出版社，1990：386－395.

[20] Frank V，Murphy IV，Churchill MEA. Nonsequence-specific DNA recognition：a structural perspective. Structure，2000，8：83－89.

[21] Yang M. Discoveries of Tat-TAR interaction inhibitors for HIV-1. Current Drug Targets-Infectious Disorders，2005，5：433－444.

[22] Zhao H，Li J，Jiang L. Inhibition of HIV-1 TAR RNA-Tat peptide complexation using poly（acrylic acid）. Biochem Bioph Res，2004，320：95－99.

[23] Chen S，Chen R，He M，et al. Design，synthesis，and biological evaluation of novel quinoline derivatives as HIV-1 Tat-TAR interaction inhibitors. Bioorg Med Chem，2009，17（5）：1948－1956.

[24] He M，Yuan D，Lin W，et al. Synthesis and assay of isoquinoline derivatives as HIV-1 Tat-TAR interaction inhibitors. Bioorg Med Chem Lett，2005，15（17）：3978－3981.

[25] Pang R，Zhang C，Yuan D，et al. Design and SAR of new substituted purines bearing aryl groups at N9 position as HIV-1 Tat-TAR interaction inhibitors. Bioorg Med Chem，2008，16：8178－8186.

[26] Wang M，Tu P，Xu Z，et al. Design and synthesis of guanioglycosides directed against the TAR RNA of HIV-1. Helvetica Chimica Acta，2003，86（7）：2637－2644.

[27] Wang M，Xu Z，Tu P，et al. α，α-Trehalose derivatives bearing guanidine groups as inhibitors to HIV-1 Tat-TAR RNA interaction in human cells. Bioorg & Med Chem Lett，2004，14（10）：2585－2588.

[28] Yuan D，He M，Pang R，et al. The design，synthesis and biological evaluation of novel substituted purines as HIV-1 Tat-TAR inhibitors. Bioorg & Med Chem，2007，15：265 － 272.

[29] Yu X，Lin W，Pang R，et al. Design，synthesis and bioactivities of TAR RNA targeting β-carboline derivatives based on Tat-TAR interaction. Euro J Med Chem，2005，40：831 － 839.

[30] Yu X，Lin W，Li J，et al. Synthesis and biological evaluation of novel β-carboline derivatives as Tat-TAR interaction inhibitors. Bioorg & Med Chem Lett，2004，14（12）：3127 － 3130.

[31] 李晓旭，张亮仁，张礼和. 肽核酸的分子生物学效应及应用. 生物化学与生物物理进展，1998，25：21－25.

第十二章 分子识别的研究方法

在以生物大分子为分子靶的药物研究中，小分子对 DNA 的分子识别的研究发展非常迅速。小分子与 DNA 的相互作用是以 DNA 为靶分子的各种物质生物效应的分子基础，其键合状态可能是导致癌变、突变及细胞死亡的重要环节；同时，能够与 DNA 结合的小分子很多又是临床上广泛应用的抗癌药物。特别是小分子与 DNA 特异性的定位结合，在基因表达的调控过程及很多抗癌药物的体内作用方式的研究中非常重要，越来越多的工作证实了很多药物的抗癌活性及毒性与 DNA 的选择性作用有关，它们对 DNA 的分子识别作用及其与 DNA 所形成的复合物的结构、构象分析，尤其是在三维空间结构上互补性的研究，已经成为评价抗癌药物的重要组成部分，所以 DNA 的分子识别研究在抗癌药物设计方面有其特殊的意义，也是当前的研究热点[1-2]。本章针对小分子药物与 DNA 作用的不同特点分别介绍了小分子药物与 DNA 结合的一些研究方法。

谱学方法是研究分子间相互作用的常用方法。如光电子能谱、紫外光谱、顺磁共振、红外光谱、核磁光谱、X 射线衍射、圆二色性及旋光色散等。利用这些光谱可以研究蛋白质、核酸等生物大分子的构象，也能分析分子间的各种力的作用。我们以氢键的谱学研究方法为例来说明。

在氢键的研究历史中，红外光谱一直是最重要的谱学手段之一，为研究工作提供了大量详实可靠的信息。通常红外光谱中有三种与氢键有关的数据，即：①A - H 伸缩振动频率（vAH）；②A - H 伸缩振动的谱带宽度；③氢键弯曲振动，面内弯曲振动同时，拉曼光谱与红外光谱同时运用并互为补充，前者比后者有更窄的谱带和更少的谱带重叠，在低频区，拉曼光谱有更大的优势。此外，核磁共振（NMR）也是研究氢键的主要方法。当氢键 A - H⋯B 形成时，通常 HA 的质子共振峰移向低场，而且仅出现一个介于单体和氢键之间的时间平均化峰。在早期工作中，人们已利用 ^{1}H、^{2}H、^{13}C、^{17}O、^{14}N、^{19}F - NMR 研究了不同类型的氢链体系。近年来，随着脉冲傅立叶变换 NMR 技术的发展，大大促进了 NMR 在氢链研究中的应用，研究重点也逐渐转向对自旋-晶格驰豫时间（T_1）的观察。目前，X 射线衍射和中子衍射，也是研究氢键体系的重要手段。

在研究生物大分子构象的方法中，X 射线衍射法虽然对蛋白质的构象提供最翔实的资料，但仅能在晶体状态下了解分子结构，具有局限性，因此需要有研究溶液构象的方法配合。圆二色性（CD）和旋光色散（ORD）是研究分子结构不对称性的方法，可以用来检测生物大分子样品在溶液状态下的构象，是一种比较成熟的测定溶液中生物大分子的方法。如果结合 NMR、电子自旋（ESR）和 IR 等多种光谱数据，则会得出分子的更准确构象，而目前应用的多维核磁能提供受体与底物形成的分子体系的三维结构信息，是超分子体系最重要的结构信息来源。

除了谱学方法研究分子识别以外，微量热方法也是研究分子间相互作用的辅助方法。通过测定反应体系的能量变化，能大体了解分子间作用力的类型，如果大于 40kJ/mol，则为强相互作用，小于该数值则为弱作用力[3]。此外，最近发展的生物分子相互作用实时分析系统是研究分子间相互作用的有力手段。它是基于表面等离子共振（surface plasmon resonance，SPR）原理的新型生物传感分析技术，利用生物传感技术能及时测量并观察分子间的相互作用，如分子间结合与离解、结合强度与速度等，通过获取生物反应过程中 SPR 角的动态变化，得到生物分子之间相互识别的特异性信号。

与此同时，利用原子力显微镜（AFM）及扫描隧道电镜（STM）直接观察及测定分子间的相互作用力已取得重大进展。这些方法在研究酶与底物、药物和 DNA 的识别中应用尤为广泛，为研究生物大分子与其他分子之间的相互作用提供了更加充分有力的证据。

第一节　DNA 与小分子作用方式的分子机制研究方法

分子体内很多生物效应是源于小分子与 DNA 的结合，而且小分子与 DNA 的相互作用是以 DNA 为靶分子的各种物质生物效应的分子基础，按化学键来划分这种结合作用主要有共价键结合及非共价键结合。非共价结合又以 3 种不同的方式进行，包括外部静电作用、嵌插结合、沟区（大沟区、小沟区）结合等[5-7]。诚然，经典的复合物的晶体结构有力地支持了小分子与 DNA 的相互作用模型的概念。然而，不是在任何时候都能轻易获得供 X 射线衍射分析的小分子与 DNA 复合物的单个结晶的。在无法获得 X 射线衍射结果的情况下，只有通过研究溶液中 DNA 及小分子的变化，并总结出这些变化的规律，来探讨小分子对 DNA 的选择性作用，包括其作用方式，作用强度及作用特异性等。小分子与 DNA 的相互作用在抗癌药物的体内作用方式的研究中非常重要，越来越多的工作证实了很多药物的抗癌活性及毒性与 DNA 的选择性作用有关。所以，运用简便易行的热力学方法，流体力学技术及光谱滴定等进行 DNA 的特性表征及药物小分子与 DNA 相互作用研究在抗癌药物设计方面有其特殊的意义。

一、DNA 的特性表征

在用 DNA 进行研究之前，必须先检测其纯度，尤其是碱基对的组成、浓度、解链温度（T_m）、RNA 含量及蛋白质含量。

（一）DNA 浓度，碱基对组成和蛋白质含量

通过 230～290nm 的紫外吸收可以获知 DNA 浓度，碱基对组成和蛋白质含量。

在 DNA 中核苷酸的组成会影响波谱吸收参数，比如最大吸收波长和消光系数等。具有高含量 GC 的 DNA 在波长 254～256nm 附近具有最大吸收，而 *Ecoli* DNA 和其他 DNA 分子（具有等摩尔的 GC/AT）的最大吸收波长在 258nm 附近。借助这些光谱性质，通过一系列联立方程，可以定量地得知碱基对组成和 DNA 样品的浓度，在第三部分将分别介绍这些方程。

（二）DNA 热变性、增色作用和 T_m 值

当 DNA 缓冲溶液被加热时，在双链 DNA 变成单链 DNA 的温度变化中，紫外消光系数有巨大的增高，滴定的中点温度一般称作 T_m。

该 T_m 值与平均 DNA 碱基的组成具有线性关系，高 CG 含量会使 DNA 的 T_m 值增高。DNA 的 T_m 很大程度还取决于其离子强度（I），当溶液的 I 增加时，则 DNA 的 T_m 也增加，可能是因为反离子的增加，使 DNA 的磷酸基屏蔽而斥力减少。DNA 的分子量对 DNA T_m 没有明显的影响，因此，在相同的条件下，超声处理的 DNA 和高分子量 DNA 具有相同的热变性分布。

对于已给定的 DNA 储备液，则热变性使 260nm 处产生生色效应（消光系数变大），这可以用来测定天然 DNA 中，双链 DNA 的相对百分比。吸收度的增加是因为 DNA 双螺旋变性，使碱基堆积减少。如果单个碱基和双螺旋碱基发生堆积，就比没有碱基堆积的情况下，由紫外光吸收诱导产生的偶极小。增色的百分比（$H\%$）用式 12-1 计算

$$H\% = (\varepsilon_d / \varepsilon_n) \cdot \varepsilon_d \cdot 100\%$$
式 12-1

ε_d：260nm 时，加热变性 DNA 的消光系数

ε_n：260nm 时，室温下天然 DNA 的消光系数

在实际应用中，%H可以直接由光度计上的吸收值进行计算，对于 *Escherichia Coli* DNA 它的天然DNA含量是100%，其生色作用应至少达到29%，若%H在25%～28%时，就表示已有部分DNA变性了，如果%H值少于25%，就说明该DNA已严重变性。

DNA的热变性为确定DNA提取物的双螺旋变性与否，在质量方面提供了一种方便、简单、快速的方法[8]。

RNA含量及蛋白质含量按常规生化实验方法进行，不再详述。

二、DNA热变性研究的实验方法

（一）DNA T_m 值的测定

1. 把DNA储备液用磷酸盐缓冲液（PE buffer）稀释至 7.5×10^{-5} mol/L，使其在 $\lambda = 260$nm 处的吸收度大约为0.7左右。

2. 把稀释的DNA样品放入石英杯里，再盖上特制的塞子，塞子上有一个0.5mm孔径大小的孔钻入溶液中心。这个特制的塞子就象一个小的回流凝器，并在加热时对因此而产生的高压起到释放作用。

3. 把石英杯放入恒温的比色槽中，检查Haake模式的循环水量是否安装很好，把仪器置双光束模式，波长选择260nm。

注意：在把DNA加入样品池以前，使PE buffer的吸收为零。

4. 通过设置温度档，温度（℃）就可从光度计的数字显示器中直接读出，再转到吸收档，进行测量。

5. 打开Haake水浴，使接触温度计上温度约为35℃，等15～20分钟平衡后，同时记录吸收度和温度，如果吸收度稳定了，再把Haake接触温度计设置一个较高的温度（40～42℃），再读数据，每隔5～7℃就升高一次温度，直到260nm处的吸收变化很明显（达到每一次吸收增加0.02）了。这时，就把温度增量减至大约1℃，再继续读数，当每隔5℃的吸收度的变化小于0.005，就可以停止读数了。

注意：在任何情况下，Haake接触温度计的值都不能超过98℃。

（二）检测结合小分子对DNA热变性影响的实验方法

当一个小分子药物结合到DNA上，则DNA的热变性分布就会改变，就会导致 T_m 值的增加，图12-1说明了小牛胸腺DNA（CT-DNA）分别和化合物1及化合物L的作用。在该实验所采用的条件下，小牛胸腺DNA的 T_m 为62℃，但加入化合物1及化合物L后，则 T_m 均有提高，这个DNA T_m 的变化表明了药物小分子和DNA的结合[9]。

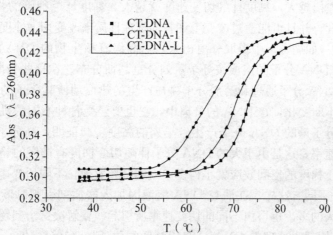

图12-1 小牛胸腺DNA（CT-DNA）分别和化合物1及化合物L的作用后的热变性曲线

操作过程和上面描述的 DNA 变性检测一样，只是样品是含有 DNA 和待测药物的混合物。

需要注意的是：药物和 DNA 比例应为 0.1 或更少，如果超过这个比例，会使 T_m 超过 95℃，就得不到满意的结果。

三、DNA 的黏度测定

小分子和 DNA 复合物的结构研究对了解小分子和核酸相互作用的生物学效应非常重要。对 DNA 和小分子药物之间形成的复合物结构的解析对认识药物反应的机制非常重要。

许多和 DNA 结合的药物通常带正电，对于具有稠芳环结构的药物分子都是通过嵌插作用和 DNA 结合的。嵌插会使邻近的碱基对分开一定的角度，使局部的双螺旋增长，引起 DNA 的脱氧核糖—磷酸骨架解链，这就在双螺旋上产生一空腔，使平面结构的药物有可能填充进来，这样药物就平行结合在邻近碱基对之间，垂直于双螺旋的主轴。双链的寡核苷酸和嵌插剂作用的 X 衍射结果已证明由于嵌插作用，会使发生嵌插的碱基对区域的糖基构象发生改变。所以，药物分子引起 DNA 长轴的扭变以至于引起双螺旋的弯曲是完全可能的。

随着药物/DNA 的比例增加，同样的嵌插位点就逐渐被饱和，但许多具有平面阳离子的化合物可以通过 DNA 静电缔合作用的协调继续和这段 DNA 结合，这种结合方式比嵌插作用弱得多，因为堆积的阳离子药物与 DNA 复合物的稳定性来自它和阴性 DNA 磷酸基的相互作用[10]。如果需要，可以用增加离子强度来减弱这种结合方式。

一些药物虽然具有平面的芳环结构（多是以能自由旋转的单键连接几个简单的芳环），但不以嵌插方式和 DNA 强烈结合。研究证明这些分子结合在 DNA 的小沟区，并且它们带正性，往往由于和 DNA 磷酸基的结合而使作用加强，这种类型的结合不会使 DNA 分子的构象有什么变化，亦不会导致 DNA 双螺旋的增长和解链，这种外部复合物的稳定性来源于药物分子和它所连接的 DNA 沟区的碱基边缘的接触，氢键、疏水作用和静电效应对此都很重要。

阐明药物 DNA 复合物结构的第一步是确定药物是不是发生了嵌插结合，既然嵌插作用和沟区结合对 DNA 构象的改变有明显不同的影响，那么，这两种结合方式就能用流体动力学实验进行区分，比如黏度、沉降、扩散，其中黏度滴定（用药滴定 DNA）尤其准确。

（一）溶液中 DNA 的黏度测量

黏度可用流体流动的阻力来描述。在一个简单的毛细管黏度计中水溶剂通过半径固定的毛细管而流动。在流动中因稳态能量的消耗而形成溶剂的黏度。在流动中，溶液和毛细管的玻璃表面黏附而形成一层溶液层，管中央溶液无先前形成的溶液层让流动速度越来越快，直到达到毛细管的中心，即毛细管中心的流速最大，中心流速和毛细管玻璃壁上流速之差被称为切变速度，这样，流速的差值越大，黏度计的切变速度就越大。黏度计毛细管的物理性质，如长度、半径等决定切变速度，并且可能通过改变毛细管的物理性质来改变切速速度。

DNA 从微生物（如病毒）中提取分离出来，更高级真核生物的 DNA 的分子量相对较高（10^7），在水溶液中 DNA 分子的组成按分子量划分呈高斯分布。在这些情况下，DNA 就没有唯一的三维结构。DNA 分子通过和溶剂分子碰撞产生的热搅动使其分子的形态构象会在一个很大的变化范围内不断变化，在 DNA 的分离中，它也要经受各种不同的机械压力，使分子降解，也会导致不同分子量的 DNA 分子产生。早期的黏度实验证明，高分子量 DNA 的黏度决定于黏度计的切变速率，这是由于大的 DNA 分子伴随切变梯度有排序的趋势，这时溶剂分子引起的热搅动相对于梯度的空间效应就小得多。人们已经发现，不同切变速度的黏度计测出的 DNA 的黏度有很大不同。这样，在研究 DNA 溶液因加入嵌插剂引起黏度增加时就会有很大误差，因为黏度增大的多少也可由不同的切变速率所引起。要解决这个问题可以选用低分子量 DNA 来减少误差。用超声处理的 DNA 具有相对低的分子量（$10^5 \sim 10^6$），这种 DNA 比随机降解获得的 DNA 有更均匀的分子量分布，它没有在高分子量 DNA 中观察到的黏度切变梯度效应，而且它也足够大。正因为这个原因，一般在研究 DNA 和小分子结合的黏度测定之中都采用超声处理的 DNA。

在毛细管黏度计中，体积为 V 的溶液流经毛细管的时间由式 12-2 定义。

$$t = \eta / \rho \, (8l / \pi g a^4) \qquad \text{式 12-2}$$

t：流经的时间（秒）

η：黏度常数

ρ：溶液密度

l：毛细管长度

g：影响溶液的地心引力

a：毛细管的半径

h_1：流动计时开始时溶液表面的高度

h_2：终止时溶液表面的高度

V：溶液流过毛细管的体积

h：溶液表面的平均高度

为了测得相对黏度（η_R），式 12-2 可简化为式 12-3。

$$H_R = \eta_m / \eta_0 = (t_m / t_0) \cdot (\rho_m / \rho_0) \qquad \text{式 12-3}$$

这里 m 及 0 分别代表 DNA 溶液和空白溶剂，当 DNA 溶液稀释到和溶剂的密度非常接近时，式 12-4 可简化为：

$$H_R = \eta_m / \eta_0 = t_m / t_0 \qquad \text{式 12-4}$$

增比黏度 η_{sp} 表示溶液黏度对溶剂黏度增加的相对比值，以式 12-5 表示：

$$\eta_{sp} = (\eta_m - \eta_0) / \eta_0 = \eta_R - 1 \qquad \text{式 12-5}$$

η_{sp}/C（C 为 DNA 浓度）被定义为比浓黏度。当比浓黏度中 DNA 浓度趋近于 0 时的黏度被定义为特性黏度（intrinsic viscosigy），一般表示为［η］。

特性黏度数值与浓度无关，它反映的是单个溶质分子对溶液黏度的贡献，因而只与溶质分子结构，大小及其在溶液中的形态等因素有关。因为消除了比浓黏度，增比黏度在测量中的非理想状态效应，所以特性黏度的测定非常有意义，而且通过特性黏度可以直接测到 DNA 的分子量。

（二）小分子和 DNA 相互作用中的黏度测量

然而，在小分子和 DNA 相互作用研究中，要想测试小分子和 DNA 在不同比例时的特性黏度是比较复杂的。我们感兴趣的并不是特性黏度的值，而是在稀溶液中，DNA 由于结合了小分子引起相对黏度的增加。通过先测定 DNA 的比浓黏度（η_{sp}/C），然后再测定加入不同比例小分子后的 DNA 的比浓黏度，根据式 12-6，我们可以计算不同 r 值的比浓黏度比。

$$\text{比浓黏度比} = (\eta_{sp}/C)_r / (\eta_{sp}/C)_r \qquad \text{式 12-6}$$

r：药物/DNA

以 r 为横坐标，以 $(\eta_{sp}/C)_r / (\eta_{sp}/C)_{r0}$ 为纵坐标作图，我们就能得到如图 12-2 所描述的七种含芳稠环的药物分子与 DNA 作用的黏度变化曲线。根据比浓黏度比随 r 的变化关系规律，就可以分析这六种药物分子和 DNA 的结合机制。

DNA 的比浓黏度程序如下：

（1）在黏度计的存储器中加入定量的缓冲液 在 25℃测其在毛细管流过的时间。

（2）连续等量滴定 DNA 储备溶液于缓冲液中，每次滴定后测流过毛细管的时间。当 DNA 浓度达到 5×10^{-4} mol/L 左右时，停止滴定。

（3）计算 DNA 溶液中的比浓黏度：应用流体技术研究小分子和 DNA 结合的分子机制，是非常有意义的。不论线型、环状还是超螺旋 DNA，通过黏度研究可以确定小分子和 DNA 的结合方式究竟是嵌插结合机制，还是不引起 DNA 双螺旋扭变的沟区结合以及外部黏附。嵌插结合可以使 DNA 双螺旋解链，使药物的平面芳稠环插入或堆积在 DNA 的碱基对之间，这个过程伴随 DNA 弯月面长度的增加而增加，事实上，特性黏度与多聚物的构象直接相关，因而，可以说是嵌插作用引起了 DNA 长度的变化。相反，如果一个小分子和 DNA 外部相结合，则对 DNA 的黏度影响不大，有时也可因减少相邻磷酸区域的静电斥力而使黏度轻微降低（由磷酸和带正电的药物分子反应造成的），对于嵌插剂则黏度增加。

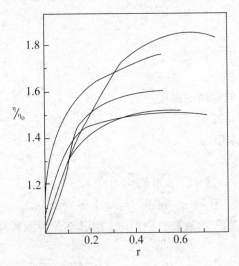

图 12-2 七种含芳稠环的化合物（A，B，C，D，E，F，G）与 DNA 作用的黏度变化曲线

第二节 测定小分子与 DNA 结合强度的光谱滴定方法

为了了解药物与 DNA 的作用机制，我们不仅要了解它的作用方式，还常要了解它的作用强度，即需要测定结合常数及结合位点数。考查 pH 值、温度等因素对这些参数的影响，特别是小分子- DNA 复合物的结构信息及小分子的结构特征对复合物形成的影响都对药物的作用机制分析非常重要。下面分几个方面进行介绍。

（一）结合常数测定基础——Scatchard 分析

假设药物 D 和结合部位 S，形成复合物 C

$$D+S=C$$

结合部位的总浓度 $[S]_t$ 由下式给出

$$n[N]=[S]_t$$

n：是每个 DNA 核苷酸结合位点的数目

$[N]$：每升溶液中 DNA 的核苷酸的当量浓度

反应的平衡常数为

$$K=[C]/([S]_f \cdot [D]_f)$$

$[D]_f$：未结合的药物浓度

$[S]_f$：未形成复合物而具有结合位点的物质的浓度

$[C]$：复合物的浓度

这里假设所有的结合位点都是相同的，并且所有结合位点都有相同的结合常数并且是独立的，即一个药物和一个位点的结合并不影响药物和其他位点的结合，但这些位点可以较易地扩展为更复杂的反应，下面将进一步讨论。

游离结合位点浓度 $[S]_f$ 为：

$$[S]_f=[S]_t-[S]_b=n[N]-[C]$$

药物的总浓度为

$$[D]_f=[D]_b+[D]_f=[C]+[D]_f$$

这里，$[D]_b$ 是结合药物的浓度，相等于复合物的浓度 $[C]$

那么平衡常数为

$$K=[C]/[D]_f[\ n[N]\ -[S]\ ] \qquad 式12-7$$

另外，由实验所测得 r 值可定义为

$$r=[D]_b/[N]=[C]/[N] \qquad 式12-8$$

代入式12-7得

$$K=r[N]/[D]_f[n[N]-r[N]]$$

重新组合可得：

$$r/[D]_f=K(n-r) \qquad 式12-9$$

式12-9叫作 Scatchard 方程，其特征参数为 K 和 n。

r、$[D]_b$ 和 $[N]$ 及 $[D]_f$ 都由实验可以测得，则用 $r/[D]_f$ 对 r 作图（即 Scatchard 图）将得到一条直线。

横轴上的截距是 n，即每一当量核苷酸的结合位点数，而斜率是 $-K$，纵轴上的截距等于 nK。方程（9）假定多聚物是有 n 个独立的结合位点，多聚物的每个结合位点和小分子都具有相同的结合常数 K。人们还发现实际上许多小分子和生物大分子结合时具有不止一个独立的结合位点，这就产生了弯曲的 Scatchard 图。在这种情况下，方程式12-9可以归纳总结成求和的形式。

$$r_{total}/[D]_f=$$

如果这些结合位点具有不同的结合常数（$K_1>K_2$），那么通过具有2个区别的线性区的 Scatchard 图就可以测定 K_1、K_2、n_1 和 n_2。

最近的证据已经表明一些小分子是根据邻近排斥模式和 DNA 结合的，这个模式说明：对没有形成复合的 DNA，每一碱基对都是潜在的结合位点，但结合的总水平受到邻近位点的邻近排斥作用的限制，这种模型的方程已经从统计学机制和条件可能性理论导出。它的唯一特征是 K 是对一个孤立结合位点的内在固有的结合常数。在多数情况下，得到的数据越精确，则邻近排斥模式就比简单的结合函数的结合数据符合得更好。

（二）用分光光度法确定 r 和 $[D]_f$

以上测定方法都要求得到游离的药物浓度 $[D]_f$ 和 r，r 可表示为 $[D]_b/[N]$，代表结合的药物浓度除以总的 DNA 的当量浓度。若用已知浓度的储备液，则 DNA 和药的混合溶液中 DNA 和药的总浓度已知，这就意味着 $[N]$ 是已知的，而 $[D]_f$ 和 $[D]_b$ 是待测的，在没有 DNA 存在时药物的消光系数为 ε_f，其可以由比而定律得到，用同样的方法在加入过量 DNA 后亦可得到药物结合了 DNA 之后的消光系数 ε_b。

如果 ε_{app} 是给定任意浓度的 DNA 时药物的消光系数，则药物结合 DNA 的分数，F_b 就可以用下式表示：

$$F_b=(\varepsilon_f-\varepsilon_{app})/(\varepsilon_f-\varepsilon_b)$$

假定消光系数和药物结合量呈线性关系，如果药物结合分数 F_b 是已知的，那么药物结合浓度 $[D]_b$ 就可从药物总浓度 $[D]_t$ 之中计算出来。

$$F_b[D]_t=[D]_b$$

则游离的药物浓度 $[D]_f$ 就可得出

$$[D]_f=[D]_t-[D]_b$$

$[D]_t$ 可以从加入到样品中的药物储备液的量可以算出，而 r 或 $r/[D]_f$ 可由方程式12-8

计算得出，这样就得到一个 Scatchard 图。

在用分光光度法测定结合常数时，F_b 只有在 0.2～0.8 时才可用，在这个范围内，Scatchard 图一般给出最小误差，在 $F_b > 0.8$ 或 $F_b < 0.2$ 的情况下，会使 ε_f 和 ε_b 产生误差，而使总的误差迅速增加，这就使本来存在线性关系的 Scatchard 图成为明显的曲线。

图 12-3 显示了一种典型的分光光度滴定曲线，随着吸收峰向长波长方向移动，吸收度降低（减色效应），就得到了滴定曲线的等吸光点。

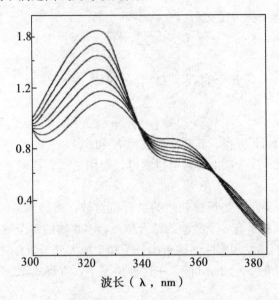

图 12-3　小分子药物溶液内加入 DNA 的分光光度滴定曲线

（三）消光系数的确定

为了得到药物 DNA 相互反应的准确的热力学参数，则必须得到准确的消光系数（ε_f 和 ε_b）值，这可以从准确测量一定浓度的药物的吸收度中得到。在一个吸收度对浓度的关系图上，其直线的斜率就是消光系数，通过把浓储备液的等分试样滴定到比色杯缓冲液中，就可以得到游离药物的消光系数（ε_f），在低浓度时（常为 $10^{-6} \sim 10^{-5}$ mol/L），药物的聚集作用最小，为了得到药物结合 DNA 后的消光系数（ε_b）可用药物储备液的少的等分样品来滴定含有 10^{-3} mol/L DNA 的溶液（在 1cm 比色杯中），DNA 的浓度应是即将被结合的药物分子浓度的 100 倍。通过吸收度对浓度作图就可以得到结合药物的消光系数。在测定游离药物及结合有 DNA 的药物的消光系数时都应用同样的波长（λ），这样，消光系数确定后，在已知 λ 和比色杯尺寸的情况下，根据比尔定律，通过下式，就可计算出药物溶液的浓度：

$$A = \varepsilon C \cdot t$$

A 为在波长为 λ 时的吸收度；ε 是该波长下的吸收系数

C 为药物浓度；t 为比色杯的光程长度

该方程只有在药物浓度低于 10^{-4} mol/L，或在存有大量过量 DNA 时适用，如果在高浓度时则存在 C 对 A 的非线性曲线，所以，药物和 DNA 结合的物理测量应限制在浓度变化呈线性的区域。

获得了以上参数，通过光谱滴定，选用适当方法就可计算 k 和 n。

总之，药物小分子与 DNA 相互作用时，通过嵌插到 DNA 碱基对之间，与碱基对形成有序的堆积，嵌插化合物的表面紧紧地挨着 DNA 碱基的芳香杂环，在双螺旋中以 π-π 共轭，偶极-偶极相互反应从电性上达到稳定，这些电性相互反应所产生的变化不仅可以通过 NMR 方法来测量，也可以通过光谱来测量。除了在上述紫外、可见光测定中所发现的，由于嵌插结合引起的减色效应，使最大吸收波长向长波长方向移动，以及出现等吸光点等，有时在荧光测定中还可观察到由于嵌插作用所产生的荧光淬灭现象。这也是一个得到普遍应用的方法。根据得到的光谱滴定数据，可以测定复合物表观稳定常数，结合位点数。

由于小分子嵌插所造成的 DNA 双螺旋的解链和伸长，可以通过 DNA 溶液的粘度在加入药物后逐渐增大来测量。另外，DNA ^{32}P - NMR 谱化学位移向低场方向移动也显示了伴随着药物小分子的嵌插，DNA 的螺旋骨架所受到的干扰。同时，还可运用二向色性技术，通过 CD 光谱来评价嵌插络合物键的刚性及方向性的改变。

第三节　小分子药物与 DNA 作用的特异性研究

以前，人们一般认为具有高反应活性和相对简单的小分子细胞毒试剂与 DNA 的反应缺乏特异性。固然有些早期使用的抗癌药仅具有简单地使 DNA 烷基化的功能，如氮芥，对细胞的作用就基本没有选择性。但这也与 DNA 特异性反应检测技术不发达有关。随着更敏感和更精确的方法学的发展，如分子生物学技术的突破使得测定这些小分子药物对 DNA 碱基的选择性及碱基序列选择性成为可能。这将为发展以 DNA 为靶，选择性强的抗癌及抗病毒新药提供重要依据。药物与 DNA 作用的特异性识别包括碱基特异性及序列特异性识别，下面分述如下。

一、小分子药物与 DNA 作用的碱基特异性

很多方法都已经用来分离和鉴定药物小分子与 DNA 碱基的结合物。特别是运用 HPLC 技术对 DNA 水解产物核苷中碱基结合物的分离，再综合运用电泳及 MS 鉴定是非常有用的。杨铭等运用 HPLC 技术对于新合成的两类铂络合物，环己二胺方酸合铂（环方铂）及环己二胺去甲斑蝥酸合铂（环斑铂）与 DNA 的 4 种单核苷酸（dAMP、dTMP、dCMP、dGMP）的选择性作用进行了深入的研究。实验中将药物与单个核苷酸按一定比例（摩尔比为 1∶1）进行混合，反应 24 小时后进行测定，观察加药后保留时间且根据峰面积的改变及是否有新峰出现判定药物对碱基的反应特异性。研究发现新合成的铂络合物对 4 种单核苷酸具有结合特异性。当 dAMP、dTMP 加环方铂后原保留时间无明显变化，峰面积无明显的下降，而加入环斑铂后却变化显著。dGMP、dCMP 加环斑铂后原保留时间及峰面积都无显著变化，而加环方铂后原特征峰面积明显减少，且有新峰出现，说明有新的共价化合物生成。同时发现，这两类新的铂络合物的手性特征在与 DNA 作用的碱基特异性方面很有影响，对 DNA 碱基选择性作用最强的都是 RR 构型。

二、小分子药物与 DNA 作用的序列特异性

DNA 测序方法的诞生给药物与 DNA 相互作用的序列特异性研究带来了飞跃。药物与 DNA 的作用方式不同，它们与 DNA 作用的序列特异性的研究方法也不同。下面，介绍几种研究 DNA 序列特异性的定性及定量的方法。

（一）研究药物与 DNA 共价结合的序列特异性方法

首先介绍 Cralla 及其同事建立的引物延伸法。在这种方法中先用能与 DNA 特定序列共价作用的药物如顺铂处理一种未经标记的双链 DNA 限制片段。在铂化作用（platination）后，以热变性将 DNA 二条链分开。为了观察顺铂结合在分开的单链 DNA 寡聚体上的位点，用一种标记引物（约 10～20 个核苷酸的 DNA 寡聚体）与其中一条单链 DNA 分子的适当部分杂交。引物的序列应该是特定的，能够和所要研究的特异信息所在区域的单链杂交。如果在有四种三磷酸单核苷酸存在的情况下，以大肠埃希菌 DNA 聚合酶处理引物结合的 DNA 分子，具有放射活性的寡核苷酸将在其 3′-方向被延伸。当 DNA 聚合酶遇到模板上的阻断点（blockinglesion），即连有顺铂的位点时，DNA 合成将终止，产生一种仍具有原引物 $5'$-端但 $3'$-端对应在阻断位点的放射性标记的 DNA 链。根据合成链的终止点确定对应链（相反链）上的药物聚合位置。利用高分辨 DNA 序列胶对延伸物进行分离，随之进行放射自显影就可以证实准确的药物结合位点。由于引物的 sap 末端标记是放射活性的唯一来源，因此放射自显影后只能观察到延伸的引物。

另外一种检测顺铂与 DNA 的结合位点的方法是用蛇毒磷酸二酯酶消化已铂化的 DNA。由于该酶从 $5'$-端开始降解 DNA，酶能识别的特异位点是固定的，如果 DNA 在酶的识别位点结合了 Pt，酶就不能再识别出这个位点，那么降解（酶解）过程的终止点一定是铂的结合位点。为了通过 DNA 测序胶证实结合位点，首先必须用氰离子或硫脲处理被消化的 DNA，这些试剂可以使结合于 DNA 的铂离子从聚合物上移走，将由此得到的寡核苷酸与 Maxam - Gilbert 反应产物一起进行电泳（化学测序法）就能够证实 DNA 上铂结合位点。另外一种研究方法是引物延伸法。用已知序列的标记引物，以铂化的 DNA 为模板，在有 DNA 聚合酶的情况下加入有放射性标记的寡核苷酸，DNA 链将会沿着 $3'$-方向被延伸。遇到模板上连有顺铂的位点时，DNA 的合成就被阻断了，这样，再利用高分辨的序列胶进行分离，通过放射自显影就可以证实准确的药物结合位点[11]。

最近，Millard 等人报道了研究丝裂霉素 C 与 DNA 作用的序列特异性的方法。在还原条件下，使丝裂霉素 C 与一种单末端标记的 DNA 限制性片段发生作用，然后用 EDTA - Fe（Ⅱ）- H_2O_2 -抗坏血酸对药物作用后的片段进行切割，这种切割作用是由羟自由基（•OH）介导的，并且可以导致糖的降解，使原来 DNA 链断裂成两种新的 DNA 片段，如果双链是由丝裂霉素 C 分子交叉连接的，那么在交叉连接位点和标记物之间的切割会产生短的带有放射活性的 DNA 寡聚体。若切割发生在标记链上，但是交叉连接位点却在切割位点和标记物之间时，所产生的 DNA 寡聚体会相对长些。这是因为交叉连接将放射标记链与未标记链联接在一起，从而产生一种长的 DNA 寡聚体。利用电泳检查由这些实验产生的梯带（ladder），就有可能确定药物发生交联作用的邻近的 DNA 位点。

（二）研究药物与 DNA 非共价结合的序列特异性方法

对于非共价键结合的药物，由于是可逆的平衡方式的相互作用，它们并不与 DNA 发生持久的结合，所以研究这类药物的结合位点必须用 DNA 足迹法（footprinting）来进行。在这类实验中先将药物与一种单末端标记的 DNA 限制性片段作用，达到平衡后再用 DNA 非限制性内切酶或 DNA 切割剂对药物- DNA 复合物作用，通过聚丙烯酰胺凝胶电泳分析，确定药物的结合位点。如果药物结合在某一区域，那么该区域的位点切割程度就会弱于无药物结合的位点切割程度，出现缺失区域，利用放射自显影可以找出缺失区域，缺失区域就是药物结合区域。

需要说明的是，在足迹法分析实验中对一种药物结合的检测并不仅仅取决于药物结合位点对切割试剂的阻断。虽然"空间抑制"用来解释药物引起"足迹法"最为简单明了。但其他机制也可用于说明药物的结合位点。例如，在小沟处的结合可能改变 DNA 结构或者影响结合位点周围离子和溶剂的分布，因此，不仅有可能用攻击 DNA 小沟的探针检测药物的结合，也可以用那些攻击大沟或磷酸骨架部位的探针检测药物结合。

对于足迹研究中的放射自显影结果也可以用光密度扫描仪进行扫描，扫描密度可用于计算药物对 DNA 特异性位点的结合常数，来进行定量研究。在进行定量足印迹实验中，首先要以同样浓度的 DNA 和探针对不同浓度的药物进行多个消化反应，以确定结合反应在限制性片段上进行的合适浓度范围。通常要在反应中加入过量的、未标记的载体 DNA，作为一种药物缓冲液，控制存在于反应系统中游离和结合的药物浓度。

合适的药物浓度范围确定之后。第二轮的足印迹滴定则应在较窄的药物浓度范围内进行，所选的浓度范围应只允许多聚体最强的结合位点接受药物。还有重要的一点是提早终止消化反应以便由电泳实验分离开的产物在统计学上是全长片段单一切割的结果。这样，所测的结合位点有关的放射自显影强度随位点被药物分子占据而呈线性降低。定量足印迹实验的另一个难点是在每个凝胶孔中所加的放射活性的量要一致，而实际上凝胶上每一泳道（lane）对应于每一特殊药物的总放射强度可能有所变化。为了校正这种现象并降低实验的干扰，在特定泳道的所有不同斑点强度都可以乘以一个因子，这一因子可通过制备所谓的全切割图（total cut plot）加以确定。全切割图是一种凝胶上每一泳道放射自显影图总积分强度与对应泳道药物浓度之间的作图。可用于校正不准确的凝胶载样和其他误差，一旦对实验数据作出校正，就可以作出一系列反映药物浓度对每种寡聚体作用的放射自显影斑点强度的图来。通过分析这些足印迹图，就能由足印迹资料计算出结合常数。

（三）研究 DNA 断裂活性药物与 DNA 作用的序列特异性方法

对于能断裂 DNA 的药物，要先对 DNA 的限制性片段进行同位素标记，将标记片段与药物一起作用。利用高分辨聚丙烯酰胺凝胶电泳对药物所切割的寡聚核苷酸片段进行分离，通过放射自显影观察，用化学测序法（Maxam - Gilbert）读出标准序列（对照序列）就能确定药物的切割位点。

首先要选择一种 $50 \sim 200$ 碱基对长度的 DNA 限制性片段，并以放射性同位素如 ^{32}P 进行标记，使其在序列的特定位点带有放射性同位素物质。将该标记片段与被试药物放在一起进行保温，然后利用高分辨聚丙烯酰胺凝胶电泳将药物作用产生的寡聚核苷酸片段进行检测。

在能使 DNA 链断裂的药物存在时，药物对标记片段的切割导致 DNA 磷酸骨架的断裂。切割产物可用 DNA 序列胶进行分离，最后通过放射自显影进行观察。将所得的片段通过化学测序法（Maxam - Gilbett 反应）进行分析，就能确定药物的作用序列。根据放射自显影图上的斑点强度还可以获得药物对限制性片段上各位点的相对亲和力。为了保证由序列胶分离得到的每一片段均是对全长 DNA 分子单一切割的结果，应该尽早终止切割反应，保持 $70\% \sim 80\%$ DNA 不被切割。同时要确保所有位点的切割速率常数是相同的，而且在一定时间切割后的斑点强度是与实际结合于位点的药物量成正比的。

在对几种药物作用的特异性进行比较研究时，要注意调节反应条件，以使所有的反应都能对标记片段产生同样水平的切割。如果是这样，就可以直接比较由不同切割药物产生的区带（band）强度，从而确定不同药物在切割某一特定位点的有效性。

（四）利用序列胶获得药物 DNA 相互作用的动力学数据

除了热力学因素以外，动力学（kinetics）在抗癌药物作用分子机制方面也起到重要作用[12]。在建立 DNA 测序方法学以前，我们很难获得一种药物和天然 DNA 分子上某一特异位点结合或解离方面的信息。在 1986 年，Phillips 和 Crothers 介绍了一种用于获得 DNA 与药物相互作用位点特异性资料的测定方法。当以聚合酶和三磷酸核苷酸处理一种含 RNA 聚合酶启动因子限制性片段时，就会产生具有共同起点但在药物结合位点终止的 RNA 分子：若转录体被放射标记，所产生的核苷酸产物能经电泳分离并通过放射自显影观察。在测定 RNA 聚合酶的自然终止点以后，由测序放射自显影图得来的斑点强度可被用于计算药物的位点特异性解离速率。利用这种转录测定，White 和 Phillips 在以 lacUV5 启动子开始的 DNA 主动转录条件下，测定了 DNA 上 6 个放线菌素 D 结合位点的序列特异性和解离动力学。

除了获得位点特异性动力学资料外，转录足印法还可被用于测定药物的序列特异性。phillips 等人利用这种方法测定了放线菌素 D、偏端霉素（distamycin）、左霉素（echinomycin）、金霉素（mithramycin）、阿霉素和诺加霉素（nogalamycin）的 DNA 作用序列特异性。最近，这种技术的新发展被称为双向转录足印迹技术。通过在同一 DNA 限制片段上使用两个方向的启动子，就有可能进行双向启动子的转录足印迹分析。使用一种限制性内切酶，通过选择性灭活各个启动子，以确定药物结合位点。比较由相邻片段链产生的转录体，就有可能高度精确地定位各个药物结合位点（±1 个碱基对）。这种分辩能力大大超过常规的 DNase I 足印迹的分辩力。

作为以 DNA 为靶分子的抗病毒、抗癌药物，要求其与 DNA 有选择性的强结合，损伤 DNA 分子或改变 DNA 构象，从而影响 DNA 功能使其不能或不易复制。而对 DNA 的低特异性结合往往是毒副作用的基础，所以小分子与 DNA 特异性、选择性作用研究在药物设计中是非常有意义的。DNA 测序方法的诞生给药物与 DNA 特异性结合的研究带来了飞跃；计算机分子图形学的发展更促进了这一研究。然而，许多 DNA 结合药物的序列特异性目前尚属未知，尤其是从核酸的分子识别出发，包括序列选择性识别、位点专一性识别及形状选择性识别进行药物的理性设计，仍是我们当前面临的课题。

三、提高小分子与 DNA 作用特异性的方法

这里将重点介绍提高药物与 DNA 作用的序列特异性的方法——药物-寡核苷酸偶合物的设计研究。

由于药物与寡核苷酸结合物能在三维结构上与病毒 mRNA 互补；亦能与靶 DNA 形成三链而应用在反基因技术中，所以被认为是除了酶性核酸和反义核酸以外的选择性抑制基因表达的抗肿瘤、抗病毒的又一类化疗新药物。它们一般具有较强的抗肿瘤、抗病毒活性及较好的生物体内分布，并在一定程度上能抵抗核酸酶对寡核苷酸的降解。

这类偶合物的设计要考虑三个方面：被结合的分子（如嵌插剂、生物碱嵌入物、烷化剂、过渡金属络合物等）及其最佳结合位点的设计；偶合的寡核苷酸碱基顺序及链长的设计；连接臂长度及刚性的设计。现分述如下：

（一）功能性小分子的设计

主要目的在于利用寡核苷酸的分子识别优势，克服其缺陷，引入可产生新功能的小分子。已经有 50 余种药物分子和寡核苷酸进行了连接实验。按引入的功能来划分则包括：

1. 可阻断基因表达的小分子　这种偶合物一方面可以与靶基因结合抑制基因表达，同时可以利用其小分子特异性地切断 DNA 或 RNA，发挥核酸内切酶的作用，更彻底地阻断基因表达。Vlassov 等研究了烷基化试剂与寡核苷酸的结合，由于烷基化试剂作用于碱基的亲核中心，而烷基化的碱基很容易从 DNA 或 RNA 上清除，就可造成 DNA 或 RNA 在这些位些位点上的断裂。除此之外，可切断核酸的基团还包括修饰的寡核苷酸衍生物与酶性核酸的偶合物以及能够产生自由基的小分子与寡核苷酸的偶联，如 Dervan 将药物与 EDTA 结合于同一寡核苷酸的两侧，形成一种多功能性的反义核酸。Zarytova 研究了 BLMA$_5$ 与寡核苷酸的结合，这类偶联物是通过氧化降解核糖以切断核酸的，并且它能特异性地断裂 DNA 或 RNA 的链。另一类可阻断基因表达的小分子是光敏活性化合物。如 Truay 研究了叠氮原黄素和卟啉与寡核苷的偶合物；Byrn 也研究了叠氮吖啶与寡核苷酸的结合；Smith 则报道了补骨脂素与寡核苷酸的偶联。这些光敏物质的引入，可使偶合物在一定条件控制下发挥核酸内切酶的作用，不仅可以成为基因调控研究的重要工具之一，而且提供了通过光谱分析药物-寡核苷酸偶联物结构的方法。

2. 可辅助寡核苷酸片段进入细胞的活性分子　引入这类特殊结构可通过增强核苷酸在细胞表面的吸附，利用受体介导的内吞（endocytosis）作用和细胞膜蛋白的融合作用等提高细胞透过率。Letsinger 等研究了胆固醇与寡核苷酸的结合，发现由于胆固醇的亲脂作用所产生的膜效应导致寡核苷酸活性增强。利用融合多肽-寡核苷酸的偶合物也可以大大增强其细胞的透过率，其活性可以是未修饰寡核苷酸的 5～10 倍。而且利用包裹蛋白衍生多肽-寡核苷酸偶合物在生物相容性方面可能更有发展前途。

3. 可增强杂交稳定性的分子结构　寡核苷酸与靶 mRNA 和 DNA 的杂交稳定性是由寡核苷酸的长度和 GC 含量所决定的。短的寡核苷酸杂交的稳定性往往稍差，但如果把 DNA 嵌插剂如吖啶和寡核苷酸偶合，解链温度明显升高（升高 50%），说明亲合性加强。另一方面由于

偶联的寡核苷酸与靶 DNA 或 mRNA 的互补性又大大提高了作用的特异性，这对于增大药物的选择性是很有意义的。

（二）寡核苷酸部分的设计——碱基序列、链长度及其修饰

偶合物中寡核苷酸部分是识别特异靶基因的关键。它的碱基顺序和链长度是由靶基因的顺序和长度所决定的。Zamecnik 对一系列寡核苷酸进行研究后发现，片段过短的寡核苷酸识别活性低，含 11～12 个碱基的寡核苷酸最合适。Matsukura 最近合成了核苷酸硫代磷酸酯，这类经过链修饰后的寡核苷酸不仅本身显示出抗 AIDS 的作用，而且与药物结合后可使其效应提高 10 倍。

（三）连接臂（link）的选择

连接臂的长度、刚性及生物降解性对偶合物的功效有很大影响，所谓连接基团的刚性和柔性是指连接基团空间结构的运动性。比如连接臂是由亚甲基类似的结构组成，可以有多种不同的空间排布，则为柔性连接臂。由于药物与寡核苷酸偶合物要求活性基团更接近靶基因，而柔性连接臂对这点有利。所以柔性连接的偶合物其生物活性大多高于刚性连接的偶合物，因而在偶合分子设计中多选择柔性连接臂。连接臂的长度也会影响偶合物的活性，Helene 提出，$-(CH_2)_6-$是吖啶与寡核苷酸偶合的最佳连接臂。Byrn 发现连接臂的长度能决定嵌插剂结合于寡核苷酸的哪个碱基对。补骨脂素以较短的 link $[-(CH_2)_2-]$ 交叉结合最合适。而生物素和荧光标记物以含 11 个或 12 个碳的长连接臂在与寡核苷酸偶合时可以减少杂化作用的位阻。Bym 对形成结合物的自由能用分子模拟技术进行了计算，结果表明，小分子与寡核苷酸第 4、5 个碱基结合能较小。另外为了药理方面的需要，有时也将连接臂设计成可生物降解的基团，如含有二硫键、酯键和多个肽键。这样进入细胞后容易降解而使寡核苷酸与水分子易于分离。

总之，药物小分子与寡核苷酸偶联，由于核苷酸本身的序列识别特点，极大地增强了与靶基因作用的特异性，增强了药物作用的选择性，能使结合的药物有效地运送至靶细胞，而且能减少核酸酶对寡核苷酸的降解。这类偶合物有着广泛的应用前景，是发展抗肿瘤、抗病毒新药物的有效途径，是基因治疗剂的新发展，也是研究基因表达调控和基因功能的有力工具。

第四节　研究蛋白质-核酸相互作用的技术

首先我们简要介绍核酸结合蛋白的纯化方法。核酸结合蛋白的丰度一般较低，然而我们利用核酸与蛋白质相互结合的特点可以制备少量高纯度的核酸结合蛋白。首先，用蛋白抽提物与总基因组 DNA 或非特异性的 RNA 混合，去除非特异性结合蛋白；然后，根据共有 DNA 结合序列或特殊 RNA 序列设计的寡聚核苷酸提取目标蛋白。亲和层析是一个高效且应用广泛的方法，可用生物素/链亲和素亲和系统纯化核酸结合蛋白。

我们可以将得到的蛋白质用 Edman 降解进行微量测序，然后据此设计出简单的核苷酸探针或引物，通过筛选 cDNA 文库分离对应于 DNA 结合蛋白的克隆。我们还可以用含有核酸识别序列的寡聚核苷酸探针筛选 cDNA 文库获取基因，将其克隆于表达载体中，再在大肠埃希菌中大量表达重组蛋白，进行更深入的研究。

下面，我们将介绍几种分析与蛋白质结合的核酸序列常用的方法。

一、凝胶阻滞分析（gel retardation assay）

由于蛋白质-核酸复合物比裸露核酸的电泳迁移速度慢，所以我们可以利用这个方法了解蛋白质-核酸结合位点的特点。将标记的核酸与蛋白质抽提物混合保温，未保温的标记核酸作为对照，一起进行凝胶电泳。由于凝胶阻滞作用，保温和未保温的样品将出现不同的迁移带。

结合位点的精确定位可以通过加入过量的竞争性寡聚核苷酸进行研究，如果竞争结合位点适合，竞争性寡聚核苷酸将从标记核酸处俘获蛋白质，原来的蛋白质-核酸复合物迁移带将消失。

二、超级凝胶电泳（super gel shift）

此实验方法是将免疫学与凝胶阻滞分析相结合用以鉴定核酸结合蛋白特异性。

蛋白质可以与相应抗体结合为复合物再与核酸探针结合，形成抗体-蛋白质-探针三联复合物。由于抗体分子的加入使复合物在凝胶中的分子量增大，因而迁移带更加滞后，从而证明蛋白质结合的特异性。此方法也可用于未知蛋白质的鉴定。

三、DNase Ⅰ 足迹法（DNase Ⅰ footprinting）

与蛋白质结合的 DNA 片段不能被 DNase Ⅰ 降解，所以通过电泳的条带就会产生间隔，同时对未与蛋白质结合的 DNA 酶解电泳片段测序，就能够确定被蛋白质保护的正确的核苷酸序列。DNase Ⅰ 足迹法可以同时鉴定同一 DNA 片段上的几个结合位点。

四、修饰保护（modification protection）

硫酸二甲酯（dimethylsulfate，DMS）可以特异性地甲基化鸟嘌呤碱基，作用后可用哌啶在修饰位点处剪切。蛋白质与鸟嘌呤碱基结合可以防止其甲基化，避免被哌啶剪切。所以将核酸与蛋白质抽提物混合保温后，用 DMS 处理，再用哌啶剪切，进行电泳，用未与蛋白质结合的核酸剪切产物作为对照，即可以鉴定同蛋白质作用的鸟嘌呤碱基。DMS 是细胞通透性的，因而 DMS 保护可以用于研究细胞内蛋白质与 DNA 的相互作用。DMS 可以直接甲基化胞内基因组的鸟嘌呤，然后将 DNA 分离，用哌啶剪切，再用 PCR 扩增鉴定被保护和未被保护的产物。

五、修饰干扰（modification interference）

在甲基干扰分析（methylation interference assay）中，将 DNA 用限量的 DMS 处理，使甲基随机引入，然后与蛋白抽提物混合保温，通过凝胶电泳分离。如果某个特殊的鸟嘌呤碱基对于蛋白质结合是必需的，则修饰甲基阻止其与蛋白质的结合。所有包含修饰碱基的片段都在未受阻滞的裸 DNA 带中出现。将受阻滞与未受阻滞的条带分别用哌啶处理，再进一步电泳，则未受阻滞的条带中含有唯一的片段，其大小可以反映可结合蛋白的碱基位置。

六、尿嘧啶干扰实验（uracil interference assay）

与硫酸二甲酯修饰相似，本实验也可检测到蛋白质结合位点中的胸腺嘧啶。其中 DNA 探针是在 TTP 和 dUTP 混合物存在的条件下，用 PCR 扩增方式得到。探针中的 T 可被 U 替代，经尿嘧啶 N-糖基化酶（Uracil - N - glycosylase）作用可产生脱嘧啶核酸位点（apyrimidine site），可以被哌啶特异性剪切。

七、随机 PCR（random PCR）

随机 PCR 是一种鉴定序列特异性蛋白结合位点的新方法，又名：CAST（cyclic amplification and selection of targets），SELEE（systematic evolution of ligands by exponential enrichment)，SABS (selected and amplified binding site)，TDA (target detection assay)，RAPDA (random amplified polymorphic DNA analysis) 等。

甲基干涉分析和 DNase I 足迹法等实验都是使用固定序列的 DNA 来检测蛋白质结合与否，而不能反映核酸与蛋白质的动态结合，以及该蛋白质的最佳结合位点。随机 PCR 解决了这一问题。我们首先合成随机寡核苷酸，再将这些随机寡核苷酸克隆到一质粒中，利用欲研究的转录因子来驱动具有选择性的标记基因的表达，只有那些含有功能性结合位点的序列才能增加标记基因的表达而被选择出来，因而通过对选择存活的克隆中的序列进行分析即可得到一个共有序列。随着 PCR 技术的创立和发展，再将此技术与凝胶阻滞电泳、分子克隆及核酸序列分析等方法相结合，用于研究转录因子在核酸序列上的最佳结合位点。此反应在液相中进行，提供了一个模拟体内核酸-蛋白质相互作用的内环境，并且结合了随机选择的非偏差性，因而为选择最佳结合位点提供了最大的可能。

八、DNA-蛋白质杂交实验 (southwestern hybridization)

本方法可以用于鉴定蛋白质与 DNA 的特异结合，并确定结合蛋白质的分子量。首先是蛋白质杂交，将待测蛋白经电泳分离并转移到膜上，再加入标记的 DNA 探针进行 DNA 与蛋白杂交。最后得到的杂交带型为蛋白质与 DNA 探针特异结合产物，将此杂交带与蛋白标准参照物比较，可以得到 DNA 结合蛋白的分子量。如果探针是 RNA，则为 northwestern 杂交。

（徐志栋　周田彦　于晓琳　杨　铭）

参考文献

[1] Palchaudhuri R，Hergenrother PJ．DNA as a target for anticancer compounds：methods to determine the mode of binding and the mechanism of action．Current Opinion in Biotechnology，2007，18：497－503．

[2] Martínez R，Chacón-García L．The search of DNA-intercalators as antitumoral drugs：what it worked and what did not work．Current Medicinal Chemistry，2005，12：127－151．

[3] Hopkins D，Hamilton D，Wilson WD，et al．Calorimetric studies on the pH dependence in hairpin formation within the human enkephalin enhancer region．Journal of Solution Chemistry，1999，28：759－768．

[4] Hendrix A，Priestley ES，Joyce GF，et al．Direct observation of aminoglycoside-RNA interaction by surface plasmaon resonance．Journal of the American Chemical Society，1997，119：3641－3648．

[5] Wilson WD，Tanious FA，Fernandez-Saiz M，et al．Evaluation of drug-nucleic acid interactions by thermal melting curves//Fox K．Methods in molecular biology：drug-DNA interaction protocols．New York：Humana Press，1997：90，219．

[6] Tanious FA，Ding D，Patrick DA，et al．A new type of DNA minor-groove complex：carbazole dication-DNA interactions．Biochemistry，1997，36：15315．

[7] Mazur S，Tanious F，Ding D，et al．Large hydrophobic contributions are involved in dna minor-groove complex formation with a series of diphenylfuran dications：surface plasmon resonance and isothermal titration calorimetry studies．J Mol Biol，2000，300：321．

[8] Wilson WD，Tanious FA，Ding D，et al．Nucleic acid interactions of unfused aromatic cat-

ions: evaluation of proposed minor-groove, major-groove and intercalation binding modes. J Am Chem Soc, 1998, 120: 10310.

[9] Yang M, Wang K, Zang CB, et al. Binding of carboline derivatives to calf thymus DNA - determination of binding mode and binding strength. J Chin Pharm Sci, 1994, 3: 51 - 58.

[10] Wang SH, Hall JE, Tanious FA, et al. Dicationic dibenzofuran derivatives as anti-pneumocystis carinii pneumonia agents: synthesis, DNA binding affinity, and anti-PCP activity. Euro J Med Chem, 1999, 34: 215.

[11] Aletras V, Hadjiliadis D, Hadjiliadis N. On the mechanism of action of the antitumor drug cis-Platin (cisDDP) and its second generation derivatives. Metal Based Drugs, 1995, 2: 153 - 178.

[12] Zhang JM, Yang PL, Gray NS. Targeting cancer with small molecule kinase inhibitors. Nature Reviews Cancer, 2009, 9: 28 - 39.